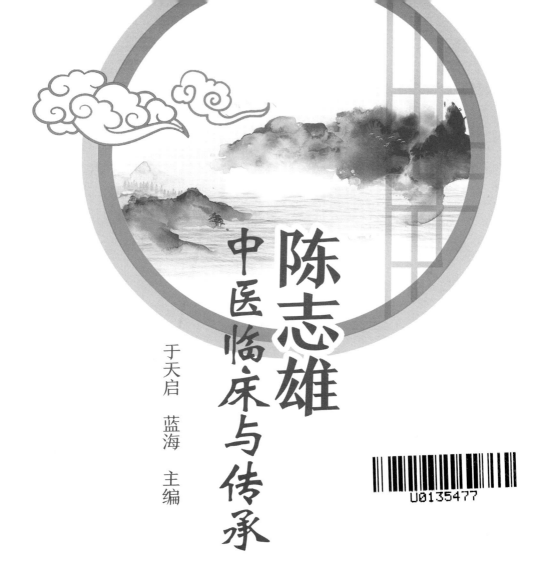

陈志雄

中医临床与传承

于天启　蓝海　主编

U0135477

SPM
南方传媒

广东科技出版社
全国优秀出版社

·广州·

图书在版编目（CIP）数据

陈志雄中医临床与传承/于天启，蓝海主编．—广州：广东科技出版社，2022.8
ISBN 978-7-5359-7851-6

Ⅰ．①陈…　Ⅱ．①于…②蓝…　Ⅲ．①中医学—临床医学—经验—中国—现代　Ⅳ．①R249.7

中国版本图书馆 CIP 数据核字（2022）第 075346 号

陈志雄中医临床与传承

Chen Zhixiong Zhongyi Linchuang yu Chuancheng

出 版 人：严奉强
责任编辑：马霄行
封面设计：林少娟
责任校对：李云柯
责任印制：彭海波
出版发行：广东科技出版社
　　　　　（广州市环市东路水荫路 11 号　邮政编码：510075）
销售热线：020-37607413
http://www.gdstp.com.cn
E-mail:gdkjbw@nfcb.com.cn
经　　销：广东新华发行集团股份有限公司
印　　刷：广州市东盛彩印有限公司
　　　　　（广州市增城区新塘镇太平洋工业区十路2号　邮政编码：510700）
规　　格：787 mm×1092 mm　1/16　印张 23.25　字数 500 千
版　　次：2022 年 8 月第 1 版
　　　　　2022 年 8 月第 1 次印刷
定　　价：98.00 元

如发现因印装质量问题影响阅读，请与广东科技出版社印制室联系调换（电话：020-37607272）。

本书编委会

主　编：于天启　蓝　海

副主编：古学奎　罗　曼

编　委：戴　嫩　代喜平　杨宏光

　　　　曾英坚　郭珊珊　李树强

　　　　黄智莉　解国品

序手迹

序

时光荏苒，余从医至今三十九载
矣。文革后首届中医学子。深感
机遇来之不易，风夜匪懈。专心功课。
量务营事。夜灯读书。早年师从
立师和明教授等导师，研习血液病中
西临床，渐入门径。本世纪初，考取国家
中医药管理局首批优秀中医临床人

才研修班。歷時三年。聆聽百位全國
名老中醫學家教誨。秉行讀經典做
臨床。夯實理論基礎。鍛煉辨證思維。
獲益良多。時有心得。遂記以成文。
集腋成裘。
上世紀九十年代初。開始招收研究生。
二十餘年來共培養了碩士博士二十餘位。
師生同門。教學相長。師承傳薪。

青出於藍而勝於藍。他们大部份人已担任三甲醫院血液科主任、或醫院之長。省名中醫、均為學術骨干、活躍於醫教研第一綫，索心樂之。

書中滙集門人之多年學習心得，共成此冊。

祈望醫道同仁不吝賜教。是為序。

辛丑立秋時節　陳志雄

序

  时光荏苒，余从医至今三十九载矣。"文革"后首届中医学子，深感机遇来之不易，夙夜匪懈，专心功课，昼务医事，夜灯读书。早年师从丘师和明教授等导师，研习血液病中西临床，得入门径。本世纪初，考取国家中医药管理局首批优秀中医临床人才研修班，历时三年，聆听百位全国名老中医学家教诲，秉行读经典做临床，夯实理论基础，锤炼辨证思维，获益良多，时有心得，遂记以成文，集腋成裘。

  上世纪九十年代初，开始招收研究生，二十余年来共培养了硕士、博士二十余位。师生同门，教学相长，师承传薪，青出于蓝而胜于蓝，他们大部分人已担任三甲医院血液科科主任，或医院院长、省名中医，均为学术骨干，活跃于医教研第一线，余心乐之。

  书中汇集门人之多年学习心得，共成此册，祈望医道同仁不吝赐教。是为序。

辛丑立秋时节

陈志雄

目　　录

第一部分　陈志雄教授学术思想及经验集

中医诊病之智慧 ……………………………………………………………… 2

气精为本的理论思考与临床运用 ………………………………………… 8

对治未病切入点的思考——兼论血液病治未病 ………………………… 50

从疑难病例谈辨证思维（一） …………………………………………… 58

从疑难病例谈辨证思维（二） …………………………………………… 66

急性白血病的中医治疗 …………………………………………………… 74

急性白血病的分期辨证治疗 ……………………………………………… 116

急性白血病发热的中医辨治心得 ………………………………………… 123

老年恶性血液病中医诊治的思考 ………………………………………… 134

贫血的中医辨治 …………………………………………………………… 141

内外合治慢性再生障碍性贫血 …………………………………………… 149

活髓片对环磷酰胺造模小鼠骨髓细胞 DNA 含量及细胞周期的影响 … 153

特发性血小板减少性紫癜辨治进展 ……………………………………… 158

祛风凉血养阴法治疗特发性血小板减少性紫癜的初步研究 …………… 172

特发性血小板减少性紫癜的中医治疗进展 ……………………………… 183

原发性血小板增多症的中医辨治思考 …………………………………… 194

中医药治疗血液高凝状态 ………………………………………………… 199

用内经理论指导治疗多发性骨髓瘤骨痛、蛋白尿 ……………………… 209

多发性骨髓瘤的中西医结合治疗 …………………………………… 214

建中汤类方的临床运用 ……………………………………………… 219

养心与五脏关系 ……………………………………………………… 227

心气虚与心阳虚的关系及防治 ……………………………………… 232

补益心气，为何要重视补肺健脾 ………………………………… 235

益气活血法对冠心病的预防保健作用 …………………………… 238

冠心病患者如何防猝死 …………………………………………… 241

复发性上消化道出血的临床防治思路 …………………………… 244

复发性上消化道出血 196 例的临床研究 ………………………… 250

下消化道出血的中医辨证 ………………………………………… 255

肾系疾病之尿血的中医辨证治疗 ………………………………… 261

第二部分　陈志雄教授弟子心得集

陈志雄教授岭南血证学术思想及临床经验研究 ………………… 270

陈志雄教授对化疗毒副反应的治疗经验举要 …………………… 297

陈志雄教授建中思路在血液病患者化疗中的应用 ……………… 302

陈志雄教授运用"火郁发之"理论治疗紫癜的经验　………… 307

陈志雄教授治疗恶性肿瘤化疗后毒副反应经验介绍 …………… 313

陈志雄教授治疗骨髓增生异常综合征经验探析 ………………… 319

陈志雄教授治疗特发性血小板减少性紫癜的中药用药规律研究 …… 325

跟陈志雄教授学习心得 …………………………………………… 338

跟陈志雄教授学柴胡方临床运用有感 …………………………… 350

陈志雄教授使用"和法"治疗恶性血液病经验介绍　………… 355

陈志雄中医临床与传承

第一部分

陈志雄教授学术思想及经验集

中医诊病之智慧

一 中医诊病的思路就是辨证论治的临床思维过程

辨证论治是中医学的精髓，是每一个医生不断深化提高的临床诊疗追求。一位真正的中医师需要有扎实的中医理论功底、中医诊断技能以及中药方剂学的切实把握能力来立法处方。

医者意也，言其意会智慧和灵机。

医者易也，言其随证治之，因证易药。

病、症和证的概念必须明白。

所谓病，是指有特定病因、发病形式、病机、发展规律和转归的完整过程，如感冒、痢疾、中风、哮喘等。

症是指疾病的具体临床表现，如发热、咳嗽、头痛、眩晕等。

证，既不是疾病的全过程，也不是疾病的某一项临床表现，而是对疾病发展过程中某一阶段的病理概括，它包括病的原因（如风寒、风热、瘀血、痰饮等）、病的部位（表、里、某脏、某腑、某条经络等）、病的性质（如寒、热等）和邪正关系（如虚、实等），反映了疾病发展过程中该阶段病理变化的全面情况。

由于病是指疾病的全过程，而证是反映疾病在某一特定阶段的病理变化实质，所以，证比病更具体、更贴切、更具有可操作性。至于症，仅仅是疾病的外在表现，其对疾病的反映不如证深刻和准确，因而证比症更能反映疾病的实质。

辨证论治分为辨证和论治两个阶段。

（1）辨证，是将四诊（望、闻、问、切）所收集的症状、体征等资料，通过分析、综合，辨清疾病的原因、性质、部位和邪正之间的关系，概括判断为某种证。

（2）论治，是根据辨证的结果，确定相应的治疗方法。

辨证是确定治疗方法的前提和依据，论治是辨证的目的，通过辨证论治的效果，可以检验辨证论治是否正确。两者密切联系，不可分割。

目前，在临床上有几种组方的思维方式：①辨证论治；②辨病论治；③专方专药；④以现代中药药理为依凭的中药堆砌。

人体是统一的有机整体，疾病、社会、心理互相影响。把整体分成部分的治疗方法，充其量只能以消除疾病为目的，而不能达到促进健康的目的。

中医院校的全国统编教材，将历代医者文献分门类、总其要，以便于教学，但学生毕业后如不继续学习有关原著，不能把握各家学术精华、吸取不同学术观点，使理论深化，则易流于机械和刻板，扼杀辨证论治自身的鲜活，造成思路受圜，缺乏意、易之智慧，直接影响临床疗效，最终中医师会对中医失去信心，这是当今中医界很值得注意的问题。

二　鲜活的辨证论治需要思维的视角更加开阔

笔者在临床中，注意从以下四个层面去把握辨证论治。

1. 善诊者，察色按脉，先别阴阳

《素问·阴阳应象大论》言"察色按脉，先别阴阳"，此是诊病之总纲。察色按脉已包括了收集症状、体征的四诊（望、闻、问、切）的全

部过程。但目前，很多中医师的四诊是不全面的，甚至仅有问诊，其余三诊仅作形式，即使是问诊，也未必全面。十问歌诀虽记熟却不运用，患者的症状或体征往往被忽略，症状收集不全，何言辨证之准确？色脉之诊，确为重要，"有诸内者形诸外"，外候是体内病变之反映。

关于察色，《素问·脉要精微论》有段精彩的论述，摘录于下：

> 夫精明五色者，气之华也。赤欲如白裹朱，不欲如赭；白欲如鹅羽，不欲如盐；青欲如苍璧之泽，不欲如蓝；黄欲如罗裹雄黄，不欲黄土；黑欲如重漆色，不欲如地苍。五色精微象见矣，其寿不见也。

关于望色诊病，司马迁《史记》中的扁鹊见齐桓侯之案不妨摘录：

> 扁鹊过齐，齐桓侯客之，入朝见，曰："君有疾在腠理，不治将深。"桓侯曰："寡人无疾。"扁鹊出，桓侯谓左右曰："医之好利也，欲以不疾者为功。"后五日，扁鹊复见，曰："君有疾在血脉，不治恐深。"桓侯曰："寡人无疾。"扁鹊出，桓侯不悦。后五日，扁鹊复见，曰："君有疾在肠胃间，不治将深。"桓侯不应。扁鹊出，桓侯不悦。后五日，扁鹊复见，望见桓侯而退走。桓侯使人问其故，扁鹊曰："疾之居腠理也，汤熨之所及也；在血脉，针石之所及也；其在肠胃，酒醪之所及也；其在骨髓，虽司命无奈之何！今在骨髓，臣是以无请也。"后五日，桓侯体病，使人召扁鹊，扁鹊逃去，桓侯遂死。

在众多医案中，色诊病案不乏精彩者，应引起重视。

脉诊，属切诊范围，是中医的诊法特色。但现在大多数医生不够重视。正如《伤寒杂病论》序文中所说："按寸不及尺，握手不及足；人迎、趺阳，三部不参；动数发息，不满五十。"对脉理不加以细心体察，仅将脉象作为病情记录之形式是常见现象。

《素问·脉要精微论》曰："微妙在脉，不可不察，察之有纪，从阴阳始，始之有经，从五行生，生之有度，四时为宜，补泻勿失，与天地如一。得一之情，以知死生，是故声合五音，色合五行，脉合阴阳。"

诊脉者须平心调之，如《素问·平人气象论》所言："平人者，不病也。常以不病调病人，医不病，故为病人平息以调之为法。"

先别阴阳，就是强调要抓住证之属性，突出大法方向。八纲是各诊法之总纲，阴阳是八纲之纲。

《景岳全书·传忠录》曰："凡诊病施治，必须先审阴阳，乃为医道之纲领，阴阳无谬，治焉有差？医道虽繁，而可以一言蔽之者，曰阴阳而已，故证有阴阳，脉有阴阳，药有阴阳……设能明彻阴阳，则医理虽玄，思过半矣。"

2. 观其脉证，知犯何逆，随证治之

《伤寒论·辨太阳病脉证并治上》第十六条云："太阳病三日，已发汗，若吐，若下，若温针，仍不解者，此为坏病，桂枝不中与之也，观其脉证，知犯何逆，随证治之。桂枝本为解肌，若其人脉浮紧，发热汗不出者，不可与之也。常须识此，勿令误也。"本条文是指太阳病误治后发生变证的处理原则。

坏病证候复杂，变化多端，无定方定法可依，故处理的原则应根据脉证的变化而定，也就是仔细诊察病情，审定变证的原因与性质，然后按证立法，灵活选方用药——"观其脉证，知犯何逆，随证治之"。

知犯何逆：逆是指机体失去了平衡，即问题的症结，要注意到具体层次（表里）、定位（气血脏腑）、病性（寒热）、正邪关系（虚实）等。

随证治之：重点要落实在证，证为病机之根本。

这一辨证思想，虽见于坏病条中，但对各种病症的诊治有普遍意义。

3. 上观天文，下察地理，中知人事

该层次是指"三因制宜"，因时、因地、因人制宜的诊病方法。

"三因制宜"大家都懂，但能真正落实、运用到诊治上，则需要广博的天文、地理、社会、心理等相关知识，医学以外的文化修养是智慧之源，勤于观察思考是灵感所垂青的（"灵感只垂青于有准备的头脑"）。

作为大医，善于观察，灵机顿悟是多年培养出来的。下面几段经文，就很有启发意义。

《素问·阴阳应象大论》："天有四时五行，以生长收藏，以生寒暑燥湿风。人有五脏化五气，以生喜怒悲忧恐。故喜怒伤气，寒暑伤形。暴怒伤阴，暴喜伤阳。厥气上行，满脉去形。喜怒不节，寒暑过度，生乃不固。故重阴必阳，重阳必阴。故曰：冬伤于寒，春必温病；春伤于风，夏生飧泄；夏伤于暑，秋必痎疟；秋伤于湿，冬生咳嗽。"

《灵枢·顺气一日分为四时》："朝则人气始生，病气衰，故旦慧；日中人气长，长则胜邪，故安；夕则人气始衰，邪气始生，故加；夜半人气入脏，邪气独居于身，故甚也。"

《素问·生气通天论》："故阳气者，一日而主外。平旦人气生，日中而阳气隆，日西而阳气已虚，气门乃闭。"

《素问·六元正纪大论》："用寒远寒，用凉远凉，用温远温，用热远热。"（告诫因时制宜。春夏由温渐热，勿过耗气阴；秋冬由凉变寒，慎防伤阳。）

4. 谨守病机，以平为期

《素问·至真要大论》云："审察病机，无失气宜，此之谓也。""谨

守病机，各司其属，有者求之，无者求之，盛者责之，虚者责之，必先五胜，疏其血气，令其调达，而致和平，此之谓也。"

治病的根本目标是使机体康复，复归平衡。这是医生对治疗效果的追求。

以平为期应该体现如下方面：

（1）邪衰其大半，不可过剂。要注意伤正、证型转化的问题，如肿瘤的过度治疗问题。

（2）重视饮食养生，病后调理。除药物治疗外，要充分调动机体的康复机能。

（3）重视恢复平态，使脏腑安和。中医在调节功能方面有优势，要重视并加以研究。

（4）体现中医之"中庸""中和"原则，体现医学即人学的追求。

（陈志雄）

气精为本的理论思考与临床运用

一　理论思考：对脾肺主气、脾肾养精学术观点的探讨

（一）中医理论中气、精的基本概念

1. 气的概念

气，古代认为气是构成世界的最基本物质。宇宙间一切事物都是气的运动变化产生的。中医学认为气是构成人体的最基本物质，并以气的运动变化来说明人的生命活动。这里的气有两个含义：一是指构成人体和维持人体生命活动的精微物质，如水谷之气、呼吸之气等；二是指脏腑组织的生理功能，如脏腑之气、经脉之气等。

从气的来源看，有肾中精气、水谷精气和自然界吸入的清气三种。但从气的部位、来源和功能特点来看，气又可分为元气、宗气、营气、卫气。

元气，又称原气、真气。《灵枢·刺节真邪》曰："真气者，所受于天与谷气并而充身者也。"即真气禀受于父母先天之精，得后天水谷精微之滋养、补充，营养、推动全身脏腑及四肢百骸，是人体生命活动的原动力。

宗气，《灵枢·邪客》说："五谷入于胃也，其糟粕、津液、宗气分为三隧。故宗气积于胸中，出于喉咙，以贯心脉，而行呼吸焉。"宗气由肺吸入的自然界清气与脾胃运行的水谷之气结合而成，聚集于胸中，推动肺的呼吸与心血的运行。《素问·平人气象论》说："胃之大络，名曰虚里，贯膈络肺，出于左乳下，其动应衣（手），脉宗气也。"虚里搏动，可反映宗气盛衰。其动应手有力，宗气充盛之象；其动应衣急躁，是宗气外泄之象；其动消失，是宗气亡绝之候。

营气，《灵枢·邪客》说："营气者，泌其津液，注之于脉，化以为血，以荣四末，内注五脏六腑，以应刻数焉。"《素问·痹论》指出："营者，水谷之精气也，和调于五脏，洒陈于六腑，乃能入于脉也，故循脉上下，贯五脏，络六腑也。"营气主要由脾胃运化的水谷精微所化，分布于血脉之中，成为血液的组成部分而营养周身，故营气与血并行脉中，常"营血"并称。

卫气，《灵枢·邪客》说："卫气者，出其悍气之慓疾，而先行于四末分肉皮肤之间而不休者也，昼日行于阳，夜行于阴，常从足少阴之分间，行于五脏六腑。"《素问·痹论》说："卫者，水谷之悍气也。"《灵枢·本脏》认为："卫气者，所以温分肉，充皮肤，肥腠理，司开合者也。"从上可知，卫气主要由水谷之气化生，是人体阳气的一部分，又有"卫阳"之称。

从元、宗、营、卫四气的生成与作用来看，其与肺、脾、肾三脏功能密切相关。尤以脾胃化生的水谷精微的充养最为重要。故《灵枢·五味》曰："故谷不入半日则气衰，一日则气少矣。"

2．精的概念

精是构成人体的基本物质，也是人体各种机能活动的物质基础。精的生成来源分先天之精和后天之精。先天之精禀受父母成胎滋养，《灵枢·

经脉》说："人始生,先成精。"《素问·金匮真言论》也说："夫精者,身之本也。"后天之精来源于脾胃运化的水谷精微,先后天之精互相依存,互相促进。人出生之后,后天之精不断供养先天之精,使之壮大。肾的精气盛衰,关系人的生殖和生长发育能力,主持着人体生长壮老已的生命规律。

精也分狭义之精和广义之精。精的本始含义是指具有繁衍后代作用的生殖之精,如《素问·上古天真论》所说:"女子七岁,肾气盛,齿更发长,二七而天癸至,任脉通,太冲脉盛,月事以时下,故有子……丈夫八岁,肾气实,发长齿更。二八,肾气盛,天癸至,精气溢泻,阴阳和,故能有子。"狭义之精是指生殖之精。广义之精是指人体的血、津液、骨髓及水谷精微,但前三者在生成与功能上与精的概念有区别,所以精的范畴是指先天之精、水谷精微、生殖之精和脏腑之精,不包含血、津液、骨髓。

(二) 对气精为本的理论思考

气与精是支持人体基本生命活动的两大主要物质,既最本始,又是后天生命各种活动、脏腑功能的推动和滋养来源,尤其关系到肺、脾、肾三脏的功能协调和互相促进,因而笔者提出脾肺主气、脾肾养精的学术观点。

1. 肺主气,脾运水谷为之源

主气、司呼吸是肺脏的主要功能,主宣发、主肃降都是在肺主气的基础上实现的。肺主气包括主呼吸之气和主一身之气。主呼吸之气是指人体通过肺的呼吸功能吸入自然界的清气,呼出体内浊气,清浊在肺中交换,吐故纳新。肺作为气体交换的场所,其输布清气至全身、主一身之气的作用,必须要靠脾胃运化的水谷精微之气。水谷精微之气与吸入的清气相结合，形成宗气，积于胸中，上出喉咙，司呼吸，贯心脉，敷布全身，从而温煦四肢百骸，维持人体正常的功能活动。张锡纯在《医学衷中参西录》中有以下论述：

> 虚里之络，即胃输水谷之气于胸中，以养大气之道路。而其贯膈络肺之余，又出于左乳下为动脉，是此动脉，当为大气之余波，而曰宗气者，是宗气即大气，为其为生命之宗主，故又尊之曰宗气，其络所以名虚里者，因其贯膈络肺游行于胸中空虚之处也……是大气不但为诸气之纲领，并可为周身血脉之纲领矣。

其中"大气"之名源于《黄帝内经》。《灵枢·五味》说："谷始入于胃，其精微者，先出于胃之两焦，以溉五脏，别出两行营卫之道，其大气之抟而不行者，积于胸中，命曰气海，出于肺，循喉咽，故呼则出，吸则入，天地之精气，其大数常出三入一，故谷不入半日则气衰，一日则气少矣。"这段话说明三个问题。

（1）大气源于水谷精气，抟积于胸中，出于肺，行呼吸，天地自然之清气才能被吸入肺中，其中四分之三经清浊交换后呼出体外，四分之一为残气量，起稳定肺泡气体分压的缓冲作用，可减少通气间歇对肺泡气体交换的影响。如果没有残气量，呼气末期肺泡将完全陷闭。残气量增加提示肺泡扩张，残气量减少说明肺泡缩小或陷闭。从中医来看，合适的残气量保证了肺窍的通达。古人观察思辨之精细令人叹服。《灵枢·邪客》曰："故宗气积于胸中，出于喉咙，以贯心脉，而行呼吸焉。"同为伯高之言，经文两相对照，说明肺主气、司呼吸的动力靠宗气主持，水谷之气抟而不行积于胸中者为宗气。言其为生命之宗主以尊之。中医基本理论的宗气概念当值得思考。

（2）水谷精微"别出两行营卫之道"，即营卫两气亦源于水谷精气，因其运行部位及机能不同而分别命名。

营气，脾胃运化水谷精微之清者，布于血脉之中，精微物质经心火变化而赤而为血，营气与血同行脉中，营养全身组织、五脏六腑。《灵枢·决气》指出："何谓血？岐伯曰，中焦受气取汁，变化而赤，是谓血。"后天水谷精微注于血脉之中者，谓之营气变化而为血。

脾胃属土，执中央灌四旁，功能受纳腐熟，运化水谷，分别清浊糟粕。糟粕之道出于下焦，经膀胱及大肠排出体外。清者（精微物质）属于营气，经脾气散精，注于血脉，营血共同完成对人体组织器官的滋养，维持生命活动。正如《素问·经脉别论》所言："饮入于胃，游溢精气，上输于脾，脾气散精，上归于肺，通调水道，下输膀胱，水精四布，五经并行，合于四时五脏阴阳，揆度以为常也。"中医学的脾胃，涵盖了现代医学的消化系统、内分泌系统、神经系统等，参与机体消化、体液代谢、生化代谢，其中参与食物化学性消化的有唾液淀粉酶、胃蛋白酶、胰蛋白酶、胰脂肪酶等消化酶，葡萄糖等精微物质需经线粒体酶等的催化构成三羧酸循环，参与能量代谢[1]。生化代谢有赖于胰岛素、胰高血糖素等激素的作用。蛋白质、脂肪、糖等三大类营养物质的代谢均取决于脾胃运化功能的盛衰，而营气便是输送、转运水谷精微的执行者。因此，思考营气的功能，可能会给临床治疗生化代谢类疾病提供新的思维和途径。

肺主宣发，外合皮毛，是指肺可宣发卫气和津液，使之输布全身，以熏肤、充身、泽毛。皮毛位于体表，其得以滋养可起到抵御外邪的屏障作用。而卫气是水谷精微之气中剽悍疾速、接受肺气宣发而起抵御外邪作用的物质，故临床要固卫，即从调肺气宣发开合、健运脾气以益卫气生成之源头来着手调理。

（3）"故谷不入半日则气衰，一日则气少矣"一句强调了脾胃作为后天之本的重要性，指出宗气、营气、卫气的本质都是来源于脾土的水谷精微。肺之气，实为脾肺之气，脾是气的源头，肺是司呼吸、温分肉、充肌肤、施布营气的执行者。

2. 肾藏精，脾运水谷为之充

精是构成人体的基本物质，也是人体各种机能活动的物质基础。先天之精禀受于父母。后天之精是脾胃运化的水谷精微物质，后天之精不断滋养先天之精，先后天之精相互依存，相互促进。精藏于肾，肾精化气，精气充盛，主宰着人的生殖和生长壮老已全过程。没有后天之精的充养，先天之精便会竭乏。肝肾同源，是指精血之间的转化关系。《张氏医通》说："气不耗，归精于肾而为精，精不泄，归精于肝而化清血。"此语中的气，便是指水谷精微之气。肾精生髓，精髓生血。

元气是人体生命活动的原动力，禀生于先天，得后天水谷精微的培育而壮旺。与先天之精一样，元气依赖于后天之精，脾胃主后天之精。脾胃互相为用，互相依存，重视脾胃的充养尤为重要。

肺主宣发，主肃降，也是肺主气、司呼吸的必要条件。肺的宣发布散与清肃下降，是肺脏生理功能相辅相成的两个方面，其共同完成开合功能。宣降正常，才能呼吸调匀。呼气由肺所主，而吸气则有赖于肾。肺主呼气，肾主纳气。肺吸入之气，必须下及肾，由肾气为之摄纳，只有肾气充沛，摄纳正常，才能使气道通畅，呼吸正常，若肾虚不纳气，便会出现气喘，呼吸困难。气喘者，呼气困难多为肺失宣发、肺窍失畅，吸气困难多为肾不纳气，根本失固。肃降的另一作用是通调水道，下输膀胱，故有"肺为水之上源"之说。膀胱为州都之官，津液藏焉，靠肾之气化而能排出。肺肾共同作用，才能使肺主宣发肃降的功能得以正常发挥。

3. 肺脾肾与免疫平衡

现代医学免疫学研究表明，免疫系统以抗体、细胞因子等免疫分子和淋巴细胞、巨噬细胞等免疫细胞通过免疫应答的方式对外源生物性刺激（抗原）产生反应，从而有效地将抗原清除掉，以确保自身稳定。

人体免疫分为固有免疫和适应性免疫。固有免疫应答是宿主抵抗病原微生物入侵的第一道防线，并可启动和参与适应性免疫应答。适应性免疫是机体获得性、抗原特异性的抗病原微生物感染的高效防御机制。两种免疫机制共同完成人体的免疫防御、自身稳定和免疫监视功能，维持人体的免疫平衡。

免疫产生的基础来自免疫组织和免疫器官。骨髓是所有免疫细胞的发源地。骨髓产生的多能造血干细胞定向分化为定向骨髓样干细胞和定向淋巴样干细胞，骨髓样干细胞可最终分化为中性粒细胞、嗜酸性粒细胞、嗜碱性粒细胞、红细胞、血小板和单核-巨噬细胞。骨髓也是 B 淋巴细胞发育、分化和成熟的场所，淋巴样干细胞可分化为有待进一步分化的祖 T 淋巴细胞、成熟的 B 淋巴细胞和自然杀伤细胞（NK 细胞）。祖 T 淋巴细胞经血流进入胸腺，发育分化为成熟 T 淋巴细胞。脾是对血源抗原产生免疫应答的主要场所和 B 淋巴细胞的主要定居地。淋巴结是免疫应答发生的主要场所和 T 淋巴细胞的主要定居地。黏膜免疫系统由呼吸道、消化道、泌尿生殖道的黏膜上皮中的淋巴细胞、黏膜固有层中被膜化弥散的淋巴组织以及扁桃体、肠道的集合淋巴结和阑尾所组成，是局部免疫应答发生的部位。皮肤免疫系统担负始动免疫应答的作用。皮肤是机体与外界环境之间的重要生理屏障，许多病原微生物要通过皮肤才能侵入机体，因而皮肤在局部免疫中起重要作用。

免疫系统自身失衡时会产生疾病。自身免疫是对自身抗原的不适当反应。免疫缺陷是无效的免疫应答。超敏反应是过强的免疫应答。输血和器官移植可导致排斥反应。

机体各系统的相互调节、制约，形成一个有机整体，如神经-内分泌-

免疫（NEI）网络调节。神经-内分泌系统通过神经递质、激素和细胞因子调节免疫应答，而免疫系统则通过分泌细胞因子、激素和神经肽影响神经-内分泌系统。NEI 网络调节的相互影响、配合，能维持机体内环境的平衡，与皮肤局部始动免疫应答相适应、调节，从而使机体能够适应外环境的变化，防御病原微生物的侵害。

上述免疫系统基本架构和功能调节的情况，从中医角度思考，与肺、脾、肾三脏关系最为密切，三脏的互相协调、依存和制约，是机体免疫平衡的关键。换言之，治疗免疫失衡疾病，必须从肺、脾、肾辨证论治。

（1）肺主气，司呼吸，主宣发，外合皮毛。肺的宣发作用使卫气和津液输布全身，温润皮肤腠理，使皮肤能适应内外环境的变化，汗孔为之敛闭或开泄散汗，从而调节寒温气候对人体的影响。如天寒，则皮肤腠理紧密，以防寒保暖；如为暑湿天气，则皮肤汗孔开泄，出汗以散热降温。皮肤汗孔的散气也有调节呼吸的作用。生理上肺与皮毛内主外合，在病理上，外感风寒会出现恶寒、发热、鼻塞、头痛、肌肉疼痛、咳嗽或者气喘等风寒束表、肺失宣降的证候，肺气虚弱、卫气虚不能卫外固密时，会出现易感冒，自汗，皮肤、毛发枯槁不泽、憔悴的表现。《素问·咳论》所言"皮毛者肺之合也，皮毛先受邪气，邪气以从其合也"清楚说明了肺与皮毛的病理特点。上述证候产生的原因，除了猝逢风雨或刺激过于突然强烈，超出了人体的抵御能力以外，大多数情况下是由于肺气不足、卫外失调。免疫学的研究指出，皮肤免疫系统、黏膜免疫系统在局部免疫中起重要作用。

关于胸腺的思考：胸腺位于上纵隔内，新生儿时期其相对体积最大，重 10~15g，至青春期发育至最大，重达 30~40g，青春期后逐渐退化至约 10g，成人胸腺组织多被脂肪组织代替。祖 T 淋巴细胞经血流进入胸腺，发育分化为成熟 T 淋巴细胞。近来，大量研究证据表明，胸腺与年龄相关的变化是量变而不是质变，成人胸腺有助于 T 淋巴细胞重建。

胸腺激素中的胸腺因子是控制淋巴细胞分化、成熟和外周功能的重要激素，可直接增强 NK 细胞介导的细胞毒作用。有研究显示，人在出生时便可检测到胸腺因子，然后其滴度随着年龄的增加而增加，5～10 岁达到高峰。从成年开始胸腺因子滴度逐渐下降，到了 36 岁降至最低并维持到 80 岁。澳大利亚墨尔本大学的米勒指出，切除新生期小鼠的胸腺，可使其免疫功能严重受损，淋巴结和脾脏发育很差，特别是对异体皮肤失去了排斥能力，因此可以用于皮肤移植。该研究也涉及胸腺对皮肤免疫的影响，从中医肺外合皮毛来看，也可将胸腺对皮肤免疫的影响看作肺主气、外合皮毛功能的体现。胸腺居胸中，是重要的免疫器官，中医文献无此提法，能否将其归入肺脏功能的一部分，尚须研究考证。

马淑然等[2]研究认为，肺气自主有节律的呼吸可宣肃、调节人体之气，维持机体反应性稳态。从自稳调节机制来看，"肺旺于秋"的实质不是肺气在秋季最强，而是肺气调节机体顺应秋季气候特点的作用最强，即肺的肃降作用在秋季最强，宣发作用相对减弱。实验观察发现，秋分时大鼠的肺泡巨噬细胞吞噬功能、脾脏指数、胸腺指数较春分时显著下降，提示肺气在秋季可使卫气内敛，机体免疫自稳调节功能相对下降，因此秋季易发生呼吸系统疾病。

马淑然等[3]也探讨了"肺应秋"与脾脏免疫功能的相关性。他们采用松果体切除动物模型，从脾脏指数与脾脏 T 淋巴细胞转化率两方面观察大鼠机体免疫功能在春秋二季时的状况，结果发现：①肺的免疫功能在秋季低下可能与脾脏免疫功能的季节性变化密切相关；②肺的免疫调节机制可能与松果体调节脾脏的免疫功能发生季节性变化有关。

（2）脾为后天之本，气血生化之源，与胃相表里，共同完成消化饮食和运送水谷精微的功能，从而营养五脏六腑、四肢百骸、皮毛肌筋等全身组织。脾土执中央，而灌四旁。《素问·玉机真脏论》云："脾脏者土也，孤脏以灌四旁者也。"《素问·太阴阳明论》云："脾者土也，治中央，常以四时长四脏。"人之初生，由先天之精蕴育，人之后天，赖之脾土长养。脾治中央，可以说明脾土在五脏之中的首要作用，谓之"全身之主"。而"心为君主之官"，可认为是中国传统儒学文化中国家治理的尊崇观念在中医中的体现。

上文谈到，元气、宗气、卫气均为脾土水谷精微之气所化所养，先天之肾精必赖后天之精所滋养充实，气精壮旺，才能神昌。心主血脉、藏神，均赖气精生血。血之源头在肾，肾生髓，精髓生血必须以水谷精微、注入血脉的营气作为共同的物质基础，经由肺气布散、心气推动、脾气统摄、肝气疏藏，血才能生成和循行。但脾胃是后天气血生化之源，血的基础物质主要来源于脾胃运化的水谷精微。脾胃是血液生化的最重要脏腑，食物营养的受纳、消化、分清泌浊，血液中精微物质的生化、能量代谢转化均有赖于脾胃功能的健运，这在临床上具重要意义。脾为五脏六腑之依靠，脾虚则五脏六腑皆虚。

近年来，关于脾虚证的研究很多，李思琦等[4]对2011—2017年公开发表的文献中关于脾虚证与能量代谢的相关研究进展做了综述，指出："……脾虚则是以消化系统功能失常、全身代谢调节障碍、营养失调为表现的一种病理机制。现代医学认为消化吸收功能环节中的胃肠道功能异常、消化液异常，中间代谢环节中的糖、脂、蛋白、能量代谢等异常，营养物质在体内进行吸收后的代谢异常均与排泄与脾主运化的生理功能关系密切。近年来的研究主要重点研究食物消化吸收方面，从消化道结构、运动、功能等多方面已证实了脾虚证与消化吸收功能的关系。笔者认为脾虚贯穿整个能量代谢的全过程……"

冷玉琳等[5]对"脾气散精"在代谢性疾病内质网应激方面的调节作

用做了综述分析。内质网作为细胞内最大的膜系统，维持着细胞内钙离子的平衡，内质网的固醇调控元件结合蛋白，参与固醇激素的合成及糖脂代谢，是细胞代谢活动的重要场所。作者指出："脾功能失常，导致精微物质异常转运布散，这与细胞内蛋白质不能正常装配转运而蓄积于内质网，从而引起多种酶、激素的合成及作用失调有关。而饮食不节、情志失调、久病劳倦等是导致脾不散精的重要病因，这与饥饿、营养物质缺乏等应激因素影响内质网稳态，诱发内质网应激（ERS）有相似之处。"

现代医学中的脾，属于中医脾胃系统的范围。脾是对血源抗原产生免疫应答的主要场所和 B 淋巴细胞的主要定居地。脾功能亢进时，会破坏白细胞、血小板，使其数值减低。脾还能贮存血液，在紧急时刻可将贮存的血液输入血液循环中（这与肝藏血的功能有相似之处）。因此，脾气健运对免疫系统的调节及稳定有重要作用。

（3）肾藏精，主发育、生殖，主骨生髓。精能生髓，居于骨中，骨赖髓充养。骨髓充盈，有赖于先、后天之精的共同化育。后天之精滋养补充肾精以化生骨髓，而肾精则起直接作用，现代免疫学揭示了肾精生髓在所有免疫细胞发源中的首要地位。骨髓产生的多能造血干细胞的进一步定向分化前面已介绍，毋庸重复。现代免疫学关于肾精的研究日益广泛深入。有研究认为，对于人体免疫功能的调节，包括宏观整体水平、微观细胞分子水平，以及第一信使与"神经-体液调节"、第二信使环核苷酸的调节等，"肾"都起到主导作用[6]。补肾中药能够使下丘脑促肾上腺素皮质激素释放因子（CRF）受抑制状态得到恢复，能提高 CRF mRNA 的表达量，促进 CRF 的分泌，从而调节细胞免疫功能[7]。在抗衰老研究方面，胡兵等[8]认为肾在微观领域与细胞衰老相关。研究表明，补肾可以影响 WI-38 细胞衰老的进程，并与细胞衰老基因 TP53、CDKN1a（p21$^{\text{WAF-1/Cip1}}$）、CDKN2a（p16$^{\text{ink4A}}$）的转录与表达相关；补肾可以影响胚胎干细胞 CRL-1825 的增殖和衰老等生命活动，并与 Wnt、Oct4、CDKN2a（p16^{ink4A}）等基因相关。

笔者认为，肾虚髓枯是慢性再生障碍性贫血的发病机制，肾虚髓枯为本，脾虚气血不足为标，血瘀、痰阻、邪毒既是病理产物，又是髓枯难复的致病因素。徐瑞荣等[9]以补肾益髓法治疗本病 903 例，总有效率为 77.5%，患者的粒-巨噬细胞集落刺激因子和红细胞生成素分泌水平明显提高。有研究显示[10]，经电针治疗的化疗后患者，其各类免疫细胞计数均提高，且具有统计学差异，针刺还能上调正常人 CD2$^+$、CD16$^+$、CD56$^+$细胞水平。

神经-内分泌-免疫（NEI）网络的调节，共同维持着机体内外环境的平衡。颜靖文等[11]探讨了老年性痴呆（阿尔茨海默病）病例中肾精与 NEI 网络、神经干细胞的关系，作者对近年来相关文献的研究报道进行综述分析后认为，NEI 网络的不平衡可能是肾阴阳不调或者肾精亏损的一种外在表现形式。干细胞是肾精的物质基础，主要表现在干细胞的功能上，而命门的功能基础，主要体现在 NEI 网络的功能上。肾藏精是干细胞与 NEI 网络功能的综合体现。

以上分析了肺、脾、肾三脏与免疫系统的相关联系和部分研究者的文献报告，可以认为，肺、脾、肾的功能涵盖了免疫系统的主要组织和功能，肺、脾、肾的互相调节和功能健全是维持免疫系统内环境与外环境协调平衡的首要条件。

人有三宝——精、气、神，而神昌的物质基础是精、气的壮旺相济。肺主气，但气的生成和来源，全靠脾胃水谷精微的充养和结合，肺司呼吸与宣发肃降，才能使元气、宗气、营气、卫气各司其职，各尽其用。脾、肺二脏共同完成了主气的功能。

肾藏精，禀受于先天。人出生后，须赖后天水谷精微的滋养培育，水谷精微亦供养全身的器官组织，因而肾脏"受五脏六腑之精而藏之"（《素问·上古天真论》）。精气（指肾精所化之气，亦称肾气）是否充盛，关乎脾肾二脏功能是否旺盛和协调。脾肾养精的观点即本于此。

先天的肾气与水谷精微之气，化生为元气（真气），是诸气中最根本的生命活动的原动力，也是肺主气必需的先天因素。且肺气肃降，其中的纳气和通调水道，有赖于肾气的吸纳和对膀胱的气化。在五行相生关系中，肺（金）生肾（水），两者是母子关系，肺（金）的清肃下行有助于肾（水）的滋藏，而肾气受纳亦有助于肺的清肃。两者在生理和病理上互相依存，相须为用。

肺、脾、肾三脏与免疫系统关系密切，其生理、病理的互相影响为临床治疗免疫性疾病提供了辨证论治的基本理念和依据。

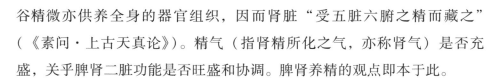

二　临床应用

（一）脾肺主气，补脾以养肺气

在中医学里，气发生的病变可分为气虚、气陷、气滞、气逆。本书在脾肺主气的观点上，主要谈气虚、气陷。

气虚证是脏腑功能衰退所表现的证候，主要临床表现有少气懒言、气喘、疲倦乏力、四肢困倦、头晕目眩、自汗。活动时诸症加剧，舌质淡白，脉虚无力。其中少气懒言表现为说话声音小而无力，气短不足，因说话费力，故懒于言语。行走活动时，稍劳则症状加重，出现气喘、自汗。

肺主气，司呼吸，主宣发，外合皮毛，显然气虚证与肺气虚、呼吸无力、肺卫失固有关，但从宗气、卫气的生成及功能考虑，肺气虚是宗气、卫气亏虚所致，宗气积于胸中，出于喉咙，"故呼则出，吸则入，天地之精气，其大数常出三入一"。肺吸入的"天地之精气"为清新空气，与水谷精微之气合为宗气，宗气循喉咙，故能发声。宗气壮旺充足，则呼吸平顺、气息自如、声音洪亮，否则就会少气懒言、气喘。若宗气亏虚，肺司呼吸功能失常，不能"出三入一"，则肺中残气量增多，吐故纳新的换气功能减弱，容易出现气喘，动则加剧，常见于慢性支气管炎、阻塞性肺气肿、肺心病这类患者。

肺主宣发、外合皮毛的功能靠卫气来执行。卫气之源是水谷精气中的"悍气"而"慓疾"者。卫气充盛，则肺气卫固皮毛的功能便正常，皮肤腠理开合有度，能够抗御外邪侵袭，调节机体内环境对外环境的适应，使内环境寒温调节平衡。卫气虚衰，卫外失固，则皮肤肌腠开合失常，人易感冒，常自汗，动则加剧，机体抵抗力下降。

气虚的另外两大表现——疲倦乏力、头晕目眩，主要与脾气虚弱、水谷精微受纳运化失常、宗气亏虚、清阳不升相关。脾气虚，无以实四肢，脏腑无水谷精微充养，功能下降，可导致疲乏困倦、四肢无力、懒动多静、精神萎靡不振、纳差、便溏或便秘等症状。脾虚清气下陷，清阳不升，宗气（又称大气）不足，"故上气不足，脑为之不满，耳为之苦鸣，头为之苦倾，目为之眩"（《灵枢·口问》），即出现头晕目眩症状。气虚下陷，不能升举，清气不升，便会引起胃下垂、肾下垂、眼睑下垂、脱肛、子宫脱垂、久痢或久疟等病症。

从上可见，要治疗气虚、气陷，就要从肺脾论治，而补脾尤为重要。从五行的角度看，土生金，即脾土化生水谷精微以充养肺气（金），健脾益气、培土生金是主要治法。在临床运用上，大凡脾肺气虚、肺虚卫外失固、肺气虚营卫失调、肺虚痰饮留肺、肺气阴两虚等都可以培土生金法治之。

1. 脾肺气虚证

病因主要为脾气虚，健运失常，水湿内生，痰浊中阻。肺气补充不足，肺失宣降，水精不布，水道通调失常，加重痰饮内生。脾肺互相影响。

《素问·经脉别论》中所说的正常水谷之道（"饮入于胃，游溢精气，上输于脾，脾气散精，上归于肺。通调水道，上输膀胱，水精四布，五经并行"）失常，临床症状包括两方面。一方面短气乏力、四肢困倦、食欲不振、腹胀便溏、舌淡、脉细弱为脾肺气虚之象，便溏、脱肛、胃下垂，或发热、咳痰短气、头晕目眩为中气下陷。另一方面则表现为痰浊内阻，症见咳嗽喘逆、痰多稀白、胸闷不适、苔白厚腻等，所以说"脾为生气之源，肺为主气之枢"，脾肺共同完成气的生成和输布。"脾为生痰之源，肺为贮痰之器"表明脾失健运，则痰浊内生。痰饮聚积于肺，犯肺则会出现咳痰喘逆。临床上应根据四诊症状，注重脾肺失调的病机，随证辨治。

在辨证用药上，补脾肺之气为治本，温化痰饮、止咳平喘为治标，标本相顾。治本以四君子汤，气陷者以补中益气汤为基本方。治标时，若痰多色白，如糯糊状，或易咯，加二陈汤、北杏仁、紫菀、款冬花以化痰止咳。若气喘，加川厚朴、地龙、紫苏子以降气平喘。若痰白黏稠难咳，经久不愈，可用青礞石、海浮石、海蛤壳等药以软坚化痰，治顽痰之胶结。

脾气虚而下陷，宗气无力聚于胸中出喉咙、行呼吸，故会出现短气咳逆。此时用补中益气汤升提是否会使咳逆加重？从病因而论，因中气下陷而出现肺之宣肃功能失调时，升提下陷的中气属于正治，辨证准确不会使咳逆加重。

忆40年前，笔者跟随陈镜合教授出诊，遇到久咳不愈、短气乏力、头晕、稍劳则甚的患者，陈镜合教授用补中益气汤加紫菀、款冬花，数剂而愈。笔者在临床上类似应用亦验。对于黄芪，气虚久咳、愈后易发、有肺卫不固者，可放胆使用，不必担心其升提作用导致出现咳逆。若痰稀色白、有泡沫，加法半夏、干姜、细辛、五味子效佳，可益气固卫、温化痰饮。笔者自拟玉龙汤（黄芪、白术、防风、法半夏、干姜、细辛、五味子、款冬花），治肺虚痰饮见咳嗽痰多、久咳不愈者，疗效显著。该方化裁自治疗外感风寒束肺的小青龙汤，去麻黄、桂枝、芍药、甘草，以玉屏风散补肺气、固卫表，保留法半夏、干姜、细辛、五味子温化痰饮以止咳化痰，故取名玉龙汤。

2. 表虚失固证

肺主皮毛，靠卫气以温分肉、肥腠理、固肌表。卫气旺则肌表固密，卫气虚则肌表失固，常见疲乏、短气、易感冒、自汗等症。治疗上单用玉屏风散较弱，需与四君子汤合方，加强补脾益气的作用，以充卫气。若痰多、脘腹满闷、恶心欲呕，加法半夏、陈皮、砂仁、佛手；兼纳呆、食不消化者，加山楂、神曲。对于儿童，若易患感冒、厌食、消瘦体弱，用玉屏风散合异功散，加鸡内金、布渣叶、独脚金、山楂等药，共为散剂，易于服用，一般患儿能坚持服药。本方主要起健脾补肺、卫固实表、导滞消疳的作用。

3. 营卫失调证

营卫失调证常见于肺气虚、卫表失固这类证候，所不同的是，营卫失调证可见恶风、自汗，而无发热头痛、鼻塞流涕或鼻鸣干呕的外感风寒表虚证，或可见面色萎黄不泽、唇甲淡白、头晕心悸等营血亏虚的表现。在再生障碍性贫血、骨髓增生异常综合征、缺铁性贫血或营养性贫血，以及急性白血病化疗后缓解期或癌症化疗后骨髓抑制等患者中常见此证。调和营卫，桂枝汤是经典主方，但需加健脾益肺、滋养精血药。在临床上，笔者常用自拟方黄桂调营汤治之。基本处方为：黄芪、当归、红参、白术、桂枝、白芍、大枣、生姜、炙甘草、补骨脂、黄精、巴戟天。方中以桂枝汤调和营卫，以当归补血汤补血，以红参、白术健脾益气助生血之源，以补骨脂、黄精、巴戟天补肾，且起升提白细胞、血小板的作用。

4．肺虚痰饮留肺证

本证在上文提及的自拟玉龙汤中已描述。参见脾肺气虚证。

5．肺气阴两虚证

本证临床上很常见，既有气短懒言、乏力，稍劳加重，自汗怕冷，面色㿠白，舌淡，脉弱的肺气虚表现，又有干咳短气、无痰或少痰而黏稠，或咳痰带血、咽喉干燥、声音嘶哑、形体消瘦，甚至午后潮热、五心烦热、盗汗、颧红、舌红或嫩红少苔、脉细数的肺阴虚症状，但孰轻孰重需认真辨证分别。肺气虚宜健脾益气，以四君子汤加黄芪或玉屏风散补益肺气。肺阴虚可选清燥救肺汤、百合固金汤加减，或选沙参、麦冬、天冬、银耳、玉竹、天花粉、款冬花、枇杷叶等药。

从五脏相关理论探讨，阴津源头来自肾精和脾阴，脾胃属土，脾为湿土，胃为燥土，易见胃阴虚，故脾阴归于胃阴同论。补肺阴，往往要与补胃阴和补肾阴同时进行，这样效果才明显。观清燥救肺汤用阿胶、胡麻仁补精血、滋肾液，用人参、石膏补脾益气，清热生津是通过滋肾阴、补气阴，助桑叶、枇杷叶、麦冬而达清燥润肺之效。养阴清肺汤中的生地黄、玄参亦意在滋补肾阴生津。增液汤用生地黄、玄参、麦冬三药配伍，可见补阴滋液组方之旨。方中以玄参为君，其味苦、咸，性寒，入肺、胃、肾经，可滋阴降火而清虚热，对于虚火上炎、热病伤阴、肠燥津枯，其降火之力大于生地黄；生地黄味甘、苦，性寒，入心、肝、肾经，可滋阴壮水、清血热、润燥生津，其滋阴之力大于玄参。麦冬味甘、微苦，性微寒，入肺、心、肾经，善于清肺养阴、益胃生津。玄参、生地黄重在滋肾阴生津，麦冬重在清肺、益胃生津。故滋阴生津之法，主要从滋肾阴、养胃阴治之，亦是治病求本之意。百合固金汤中用生地黄、熟地黄、玄参加强滋补肾阴的作用而达养阴清热、润肺化痰的固金疗效。

从上述清燥救肺汤、养阴清肺汤、增液汤、百合固金汤的组方配伍可见，滋养胃阴（属补脾治法范畴）从其源，填补肾阴从其根，是在治疗肺阴虚的根源。下面举例来说明脾肺主气的临床应用。

【肺卫失固案】

廖××，女，68岁，退休中学教师。平素体弱，工作期间讲课耗气，有慢性咽炎病史，常易感冒。退休后，年事渐高，近三年来，每月感冒2～3次，咽痒痛，鼻塞流清涕，或发热恶风寒，四肢困倦，纳呆，常年到医院就诊，服用中药能暂时缓解，但稍劳或感风寒即复发，不胜其烦。

2018年12月就诊。是日没有外感症状，见面色苍白，言语声低，咽喉时痒，无痛，易疲乏，纳欠佳，大便溏，舌淡，苔白，脉细弱无力。诊为脾虚失运，肺卫不固。患者易感冒已十余年，每年约有半年时间处于感冒状态。

欲补肺气、固卫表、防外感，需充养卫气，卫气旺，才能温分肉、充肌肤、肥腠理、司开合。而补卫气必须从健脾益气、生化水谷精微治之。因患者得此病已十余年，常年反复，故以中药散剂为宜，意在慢病缓图，且散剂量少、吸收快、易服用，患者能坚持。拟方于下：

黄芪300g，白术150g，防风50g，桂枝100g，白芍100g，炙甘草150g，大枣150g，生姜100g，党参200g，茯苓200g，当归100g，鸡内金100g，神曲100g，陈皮50g，荷叶100g。

上药共为散剂，每次5～10g，每日2次，以清水一碗，煎开5min，或用开水泡服。

该方重用黄芪补气升阳，益卫固表，伍白术、防风为玉屏风散，可加强固表作用；配用桂枝汤调和营卫，以补中益气汤、四君子汤加减，健脾益气升清；用鸡内金、神曲、陈皮消食导滞，加强受纳健运水谷之力；用荷叶取代柴胡、升麻，意在升清阳、醒脾胃，而无升提发散之虞。该方药力平和，使脾土气旺以充肺气、固表坚卫。

患者 2019 年间坚持服药约半年，随诊至 2020 年 3 月，诉未发生感冒，精神好转，体力增加，面色红润。

【肺虚痰饮案】

庄××，男，55 岁，2019 年 11 月 20 日就诊。诉患有慢性支气管炎、慢性阻塞性肺气肿、间质性肺炎肺纤维化已 7 年，反复出现发热、咳嗽、痰多稀白、气喘，每年秋冬季节发作，几乎每年冬季都要住院治疗。2019 年 10 月下旬再次住院。经治疗，症状有所缓解。出院后前来就诊。症见面色晦暗偏黑，体胖，面略浮肿，精神倦乏，咽痒鼻塞，咳嗽痰白清稀，有泡沫。夜间睡时需呼吸机辅助，易憋醒，胸闷，手指胀痛，纳呆，口淡，大便烂，舌质淡暗，苔白，脉沉细无力。证属脾气阳虚，寒饮留肺，痰瘀阻络。治宜温补脾阳益气，温化痰饮，活血通络。方用附桂理中汤、小青龙汤加减，处方如下：

熟附子（先煎）15g，桂枝 10g，党参 20g，白术 15g，干姜 10g，炙甘草 15g，茯苓 20g，法半夏 15g，细辛 5g，五味子 10g，毛冬青 30g，丹参 20g，紫菀 15g，款冬花 15g。14 剂，每日 1 剂，水煎服，复渣再服。

方中以附桂理中汤温补脾阳益气以治其根本，能恢复脾气健运，脾旺宗气自然充足，可助肺宣肃而行呼吸；用苓桂术甘汤、苓甘五味姜辛汤健脾温肺、化饮止咳；方中干姜、法半夏、五味子、细辛四药为仲景温肺化饮、燥湿化痰、敛肺止咳的经典配伍，对寒饮咳喘者甚效。又伍以毛冬青、丹参活血化瘀通肺窍，紫菀、款冬花止咳平喘。全方以补宗气、益肺气、扶正为法。患者久病寒饮留肺，故以温肺化饮的经典三方祛邪通肺络，以期恢复肺气宣发肃降开合之机能。药后患者症状明显改善。在上方的基础上加减调理，或减去温化痰饮之药，加上玉屏风散及补肾温阳的补骨脂、核桃肉、淫羊藿等药，患者坚持服药至 2020 年 7 月，没有再住院治疗，症状基本消失，胃纳增加，面色红润。

【肺癌案】

王××，男，59 岁，因体检发现双肺结节 6 个多月，于 2019 年 8 月 30 日就诊。CT 检查示"两肺多发磨玻璃样密度或混杂密度结节，考虑多发局灶性炎症与浸润前病变"。为行微浸润性腺癌（MIA）、浸润性腺癌（IAC）鉴别，于 2019 年 9 月 3 日在全麻下行胸腔镜下右上肺叶切除术 + 右中肺楔形切除术。病理报告示"右中肺考虑原位腺癌或微浸润性腺癌"。诊断为右肺浸润性肺癌。基因检测未查出相关基因变异，未做化疗及靶向药物治疗。

出院后，患者于 2019 年 9 月 9 日就诊。症见手术侧敷料干燥，未拆线，生命体征稳定。面色略苍白，消瘦，自觉短气、乏力，活动时较明显。无咳嗽、无痰（平素有痰），纳欠佳，二便基本正常，舌淡暗，苔白，脉细。证属脾肺气虚、痰瘀毒蕴。治以补脾胃之健运、充肺气之不足、解痰瘀之毒蕴，标本同治。

处方：黄芪 30g，党参 20g，白术 15g，茯苓 20g，炙甘草 15g，沙参 20g，当归 10g，丹参 20g，莪术 10g，陈皮 10g，鸡内金 10g，龙葵 30g，石上柏 30g，皂角刺 20g。20 剂，每日 1 剂，水煎服，复渣再服。

二诊：2019 年 10 月 9 日。患者自诉服上药后短气、乏力的症状及胃纳均有所改善，手术切口已拆线，愈合良好。近日轻咳，又少许白痰，大便略秘结，舌淡暗，苔白（视频看诊），守上法，上方略作加减：黄芪 40g，党参 20g，白术 30g，枳实 10g，北杏仁 15g，白芥子 10g，百合 15g，丹参 20g，当归 10g，莪术 10g，龙葵 30g，石上柏 30g，山慈菇 15g，皂角刺 20g，炙甘草 15g。20 剂，服法同前。

三诊：2019 年 12 月 7 日。患者面色较前红润，体重增加 3kg，胃纳好，二便正常，无咳痰，但右肩部疼痛，可抬举，能前后活动，发病前也有类似症状，舌质淡暗较前有改善，苔薄白，守上法，以上方加减：黄芪 40g，党参 20g，白术 20g，茯苓 20g，炙甘草 15g，黄精 30g，当归 20g，姜黄 10g，法半夏 15g，白芥子 10g，骨碎补 30g，石上柏 30g，龙葵 30g，山慈菇 15g，皂角刺 20g。14 剂，服法同前。

2020 年 1 月 8 日，患者复查 CT，结果示"右上肺术后改变，右剩余肺膨胀可，右剩余肺可见少许条索影，右剩余肺及左肺透亮度增高，肺纹理紊乱；原两肺多发大小不等磨玻璃样密度结节影吸收；左下肺后基底段新增少许炎症"。

2021 年 1 月 9 日再次复查 CT，结果示"右上肺术后改变，右剩余肺少许纤维灶；拟慢性支气管炎、肺气肿，左下肺后基底段少许慢性炎症较前减少；未见手术前的左右肺散在的磨玻璃样密度或混杂密度结节"。

从上述诊疗情况来看，患者虽手术切除了两个较大的浸润性腺癌病灶（2cm×10cm，1.1cm×0.6cm），但双肺仍有多发磨玻璃样密度或混杂密度结节，如不进行化疗或靶向药物治疗，自行吸收基本上是不可能的，但经过中医治疗，在较短的时间内结节就全部被吸收，且在一年半后病情仍然稳定，此等疗效鲜见报道。目前患者仍在服中药治疗。

在本案中，患者术后表现为脾肺气虚，症见短气、乏力、面色苍白、纳呆、舌淡、脉细，本为气虚体弱。患者长期吸烟（40 年），平素有痰，舌暗，痰瘀互结，积毒成癌，日久积结，散布双肺，虽手术切除了两个较大的肺癌病灶，但疾病的根本成因仍在，应健脾补肺，以治其本，益气的关键在脾。

前方中以四君子汤健脾益气。脾土健运，自能充养宗气和卫气，使肺气得以补益。方中又重用黄芪，黄芪甘温走表，归脾、肺经，是补气升阳、补气摄血、固表益卫、提高机体抵抗能力的要药，沙参味甘、淡，性微寒，善养肺胃阴液、清热生津，既能养肺，又可防参、芪之温，药性更为平和。

此六味药是笔者补脾益肺的常用配伍，若肺阴虚较明显，表现为咽干、干咳少痰、舌尖略干红，可加玄参、麦冬、百合养肺阴、生津液、止燥咳；若夹有白痰，咳嗽，为脾虚痰湿之象，加二陈汤、紫菀、款冬花等；若脾肺气虚，咳喘并作，上六药去黄芪之升提，加紫苏子、补骨脂、地龙、沉香，加强降气平喘、补肾纳气的作用以助肺气之肃降；对于脾肺气虚较重者，恐党参力弱，种养党参较道地野生的党参功效更差，因此笔者常用红参（国产红参或高丽参），另炖兑服，以加强补气之力，若气阴不足，可在红参中加麦冬、五味子同炖，或改用西洋参以益气生津。

在补气中，要注意患者的消化受纳情况，纳谷不香、脘腹时胀、大便黏滞者，可伍以山楂、鸡内金、神曲、布渣叶等消导开胃之品，以防补脾药之固中滋腻。方中当归、丹参、莪术活血化瘀，且莪术、丹参有抗癌作用，有上六味益气药相伍，既可益气补血、养血活血，又无莪术破气之虑，共成益气养血之妙。用石上柏、龙葵、山慈菇、白芥子、皂角刺旨在解癌毒、化痰结、消积肿。白芥子能透皮里膜外之痰积；皂角刺能消肿托毒，其药力锐利，辛散温通，能力达病所，虽常用于痈疽肿毒尚未透脓之时，但取其消散托毒、引药达巢之功，于癌症中亦可用。

（二）脾肾养精，健脾以滋肾精

肾为先天之本，脾为后天之本，脾肾共同生化精气（包括水谷精微物质），维持、推动全身脏腑器官的正常生理功能。脾肾两脏的互相滋养、相需为用，对营血、精血、精髓的充盛起决定性作用。营气注血脉之中，变化而赤，血的有形细胞部分，来源于精髓。脉管中的血液，包括了从水谷精微化生的营气和精髓生成的各种血细胞成分，故常营血并称。精血相互转化，肾精生髓，主骨。骨髓是人体造血和产生免疫细胞的主要器官，对此上文已有叙述。

脾肾养精在临床上主要用于肾精亏虚、脾肾阳虚、脾肾阴虚（胃肾阴虚）等证，分述于下。

1. 肾精亏虚证

本证成因有二：一者先天禀赋不足，发育不良，体质虚弱；二者后天失养，脾虚运化失常，后天之精不能充养先天肾精，或劳倦过度，损伤脾肾，或房劳失度损耗肾精，或久病伤肾等。症见小儿发育迟缓，表现为五迟（立迟、行迟、发迟、齿迟、语迟），又可见五软（头项软、口软、手软、足软、肌肉软），属生长发育障碍，可见于脑发育不全、脑性瘫痪等先天禀赋不足病症，患儿身材矮小，智力低下，动作迟钝，体格瘦弱，囟门迟闭。成人则见早衰、须发早白、脱发、齿摇、健忘乏力、足膝痿软、腰痛、动作反应迟缓，男子精弱不育，女子经闭不孕等肾精虚损、髓海空虚、骨骼失养之象。在治法上宜补益肾精，方书中推荐大补元煎、河车大造丸为基本方。

大补元煎中，用人参、山药、炙甘草健脾益气，以助脾运。用熟地黄、山萸肉、枸杞子、杜仲补肾益精，用当归补血。其中补肾药的配伍，是从六味地黄丸和右归丸化裁而来的。这是张景岳对补益肾精用药的贡献，但他很注重补脾。先后天互相为助，故用人参、山药、甘草培脾以滋肾精。

河车大造丸出自清代汪昂的《医方集解》，此方在熟地黄、杜仲、龟甲等补肾精要药中，以紫河车补气养血益精为主药，以党参、茯苓补脾运脾化湿，用药立法同大补元煎如出一辙，足见补益肾精要重视补脾，脾肾双补以滋养精气。

笔者对肾精虚损者以上法为圭臬，并根据患者具体病因做方药调整。如在治疗成人肾精不足证时，以健脾滋肾为治法，用熟地黄、山萸肉、枸杞子补肾填精，加淫羊藿温肾阳、强筋骨，取阴阳互根互用之意，且能使熟地黄、枸杞子不至于滋腻。正如张景岳所言："善补阳者，必于阴中求阳，则阳得阴助而生化无穷；善补阴者，必于阳中求阴，则阴得阳升而泉源不竭。"或用补骨脂、仙茅、巴戟天等药亦可。肾精亏虚者虽精虚，但阴阳尚能平衡，未出现阴阳失调的肾阴虚或肾阳虚证，因此在用药上，若单方面用滋补肾精之药，多偏于滋腻、阴柔，长时间服用便会碍滞肾阳。佐用少量的温壮肾阳药，既可阴阳互用，又能纠正滋肾益精药的阴柔。

六味地黄丸是滋补肝肾的补阴基础方，其"三补三泻"之配伍寓意通补开合，补中有泻，寓泻于补，以至平和。原方是北宋医家钱乙从《金匮要略》中的八味肾气丸化裁而来的。后钱乙的学生阎继忠将其理论经验整理，编成《小儿药证直诀》一书，并收入该方。据记载，某天有位大夫带来钱乙治儿科的一张方子来"讨教"，并用带有讽刺的口吻对钱乙说："钱太医，张仲景医书中所载的八味丸由地黄、山萸肉、怀山药、泽泻、牡丹皮、茯苓、附子、肉桂组成，您这张方子好像少开了附子、肉桂，不会是遗忘了吧？"钱乙笑道："没有忘，张仲景这个方子是给大人用的。小孩阳气足，我认为可以减去附桂这两味益火温阳的药，制成六味地黄丸，免得孩子吃了过于燥热而流鼻血。您以为如何？"这位大夫听了恍然大悟，连称佩服并致谢。可见，小儿稚阴稚阳之体，补肾宜平和变通。

张景岳的《景岳全书》中，运用阴阳互生理论，在六味地黄丸中"三补"的基础上，制成左归丸、右归丸两方，左归丸由熟地黄、山萸肉、山药、枸杞子、菟丝子、鹿角胶、龟甲胶、川牛膝八味药组成，功能滋补肝肾，主治肝肾精血亏损，症见腰腿痿软、眩晕、耳鸣、盗汗、口舌干燥、遗泄不禁、小便自遗等。后世认为其是纯甘壮水之剂，有补无泻，滋补之力大于六味地黄丸，方名左归，有补肾阴、壮水降虚火之意，为治肾阴虚的基础方。这也说明成人劳倦失养，阴精易耗，滋阴补肾用药不同于小儿。右归丸为左归丸中去川牛膝、龟甲胶，加当归、杜仲、熟附子、肉桂，是温肾壮阳治疗肾阳虚衰的方子，很好地体现出张景岳阳中求阴的用药经验。掌握这些用药方法，治疗肾精亏损及肾阴阳失调的阴虚、阳虚证或阴阳两虚夹杂证时，便有了理论基础和方药配伍的原则与灵活性。

补脾益气，以四君子汤加黄芪为基本用药。但要注意患者是否因脾虚失其健运，水湿内留，而兼夹痰浊，若见脘腹痞满、痰多苔白，要加用二陈汤或平胃散。有痰饮者，加苓桂术甘汤等燥湿化痰方药。即使没有湿浊内阻，在用补脾滋肾的药物时，也要注意适当选用山楂、神曲、鸡内金、麦芽、布渣叶、枳壳等药，以行气导滞，防止滋腻碍脾。脾胃受纳正常，运化健旺，则水谷精微中的营养物质（包括糖、脂肪、蛋白质、电解质、内分泌激素等物质及酶等血浆成分），即营气与有形的血细胞可同行于血脉之中，营血互相为助，滋肾益精以充先天。对营气进行深入的临床研究，可能对脾胃功能的研究有积极的现实意义。

2. 脾肾阳虚证

脾肾阳虚证是脾阳虚和肾阳虚两者兼见并发之证。在发病机制上，肾阳主一身之阳气，若禀赋薄弱、久病伤阳、过食生冷、感受寒冷、寒水久踞或久泄损阳等病因致肾阳虚不能温养脾阳，脾阳虚失其健运，则不能充养肾阳，两者互相影响，互为因果，终致脾肾阳虚之证，症见形寒肢冷、面色㿠白、便溏或下利清谷，甚或五更泄泻，食寒凉食物或腹部受凉时更甚，腰膝或胃脘、少腹冷痛，或面浮肢肿，小便不利或小便清长，甚或水肿胀满，阳痿，妇女带下清稀，口淡、流涎，舌质淡胖嫩，苔白滑，脉沉弦弱。在治法上，以温补脾肾、温阳利水，或温肾暖脾、固肠止泻为主。其中温补脾肾以附子理中汤或附桂理中汤为主方。若见中下焦虚寒，出现胃脘下腹冷痛，用小建中汤加附子、小茴香亦妙。小建中汤能温中补虚、缓急止痛，但补益脾阳不如理中汤，临床上可灵活运用。

脾肾阳虚，水液内留，出现面浮肢肿、小便不利者，用实脾饮以温阳健脾、化湿消肿。笔者运用实脾饮时，见脾肾阳虚水泛，常加黄芪、党参。黄芪与茯苓相配，以益气利水。党参与方中白术、茯苓、炙甘草合为四君以健脾。又附子、干姜组成附子理中汤，可加强补脾气、温脾肾之功。因木瓜酸敛，且对利水没有好处，因此若无肝旺筋急、吐泻转筋，则去木瓜不用。

五更泄泻者，常用四神丸温补脾肾、固肠止泻。在临床上，五更泄泻者常患病时间较长，且脾阳虚，中气不足，清阳不升，故泄泻难愈。笔者在四神丸的基础上加黄芪、葛根，以补气、升提下陷之中气，疗效更佳（自拟方：芪葛四神汤）。止泻后，用补中益气丸、附桂理中丸善后，以防复发。

3. 脾肾阴虚证

对于脾阴虚证是否独立存在，有不同的意见。在全国高等医药院校试用教材，普通高等教育中医药类规划教材，《中医学基础》第三版、第四版、第六版教材等的脾胃病辨证中，都没有脾阴虚证的分型，这代表了主流意见。大多数医家将脾阴虚证归为胃阴虚证，如教材将饥不欲食、脘痞不舒、口燥咽干、大便干结、舌红少津等脾阴虚的症状归入胃阴虚证中，将本为脾约证的大便秘结、难以排出，津亏失润等审证要点设为肠燥津亏证，放在胃肠病辨证里。《伤寒论》第249条说："趺阳脉浮而涩，浮则胃气强，涩则小便数，浮涩相搏，其脾为约，麻子仁丸主之。"此为脾约证，脉浮为胃中有热，脉涩为脾阴不足，胃强脾弱，脾输布津液的功能为胃热所约束，不能为胃（实为手阳明大肠经）行津液，津液偏渗膀胱则小便频数，肠中干燥，津亏便难解。

脾约证属脾阴虚的范畴。现在教材不提脾阴虚证，似与叶天士强调脾胃分治，创立胃阴学说有关。他指出："仲景急下存津，其治在胃，东垣大升阳气，其治在脾。""胃为阳明之土，非阴柔不能协和，与脾土有别故也。""阳土喜柔偏恶刚燥，若四君、异功等，竟是治脾之药，腑宜通即是补，甘濡润，胃气下行。""胃属阳土，宜凉宜润。""胃宜降则和。"他喜用玉竹、天花粉、石斛、麦冬、天冬、蔗汁、生地黄、木瓜、乌梅、火麻仁等药，发展了滋补胃阴的学术观点。后世胃阴虚之论，追随了叶氏之说。

在邓铁涛主编的《实用中医诊断学》（上海科学技术出版社，1988 年4 月第一版）中的脾与胃辨证条下，明确区分了脾阴虚证和胃阴虚证。脾阴虚证的主症为：消瘦乏力，纳呆不思食，食之腹胀，唇干口燥，五心烦热，尿黄便结，舌红苔少，脉细数而涩。主要病机为：阴虚内热致唇干口燥、五心烦热、尿黄便结、舌红脉细数；脾失健运致纳呆不思食，食之腹胀；脾阴不足，阴虚日久，脾不主四肢而见消瘦。肠燥便秘脉涩者，为脾约证。

胃阴虚证主症为：口干舌燥，渴而能饮，不纳食，或消谷善饥，脘部灼痛，嘈杂痞胀，干呕呃逆，或见消渴，噎膈，舌干红少苔或舌绛而光亮，脉细数。胃阴虚证多见于温热病后，热伤阴液，胃阴亏耗；或过食煎炸燥热之品，胃中积热，灼伤胃津；或肝郁肝热化火，木亢克土，化火劫夺胃津；或五志过极，化火伤阴；或误用辛温药物致胃热津伤；等等。

胃阴虚大多由胃火盛劫津所致，故症状可见口干渴而能饮，消谷善饥，胃脘灼热，舌干红或绛而少苔，胃中虚火表现明显，这与脾阴虚的阴液不足、无虚火熏灼不同，这是两者的鉴别点，两者在临床上是有差别的，因此笔者认为脾阴虚证应独立分出。

在临床上，虚损久病者，往往脾肾两伤，既可见眩晕耳鸣、腰膝痿软、五心烦热、潮热盗汗、口干咽燥等肾阴虚症状，又可见纳呆腹胀、四肢消瘦、尿黄便结等脾阴不足、脾失健运的症状，表现为脾肾阴虚证。

肾阴虚证选用六味地黄丸、知柏地黄丸、二至丸、大补阴煎等方加减，这是大家所熟知的。而脾阴虚证成方不多，清代吴澄《不居集》中的中和理阴汤颇有代表性。该方由人参、燕窝、山药、白扁豆、莲子肉、老米组成。方中用人参补脾气且生津而不燥，燕窝大补脾胃之阴而不滋腻，佐以山药、白扁豆健脾，莲子肉甘涩平，益脾胃兼养心益肾，有"脾果"之称，陈年老米养胃，共成滋补脾阴、益气健脾养胃之方。

补脾阴、补脾益气、养阴润燥，中药常选用红参、西洋参、山药、太子参、沙参、知母、莲子等。由于脾阴虚，脾运失职，常见饥不纳食或食后腹胀、大便黏腻不爽等，在补脾养阴的基础上，宜配伍陈皮、麦芽、白扁豆、枳壳、鸡内金、山楂、荷叶、神曲等理气消导化食之品以利于脾复健运。醒脾升清，则脾阴渐复。这有别于胃阴虚的用药，盖胃为阳土，喜润恶燥，胃阴虚多兼见胃中虚火，出现消谷善饥、脘部灼热、烦热口渴、口糜、齿龈肿痛或者吐血衄血等症。宜以玉女煎、益胃汤治之。玉女煎中用生石膏、知母泻火清胃，清胃火与滋阴兼治，重用生地黄以清热凉血、泻火生津。可见脾阴虚、胃阴虚在治疗用药上是有差别的，临床上应加以区别。

在脾肾阴虚的治疗用药上，既要抓住滋养脾肾的共同点，又要注意两者孰轻孰重。以脾阴虚为明显者，重在滋养脾阴、醒脾行气消导，益以滋肾阴、降肾火，助以养脾行气，以防滋阴药碍气阻滞。脾不失其健运，水谷精微之营气便能生血滋肾，以充肾精。临床举例如下。

【急性白血病】

病例一：刘××，女，62 岁。2017 年 5 月因发热不退就诊，经骨髓穿刺活检、流式细胞及基因检测等检查，确诊为急性髓细胞性白血病（AML-M$_{2a}$），曾做化疗 4 次，病情未能缓解，因骨髓严重抑制，不能再行化疗，患者也拒绝化疗，遂转求中医治疗。2017 年 11 月 6 日查白细胞 0.9×10^9/L，血红蛋白 54g/L，血小板 32×10^9/L。骨髓穿刺示：原粒细胞＋早幼粒细胞 36.5%，AML-M$_{2a}$ 未缓解。肝肾功能正常。症见面色苍白，精神萎靡，短气懒言，乏力，心悸，头晕，动则甚，腰膝酸软，四肢畏冷，胃纳差，进食欲呕，大便烂，每日 1 次，量少，小便尚可，舌质淡，苔白腻，脉浮大数，重按弱。证属气血大亏，脾肾阳虚，髓毒耗精。住院行中医治疗，辅以必要的支持疗法。

处方：吉林红参 20g（另炖兑服），黄芪 30g，白术 15g，干姜 15g，炙甘草 10g，法半夏 15g，苍术 10g，桂枝 10g，当归 10g，补骨脂 30g，枸杞子 20g，黄精 30g，白花蛇舌草 30g，胡黄连 10g。7 剂，每日 1 剂，复渣再服。

中成药配用院内制剂：养正片 6 片，每日 3 次；清毒片 6 片，每日 3 次。

二诊：2019 年 11 月 13 日。患者精神萎靡、短气懒言有改善，恶心欲吐已止，胃纳增加，舌质淡，舌苔白，厚腻消失，脉较前平和，转沉细。心脾气虚、湿浊内阻有好转。基本证候同前。守上方，去法半夏、苍术，加熟附子 10g（先煎），以肉桂 5g（后下）易桂枝。服用 7 剂后，患者症状改善，于 2019 年 12 月 2 日出院，此后在本门诊坚持中药治疗，疗法用药大体同上，精神、体力及头晕、畏寒等症状均好转，前方加用石上柏、白英等解毒祛邪之药。3 个月后行骨髓穿刺示：原粒细胞＋早幼粒细胞 3.5%，门诊期间查白细胞（0.7～1.36）$\times 10^9$/L，中性粒细胞（0.3～

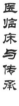

0.82）×10^9/L，血红蛋白 82～102g/L，血小板（85～112）×10^9/L。患者白细胞上升不明显，生活正常自理。至此急性白血病得到较好的控制，原粒细胞＋早幼粒细胞比例正常，患者及家属很满意，继续门诊治疗。

2019 年 3 月 25 日，患者因右手中指不慎外伤红肿，发热不退，再次入院治疗，查白细胞 0.51×10^9/L，中性粒细胞 0.02×10^9/L，血红蛋白 63g/L，血小板 39×10^9/L。骨髓穿刺示原粒细胞＋早幼粒细胞 24.5%。患者白血病复发，入院后经用抗生素及中医治疗，查房时症见发热 39.2℃，无恶寒，疲乏懒言，面色苍白，头晕，汗出较多，口干欲饮，但饮水不多，轻咳，无痰，纳呆，眠差，便秘，大便两日未解，小便正常，舌质淡、干，苔薄白，脉洪大虚数，重按无力。诊为急髓毒，证属阳明热毒，气血两虚。治以辛凉清热，益气养阴。

处方：白虎汤合补中益气汤加减。生石膏 40g（先煎），知母 20g，炙甘草 15g，红参 20g（另炖兑服），黄芪 30g，当归 10g，陈皮 10g，柴胡 20g，蝉蜕 10g，薄荷 10g（后下），北杏仁 15g，紫菀 15g。3 剂，每日 1 剂，水煎服。

2019 年 4 月 30 日上午查房，患者服上药 3 剂后热退，至查房时热退已 3 天，现汗出，口干，便秘消失，纳呆有所改善，仍偶咳嗽，痰白，精神不佳，乏力，舌淡，苔少，脉细弱。右手中指红肿、疼痛基本消失。方用补中益气汤加减：吉林红参 20g（另炖兑服），黄芪 30g，当归 10g，白术 15g，法半夏 15g，陈皮 10g，茯苓 20g，枸杞子 20g，熟地黄 15g，补骨脂 30g，黄精 30g，鸡内金 10g，山楂 15g。3 剂，每日 1 剂，水煎服。

患者服药后无发热，病情稳定，于 2019 年 4 月 6 日出院。出院后仍在门诊随诊，但血液分析无明显改善，体力、精神下降，时易感冒，咳嗽，发热，虚弱难受。2019 年 6 月初放弃治疗回老家，数日后病逝。

病例二：马××，女，59 岁，2019 年 5 月 21 日就诊，自诉近 1 周来牙龈出血，皮下偶有少量出血点，疲乏，时头晕，门诊查白细胞 $8.23 \times 10^9/L$，血红蛋白 103g/L，血小板 $13 \times 10^9/L$。疑血小板减少查因，收入血液科住院做进一步治疗。入院后经骨髓穿刺及流式细胞、基因、染色体等检查示：骨髓粒细胞系统占 56%，增生活跃，以原粒细胞为主，占 41%，见奥氏小体（Auer rod）；有核细胞占 17%，细胞形态大小不一；淋巴细胞系统占 10%，形态基本正常；单核细胞系统占 16.5%，比例增高；原始单核细胞及幼稚单核细胞占 11.5%，见奥氏小体。诊为急性髓细胞性白血病（AML-M$_2$，CEBPA 双突变），住院共化疗了 4 个疗程，每次化疗后均出现较严重的肺部细菌合并真菌感染，高热、咳嗽、痰多、气喘、呕吐、不能进食等症状明显，经积极进行抗生素、抗真菌联合治疗及支持疗法、中医治疗控制感染，症状改善，但骨髓穿刺结果仍为部分缓解。2019 年 12 月 12 日，查白细胞 $2.38 \times 10^9/L$，血红蛋白 70g/L，血小板 $9 \times 10^9/L$。因身体一般情况较差，血小板计数低，患者及家属拒绝再行化疗，转中医门诊治疗。

初诊：2020 年 1 月 22 日。患者疲乏，头晕，心悸，咳嗽，痰白，无明显皮下出血，舌质淡，苔白，脉沉细。查白细胞 $2.16 \times 10^9/L$，血红蛋白 71g/L，血小板 $11 \times 10^9/L$。诊为急髓毒，气血不足，髓亏毒蕴，治以补益气血、补肾生髓。因化疗后骨髓抑制严重，治疗上以扶正为主，解毒祛邪暂少用。

处方：黄芪 30g，当归 10g，熟地黄 15g，山萸肉 20g，巴戟天 30g，肉苁蓉 15g，补骨脂 30g，黄精 30g，石斛 15g，晚蚕砂 15g，玉米须 30g，茯苓 20g，泽泻 10g，北杏仁 15g，款冬花 15g。14 剂，水煎服，每日 1 剂，复渣再服。

二诊：2020 年 2 月 6 日。患者近日感风寒，症见干咳明显，喉痒，无喉痛，眠差，难入睡，胃纳尚可，二便正常，舌质淡，苔薄白，脉弦细。

查白细胞 $2.38 \times 10^9/L$，血红蛋白 73g/L，血小板 $13 \times 10^9/L$。患者正虚外感风寒，宜补益气血、祛风宣肺。

处方：前胡 10g，紫苏梗 10g，荆芥 10g，款冬花 15g，沙参 20g，党参 15g，白术 15g，伏神 30g，黄芪 30g，当归 10g，龙眼肉 20g，补骨脂 30g，巴戟天 30g，远志 10g，合欢花 15g。14 剂，服法同前。

三诊：2020 年 2 月 20 日。症见干咳，喉痒基本消失，无皮下出血，无齿衄，右胁时胀痛，口苦，体力、胃纳尚可，二便正常，舌质淡，苔腻，脉弦细，两尺无力。查白细胞 $2.97 \times 10^9/L$，血红蛋白 80g/L，血小板 $20 \times 10^9/L$。患者身体情况有所好转，治疗上扶正解毒并用。

处方：柴胡 10g，黄芩 10g，枳壳 10g，补骨脂 30g，黄精 30g，黄芪 30g，当归 10g，巴戟天 30g，枸杞子 20g，桑椹 20g，玉米须 30g，茜草 30g，白花蛇舌草 30g，白英 30g。14 剂，服法同前。

院内制剂：清毒片 6 片，每日 3 次；养正丸 6 片，每日 3 次。

四诊：2020 年 3 月 19 日。患者无明显不适，仅活动量较大时有少许头晕、乏力，胃纳可，二便正常，舌质淡红，略暗，苔厚腻，脉弦细。守上方，加莪术 10g、天麻 20g，14 剂，服法同上，院内制剂同上。

五诊：2020 年 4 月 30 日。查白细胞 $4.25 \times 10^9/L$，血红蛋白 107g/L，血小板 $38 \times 10^9/L$，情况明显改善。骨髓穿刺示幼稚细胞比例为 1%。患者自觉有少许白痰，口略苦，胃纳正常，二便正常，舌略淡，苔白，脉细。

处方：柴胡 10g，黄芩 15g，法半夏 15g，党参 20g，茯苓 20g，陈皮 10g，神曲 10g，佩兰 15g，补骨脂 30g，黄芪 30g，黄精 30g，巴戟天 30g，玉米须 30g，白花蛇舌草 30g，白英 30g，石上柏 30g。14 剂，服法同上。

六诊：2020 年 8 月 3 日。2020 年 7 月 27 日数字聚合酶链反应（Digital PCR）分析检查示 CEBRA-L8Ifs 突变比例 < 0.001%，结果为阴性。

2020 年 7 月 24 日骨髓穿刺示骨髓增生尚活跃，原粒细胞占 0.5%，各系细胞形态基本正常，全片查见 1 个颗粒型巨核细胞，血小板散在分布。诊断意见：急性髓细胞性白血病（AML-M$_2$）完全缓解骨髓象。患者无明显不适，恢复正常生活，仍坚持门诊治疗。中成药及中药治疗处方基本同上，并服用院内制剂养阴生血膏方治疗。多次复查血液分析，白细胞、血红蛋白已正常，血小板波动范围（52～70）×10^9/L，未完全恢复正常。

例三：郑××，女，52 岁。2020 年 3 月 5 日初诊。患者于 2020 年 1 月 12 日，因发热 38.2℃，在当地医院检查发现白细胞降低、贫血、血小板降低（具体血液分析数据不详），未做相关检查。2020 年 1 月 16 日来广州某医院血液科就诊，经相关检查，骨髓报告示：原粒细胞 22%，早幼粒细胞 5%。诊断意见：急性髓细胞性白血病（AML-M$_2$）骨髓象。经化疗后仍发热不退，疲乏，头晕，心悸，至初诊时已 45 天。患者不同意再做化疗，来寻求中医治疗。查白细胞 1.75×10^9/L，血红蛋白 72g/L，血小板 37×10^9/L。症见低热（37.2～37.6℃），无恶风寒，晚上睡觉时怕热，无汗出，纳可，二便正常，疲乏，头晕，皮下未见明显出血点，舌淡，苔白厚腻，脉沉细。诊断为急髓劳（气血量亏，髓毒内蕴），治以补脾益髓、解毒祛邪。

处方：补骨脂 30g，黄芪 30g，黄精 30g，当归 10g，石韦 30g，黄柏 10g，砂仁 10g（后下），炙甘草 15g，伏神 30g，枸杞子 20g，巴戟天 30g，玉米须 30g，石上柏 30g，白花蛇舌草 30g。14 剂，水煎服，每日 1 剂。

加服院内制剂：清毒片 6 片，每日 3 次；养正片 6 片，每日 3 次。

二诊：2020 年 4 月 30 日。初诊后，患者出院回家服上述中药。查白细胞 2.77×10^9/L，血红蛋白 105g/L，血小板 19×10^9/L。刻下见：发热已退，皮下见少许出血点，头晕心悸、疲乏已明显改善，纳可，大便烂，每日 3～4 次，无咳嗽，无痰，眠可，舌质略淡，苔白，脉沉细。患者正气渐复，宜加强解毒抗癌扶髓。守上方，略作加减。

处方：补骨脂30g，黄芪30g，黄精30g，石韦30g，巴戟天30g，枸杞子30g，法半夏15g，白术15g，茯苓20g，陈皮10g，仙鹤草30g，玉米须30g，白英30g，石上柏30g，白花蛇舌草30g。30剂，每日1剂，水煎服。带药回老家继续治疗。

三诊：2020年6月11日（家属代诉）。查白细胞3.8×10^9/L，血红蛋白116g/L，血小板40×10^9/L。患者头晕心悸、疲乏症状消失，能做家务，能正常生活、活动。觉左小指僵硬、疼痛，痛感不剧，口臭，无发热，余无明显不适。患者病情已稳定，骨髓抑制已逐步恢复，血小板尚低。守上法，益以和胃行气之品。

处方：补骨脂30g，黄精30g，枸杞子30g，巴戟天30g，黄芪30g，白术15g，陈皮10g，佛手15g，玉米须30g，仙鹤草30g，白英30g，石上柏30g，白花蛇舌草30g。30剂，水煎服，每日1剂。

清毒片、养正片每日服用同前。

四诊：2020年9月3日（家属代诉）。查白细胞2.94×10^9/L，血红蛋白105g/L，血小板22×10^9/L，无特殊明显不适，能维持日常生活。上方加石韦30g、当归10g。30剂，服法同前。

五诊：2020年10月15日。2020年10月13日在本院复查骨髓穿刺，诊断意见：骨髓增生尚活跃，原粒细胞1%，早幼粒细胞3%，急性髓细胞性白血病（AML-M$_2$）完全缓解骨髓象。查白细胞3.8×10^9/L，血红蛋白112g/L，血小板67×10^9/L。患者诉近日胃肠不适，便烂，每日3次，下腹胀，纳可，无恶心、呕吐，无心悸、头晕，精神、体力尚可，舌质淡，苔白腻，脉沉细。经纯中医治疗近半年，患者急性白血病已完全缓解，恢复正常生活状态。继续服用中药，补益脾肾，解毒抗癌，扶正祛邪。嘱定期复查血液分析及骨髓象。

处方：黄芪 30g，党参 20g，白术 15g，茯苓 20g，干姜 10g，鸡内金 10g，麦芽 30g，玉米须 30g，仙鹤草 30g，白花蛇舌草 30g，白英 30g，胡黄连 15g。30 剂，水煎服，每日 1 剂。

讨论：上 3 例急性髓细胞性白血病患者，均在化疗后病情未完全缓解，因骨髓抑制严重，不能再行化疗，且患者要求不再化疗，经纯中医治疗而获缓解，究其原因：一是患者能坚持服用中药，使病情逐步改善；二是中医辨证，重在治本，佐以解毒，调治恶血。急性白血病中医称为急髓毒，病因为内外各种毒邪侵犯骨髓，人体精髓化血的正常机能受到破坏，出现大量的白血病细胞，且红细胞和巨核细胞的正常生长受到抑制，这些克隆性的原粒细胞、早幼粒细胞形成了非正常的血液，属于恶血的范畴（见《血液病中医名词术语》，侯丽等主编，北京科学技术出版社 2014 年版）。

营血同行于血脉中，精血互生，在治疗上便要健脾益气以充营气之源，填精益髓以益空虚受邪之地，佐以解毒，活血化瘀，顺气化痰以治其标，标本相顾，旨在使邪去正复。急性白血病患者化疗后感染，经大量联合使用抗生素和抗真菌类药物后，临床上大多数表现为气血亏虚、脾肾阳虚、毒邪蕴积。在治疗上，要辨清虚实、标本主次，先要留人，后图治病。数次化疗后仍未能缓解者，均为难治性白血病，预后不良，这阶段应重视治本。治本在于补益脾肾，健脾益气，补肾填精，方能气血壮旺。用药上，健脾益气首选吉林红参、黄芪、白术。湿浊内阻加平胃散，湿浊明显加二陈汤，脾阳虚便溏加干姜。因化疗而胃肠功能受损、消化不良者，可选山楂、神曲、佛手、春砂仁等药以行气消食，且防补气、滋肾填精等药之滋腻。补肾填精多选补骨脂、枸杞子、熟地黄、巴戟天、黄精、山萸肉等药。肾阳虚者可用右归饮加理中汤。待气血有所改善，脾胃消化功能好转，病情转为稳定后，在上法的基础上，可选用白花蛇舌草、胡黄连、石上柏、白英等解毒中药,适当加用川芎、丹参、三七、莪术等活血化瘀、改善骨髓微循环的药物,以利于骨髓造血功能的恢复。在治疗过程中,患者因体虚,易得感冒、上呼吸道感染、肺部感染等。此时要注意急则治其标,可暂停温补,辨证治疗新感,灵活进行标本先后的用药调整,医患互相配合,坚持治疗,便能取得较好的疗效。

【特发性血小板减少性紫癜】

病例一:陈××,男,42岁,2019年7月25日初诊。就诊时查血小板2×10^9/L,白细胞、血红蛋白正常。无皮下出血,有少量鼻衄、齿衄,无发热,口干苦,有少许黄痰,舌红苔白,脉弦细数。为明确诊断收入本院血液科住院做进一步诊治。入院后做骨髓穿刺等相关检查确诊为特发性血小板减少性紫癜(ITP)。曾用丙种球蛋白、硫酸泼尼松、奥美拉唑胶囊等治疗,血小板升至159×10^9/L。带药出院。

处方:水牛角40g(先煎),生地黄20g,柴胡10g,黄芩10g,茜草30g,仙鹤草30g,藕节30g,肿节风30g,茯苓20g,白扁豆20g。5剂,每日1剂。

二诊:2019年8月15日。查血小板162×10^9/L。症见皮下无出血,无鼻衄、齿衄,眠差,汗多,无烦躁,胃脘部时胀,无明显胃痛,纳可,二便正常,口淡,舌质淡,苔白厚,脉弦滑略数。中医诊为紫癜,脾虚湿阻型。出院带药:醋酸泼尼松25mg,每日2次,饭后服。血小板数正常且稳定2周后,醋酸泼尼松改为40mg,每日早餐后顿服,硫酸铝口服悬浊液5mL,每日3次,口服。中药治以健脾益肾、和胃化湿。

处方:党参20g,白术15g,茯苓20g,制何首乌15g,巴戟天30g,茜草30g,肿节风30g,佛手15g,厚朴花10g,陈皮10g,薏苡仁30g,玉米须30g,知母20g,远志10g。30剂,水煎服,每日1剂,复渣再服。

嘱2周后,若血小板稳定在150×10^9/L以上,醋酸泼尼松改为

30mg，每日 1 次，早餐后顿服。

三诊：2019 年 9 月 19 日。查血小板 $207 \times 10^9/L$。患者自觉胃脘部胀，汗出，烦躁消失，睡眠改善，但口干苦，舌淡红，苔略厚，脉弦滑。守上方，略作加减。

处方：党参 20g，白术 15g，茯苓 20g，制何首乌 15g，巴戟天 30g，茜草 30g，肿节风 30g，佛手 15g，薏苡仁 30g，玉米须 30g，广藿香 15g，白茅根 30g，生地黄 20g。30 剂，服法同前。

醋酸泼尼松改为 20mg，每日 1 次，早餐后顿服。

四诊：2019 年 10 月 24 日。查血小板 $227 \times 10^9/L$。患者无不适，舌略淡，白厚腻，脉细。守上方，30 剂，服法同前。醋酸泼尼松 15mg，服法同前。

五诊：2019 年 12 月 5 日。查血小板 $180 \times 10^9/L$。患者自觉略口干，无痰，舌质淡红，苔厚黄，脉弦细。守上方，去白茅根、生地黄，加知母 20g、黄芩 10g。30 剂，服法同前。醋酸泼尼松 10mg，服法同前。

六诊：2020 年 7 月 22 日。2020 年 1 月以后，患者因防疫原因未能前来就诊，采用手机视频就诊。这段时间患者病情稳定，无特别不适感，无胃胀，纳可，二便正常，基本上每月均做血液分析检查，白细胞、血红蛋白正常，血小板维持在 $(130 \sim 185) \times 10^9/L$，中药守五诊时处方，略作加减，隔日服 1 剂，醋酸泼尼松减为 5mg，至 2020 年 2 月 20 日停用，后仍坚持中药治疗。在这期间，曾感冒 2 次，血小板未见下降，病情稳定。

病例二：王××，女，20 岁。患者于 2018 年 12 月因皮下出血、月经量多、血小板数减少，在深圳市某医院就诊，诊断为特发性血小板减少性紫癜（ITP），未做骨髓穿刺，曾用醋酸泼尼松治疗，血小板数上升。患者因担心激素致肥胖等而停服激素，血小板数随之下降，于是在 2019 年 3 月 28 日来门诊要求纯中医治疗。查白细胞 $9.83 \times 10^9/L$，血红蛋白

122g/L，血小板 25×10^9/L。症见双下肢紫斑，手足散在出血点，无鼻衄、齿衄，无特殊不适，舌质淡，苔薄白，脉弦细。中医诊断为紫癜，脾虚不摄型。

处方：党参 20g，白术 20g，茯苓 20g，炙甘草 15g，制何首乌 20g，巴戟天 30g，茜草 30g，肿节风 30g，三七末 6g（另冲），佛手 15g，苍耳子 10g，防风 10g，仙鹤草 30g，乌梅 10g。14 剂，水煎服，每日 1 剂，复渣再服。

嘱回深圳做骨髓穿刺、活检及抗 ENA 抗体谱检查。

二诊：2019 年 4 月 2 日。查血小板 29×10^9/L。症见药后每日腹泻两次，便烂，紫斑及手足皮下出血点基本消失，有少许黄痰，无咳嗽，纳可，舌质淡，苔厚，脉弦细。守上方，略作加减。

处方：党参 20g，白术 15g，茯苓 20g，炙甘草 10g，黄芪 30g，巴戟天 30g，肿节风 30g，生地黄 20g，紫草 15g，浙贝母 15g，麦芽 30g，陈皮 10g。14 剂，服法同前。

三诊：2019 年 4 月 23 日。查血小板 41×10^9/L。患者遵嘱在深圳市人民医院做骨髓穿刺、活检及抗 ENA 抗体谱检查（阴性），确诊为 ITP，继续纯中医治疗。患者现黄痰消失，舌脉同前，守上方，去紫草、浙贝母。14 剂，服法同前。

四诊：2019 年 5 月 21 日。查血小板 41×10^9/L。患者服上药偶有下腹胀，时腹泻，每日 2～3 次，纳可，皮下无出血点，但不慎碰撞时会有紫斑，乏力，口淡，舌淡，苔白，脉沉细。证属脾肾两虚，守上法，加强补肾温脾。

处方：干姜 10g，炙甘草 15g，熟附子 10g（先煎），黄芪 30g，防风 10g，补骨脂 20g，巴戟天 30g，茜草 30g，肿节风 30g，乌梅 10g，仙鹤草 30g，陈皮 10g，怀山药 20g。30 剂，水煎服，服法同前。

五诊：2019 年 6 月 29 日。查白细胞 4.5×10^9/L，血红蛋白 120g/L，血小板 62×10^9/L。患者下腹胀、腹泻消失，乏力改善，纳可，舌脉同前。1 周前感冒，现已愈，血小板数未见下降。守上方，30 剂，服法同前。

六诊：2019 年 7 月 23 日。查血小板 70×10^9/L。患者诉时觉胃脘胀，无痛，泛酸，纳可，二便正常，舌脉同前。守上方，去乌梅、怀山药，加佛手 15g、海螵蛸 15g、黄连 5g、吴茱萸 3g。30 剂，服法同前。

七诊：2019 年 8 月 27 日。查白细胞 5.4×10^9/L，血红蛋白 115g/L，血小板 80×10^9/L。患者仍觉胃脘时胀，偶泛酸，劳累时觉乏力，稍有头晕感，月经量略多，舌淡，苔白，脉沉细。守上法，加强滋养精血之品。

处方：熟附子 10g（先煎），干姜 10g，黄芪 30g，当归 10g，熟地黄 15g，枸杞子 15g，淫羊藿 15g，菟丝子 15g，党参 20g，白术 15g，炙甘草 15g，佛手 15g，海螵蛸 15g，瓦楞子 20g（先煎），生牡蛎 30g（先煎），巴戟天 30g，茜草 30g，肿节风 30g，玉米须 30g。30 剂，水煎服。

八诊：2019 年 10 月 18 日。查白细胞 7.53×10^9/L，血红蛋白 126g/L，血小板 131×10^9/L。患者胃胀、泛酸已消失，近日下腹微胀，大便臭秽、烂，每日 2~3 次，舌淡，苔白，脉沉细。

处方：熟附子 10g（先煎），干姜 15g，党参 20g，白术 15g，黄芪 30g，防风 10g，枸杞子 20g，巴戟天 30g，茜草 30g，肿节风 30g，玉米须 30g，黄连 10g，木香 10g（后下），神曲 10g，麦芽 30g。30 剂，服法同前。

2020 年春节后，因防疫原因，采用视频看病。患者每月做血液分析检查，白细胞数正常，血红蛋白 120~127g/L，血小板计数波动在（120~170）$\times 10^9$/L，属正常范围，无皮下出血，基本没有胃脘胀痛、泛酸，大便转正常，体力、精神改善，其间曾感冒 1 次，月经周期、经量正常，未见血小板下降。守上方，略作加减，间歇服用。随访至 2020 年 10 月 3 日，患者病情稳定。

讨论：特发性血小板减少性紫癜（ITP）的病因未完全明确，目前认为自身抗体致敏的血小板被单核巨噬细胞系统过度吞噬破坏是 ITP 发病的主要机制。表现为广泛皮肤、黏膜及内脏出血，血小板减少，骨髓巨核细胞发育成熟障碍，属中医"紫癜"范畴。中医理论认为，肺主气，外合皮毛，脾主肌肉，主四肢，主统血摄血。卫气、宗气、营气均源于脾胃运化的水谷精微，元气受脾的水谷之气滋养补充。肾藏精，生髓，精与血同源，精血互生，三者与全身免疫功能关系密切，故 ITP 与肺、脾、肾三脏密切相关。ITP 发病时，其出血部位广泛，反复不绝。急性 ITP 患者约 80% 以上发病前有上呼吸道感染病史，慢性 ITP 患者常在感冒发热劳累时出现血小板下降，病情反复加重，但感冒发热病愈后，血小板会回升。

笔者的研究团队从 2000 年开始关注 ITP 的中医病因病机研究。我们认为 ITP 的发病过程与外感风毒之邪有关，ITP 发病隐匿，发病之前未见出血症状时常无其他临床症状，且有因外感诱发或加重等病情特点。我们提出"伏风"假说，推测其病机可能为：内伤正虚（主要肺、脾、肾三脏亏虚，协调失常），风毒之邪乘虚侵袭，蕴伏于体内肌肤、经隧或骨髓之中，若机体气血未亏，阴阳尚未失衡，则病不发。若风毒蕴伏日久，或其他六淫之邪、风热湿毒郁遏化火，火热内生，迫血妄行，则出现各种出血症状。据我们临床观察，ITP 初发的患者，大多表现为风毒血热，迫血妄行，或气阴两伤，血热动血。我们主要采用疏风凉血补肾的方法治疗。慢性 ITP 患者服用糖皮质激素、环孢素或其他免疫抑制剂后，多表现为肺脾气虚、脾肾两亏、湿浊内蕴证（因体质寒热禀赋及药物因素的不同，可有偏湿热或偏寒湿的不同，但在岭南地区以湿热证多见）。

上述两个案例，病例一为初发，初诊时见鼻衄、齿衄、口干苦、痰黄、舌红、脉弦细数，为血热动血，用清热化湿、凉血止血法治疗，住院期间血小板升至正常，主要是丙种球蛋白联合醋酸泼尼松的作用，临床所见，丙种球蛋白疗效维持时间大概是1个月。出院后逐渐减少激素的用量，以中医中药治疗，激素撤减顺利，7个月后停用激素。至2020年10月5日，血小板正常，没有复发迹象。

本例患者主要表现为口淡、舌淡、苔白厚、脉弦滑略数，辨证为脾虚湿阻，治以健脾益气，补肾生髓，行气化湿，和胃养阴。方中党参、白术、茯苓健脾益气。脾气健运，培土生金，肺气自能充足。巴戟天、何首乌补肾生髓。各药健脾补肾养精，相须为用，互相促进。佛手、陈皮、厚朴花、薏苡仁行气化湿。服用激素时，舌苔多厚腻，有湿浊之象，用知母或生地黄配合前药，可起到和胃养阴的作用。激素常可致虚热阳亢，加用知母、生地黄可减少心烦、失眠、汗出、脉数等症。用远志可安神助眠，巴戟天、茜草、玉米须、肿节风、仙鹤草等有提升血小板数的作用，此后一年间，立法不变，在上方的基础上，据兼证稍作加减，疗效较好，血小板计数稳定。

病例二中的年轻女性患者，病初发时用醋酸泼尼松治疗，因担心激素致肥胖等而停用激素，要求中医治疗，就诊时血小板为 $25 \times 10^9/L$，双下肢有散在出血点及紫癜，口淡，舌质淡，脉沉细，辨证为脾虚不摄，治以健脾益气摄血、补肾养血止血，治疗7个月后，血小板恢复正常，至2020年10月3日病情稳定，感冒、月经来潮时未见血小板计数下降。本例患者脾肾阳虚，时腹泻，便溏，治疗时用附桂理中汤温补脾肾、固肠止泻，加用玉屏风散旨在益气固卫，对肺、脾、肾三脏共同调治，健脾补土、生化水谷精微以充肺，卫气、宗气壮旺以助肺司呼吸、主皮毛的功能，肺金清肃下行以助肾水的滋藏和司二便的功能，脾（土）肾（水）先后天相互温运滋养，三脏功能协调，气精互生，则可加强机体的抵抗力，使自身免疫功能得到改善。经中医治疗一年半的时间，患者血小板逐步上升至正常，病情未见反复。

（陈志雄）

参考文献

［1］陈继业，张萍. 脾主运化，抑酶主运化？——论中医藏象理论脾的功能［J］. 现代中西医结合杂志，2006，15（15）：2029-2030.

［2］马淑然，苏薇，刘晓燕，等. "肺主气"本质与机体自稳调节机制［J］. 上海中医药大学学报，2006，20（3）：14-16.

［3］马淑然，吴同玉，刘晓燕，等. 中医"肺应秋"与脾脏免疫功能相关性的实验研究［J］. 辽宁中医杂志，2006，33（12）：1644-1645.

［4］李思琦，张哲，孟健，等. 脾虚证与能量代谢相关研究进展［J］. 辽宁中医杂志，2017，44（7）：1555-1557.

［5］冷玉琳，刘晓可，朱建伟，等. 基于"脾气散精"理论探讨助脾散精法对代谢性疾病内质网应激的调节作用［J］. 中医杂志，2020，61（10）：866-869.

［6］范源，陈黎明. 从肾藏精探讨精的作用及研究思路［J］. 中国中医药信息杂志，2002，9（7）：3-5.

［7］钟历勇，沈自尹，蔡定芳，等. 补肾健脾活血三类复方对下丘脑-垂体-肾上腺-胸腺轴及 CRF 基因表达的影响［J］. 中国中西医结合杂志，1997，17（1）：39-41.

［8］胡兵，沈克平，安红梅，等. 细胞衰老与肿瘤治疗及中医肾理论［J］. 中国中医药信息杂志，2008，15（5）：8-10.

［9］徐瑞荣，王琰，安玉姬，等. 补肾益髓法治疗慢性再生障碍性贫血临床研究［J］. 山东中医药大学学报，2006，30（4）：293-294.

［10］路玫，曹大明，赵喜新，等. 针灸对环磷酰胺所致骨髓抑制小鼠骨髓细胞周期调节蛋白质 Cyclin D1 表达及细胞周期的动态影响［J］. 中国中西医结合杂志，2011，31（2）：238-243.

［11］颜靖文，顾耘. 从老年性痴呆探讨肾精与神经-内分泌-免疫网络、神经干细胞的关系［J］. 辽宁中医杂志，2012，39（8）：1652-1653.

对治未病切入点的思考
——兼论血液病治未病

● ● ●

一　治未病的概念与现状

中医治未病，由来已二千余年，治未病之圣手，代不乏人。近年来，各级卫生部门之有识者大力倡导，各地中医院及民间养生保健场所风从响应，可谓声势浩大，四面开花，探索了许多有益的运作模式和经验。目前，大多数单位的运作模式是开展中医体质辨识，结合现代物理化学检查，探讨亚健康的调复，将有中医特色的养生保健治疗方法，包括针灸、推拿、拔火罐、刮痧、药浴、足疗、穴位贴敷、美容养颜、减肥瘦身、情志养生、点穴疗法、饮食疗法等，组合成"治未病中心"，领导满意，群众新奇，初见效益。

然治未病涉及范围广泛，内涵丰富，智技精深，非才高识妙者，难达其秘奥。我们要注意避免治未病的"庸俗化"倾向。窃以为从中医的治未病学术发展结合医院求医患者的临床实际来考虑，应加强对治未病的研究，探索当前治未病的切入点。其中欲病早治、既病防变应作为治未病之重点，即抓主要切实可行的研究重点，彰显中医治未病之特色、疗效。故不揣浅陋，谈点浅见，望不吝赐教。

二 欲病早治，有征可循

欲病应包括"潜病态"和"欲病态"。潜病态即有潜证的病态。所谓潜证，即患者虽然没有明显的临床表现，用一般的诊断方法也无法察觉异常，但人体内已潜伏病机，表现为某方面的实验室检查异常，如尿酸增高但尚未出现关节肿痛即为痛风的潜证。潜病态时，人体内已潜有病理改变，但机体尚能代偿、调节。欲病态是在潜病态的基础上逐渐发展，出现了少数的先兆症状或体征，有部分不典型病理信息逐步显露出来。如已有高血压病史、高脂血症者，偶然出现胸闷或短暂胸痛，但心电图尚正常即为冠心病的欲病态，或者有头晕、肢体麻木即为中风的欲病态。

如何循"征"思考、"顺藤摸瓜"，从而达到治未病的目的，应从如下几点入手。

1. 积累过硬的"四诊"本领

《难经·六十一难》曰："望而知之谓之神，闻而知之谓之圣，问而知之谓之工，切而知之谓之巧。"《素问·阴阳应象大论》曰："善诊者，察色按脉，先别阴阳；审清浊，而知部分；视喘息，听声音而知所苦；观权衡规矩，而知病所主；按尺寸，观浮沉滑涩而知病所在。以治无过，以诊则不失矣。"《灵枢·邪气脏腑病形》曰："见其色，知其病，命曰明；按其脉，知其病，命曰神；问其病，知其处，命曰工。……故知一则为工，知二则为神，知三则神且明矣。"四诊功夫过硬，"能合色脉，可以万全"。扁鹊望齐桓公便知"君有疾""不治将深"，齐桓公之症，望色已有显露，但一般医生诊察不出，扁鹊却能预见其病情发展，可谓高妙。中医之四诊，博大精深，包括体质分型、独特诊法等。当今中医从业者要认真钻研四诊，提高识病能力。

2．结合理化检查，有的放矢

人们对亚健康的重视程度逐渐提高，一般会进行定期体检。对于体检中出现的异常理化检查结果，应进一步做相关专科病种的追查，避免忽视病理潜证，做到有病早防早治。

3．综合考虑体质、家族、地域环境等因素

对于已发现了潜病态、欲病态者，要进一步结合其体质情况、既往病史、家族史、遗传倾向、居住地域环境、饮食习惯、风俗水土等因素，综合考虑，做出判断。

三　既病防变，重中之重

到医院就诊的患者是医务人员主要的服务对象，也是医院存在的原因。就诊者病情各有不同，轻重不一，显伏各异，不能同以"已病"视之。发现潜病，早期给予预防治疗，既病防变，截断病情发展，更是医者高明之处。结合医院的实际情况，采取有针对性和可行性的措施，是中医治未病的重中之重。

张仲景在《伤寒论》中就十分重视既病防变、截邪扶正，强调诊断治疗的预见性。如《伤寒论》第 4 条："伤寒一日，太阳受之，脉若静者，为不传；颇欲吐，若躁烦，脉数急者为传也。"据脉数急、欲吐、躁烦，即可测知病将传入里。又如第 190 条："本太阳初得病时，发其汗，汗先出不彻，因转属阳明也。伤寒发热无汗，呕不能食，而反汗出濈濈然者，是转属阳明也。"仅从汗出不彻及燥热汗出，即可知病将转属阳明，进而辨证是阳明经证还是阳明腑证，分别果断用药。第 255 条："阳明病，发热汗出者，急下之，宜大承气汤。"证属里热蒸腾，迫津外泄，故当机

立断，急下存阴，以免津竭阴亡之虑。第65条："发汗后，其人脐下悸者，欲作奔豚，茯苓桂枝甘草大枣汤主之。"欲作奔豚，故需及早用药，先安将受累之脏，防水寒之气上冲。在《伤寒论》中，"观其脉证，知犯何逆，随证治之"，已病防变的条文很多，意在示人诊病时要综观全局，及早诊疗。

清代叶天士在《温热论》中既强调温病治疗要分卫气营血的阶段性和层次性，也重视对险恶之证客邪早逐。如邪入营，斑疹隐隐时，要"急急透斑为要"。见舌干而黑，要"急泻南补北"。验齿，见上半截润，下半截燥，须"急急清心救水"等。在治疗上，他提出"如甘寒之中加入咸寒，务在先安未受邪之地，恐其陷入易易耳"。

近人姜春华教授用攻下"截断"法治疗急性胰腺炎等病，将卫气营血辨证与截断病原辨证用药有机结合起来，取得较好疗效。姜教授主张重用清热解毒，早用苦寒攻下，及时凉血化瘀，预见性地先发制证，先证而治，阻断疾病发展，早期恢复，为我们做出了榜样。

四　治未病者，要独具慧眼

《伤寒论·自序》曰："余每览越人入虢之诊，望齐侯之色，未尝不慨然叹其才秀也。"张仲景对秦越人（扁鹊）治未病、活人之精妙医术喟然叹服。未病症状事实上大多已有所显露，只不过尚轻浅或隐匿，能否为医者所诊察，取决于医者的理论学识、临床经验及其专科专病的造诣。医者需要独具慧眼，结合理化检查结果，运用切合临床的思维推理做出判断。治未病的医者，尤其应当具备上述素质。对于有相当高水平且具有高职称的专家，更应提出如上要求，促使其在临床上不断探索、历练，逐步成为治未病的大家。大凡成治未病大家者，必是出色的治病高手。上工如下是大家都熟悉的几个例子。

《素问·刺热》中指出："肝热病者左颊先赤，心热病者额先赤，脾热病者鼻先赤，肺热病者右颊先赤，肾热病者颐先赤。病虽未发，见赤色者刺之，名曰治未病。"面部色诊先兆微显，非一般医生能识别，或虽见赤色，却不知所以。

《史记·扁鹊仓公列传》记载："扁鹊过齐，齐桓侯客之。入朝见，曰：君有疾在腠理，不治将深。桓侯曰：寡人无疾。扁鹊出，桓侯谓左右曰：医之好利也，欲以不疾者为功。后五日，扁鹊复见，曰：君有疾在血脉，不治恐深。桓侯曰：寡人无疾。扁鹊出，桓侯不悦。后五日，扁鹊复见，曰：君有疾在肠胃间，不治将深。桓侯不应。扁鹊出，桓侯不悦。后五日，扁鹊复见，望见桓侯而退走。桓侯使人问其故。扁鹊曰：疾之居腠理也，汤熨之所及也；在血脉，针石之所及也；其在肠胃，酒醪之所及也；其在骨髓，虽司命无奈之何！今在骨髓，臣是以无请也。后五日，桓侯体病，使人召扁鹊，扁鹊已逃去。桓侯遂死。"这段记载足见扁鹊察色见微知著、洞察疾病发展的高超医术。扁鹊指出："使圣人预知微，能使良医得蚤从事，则疾可已，身可活也。人之所病，病疾多；而医之所病，病道少。"

扁鹊名闻天下，传说有一天，魏文王问他："你家兄弟三人擅长医术，到底谁最高明？"扁鹊答道："我大哥医术最高，二哥次之，我最差。"魏文王听后很惊讶，以为是扁鹊的自谦之辞，便接着问："那为什么你名闻天下，而你两个哥哥却默默无闻呢？"扁鹊回话："因为我大哥治病能防患于未然，病未发作便被他消除了隐患，所以他没有名气。二哥治病，治在病情初起，药到病除，大家以为他只治轻微小病，但并不知道这个病会发展成为要命的大病，所以二哥名气也不大。我治病技术最差，因为我在患者生命垂危时才懂得出手，一般人认为我能起死回生，故名传天下。"这故事很能说明治未病的重要性。

《针灸甲乙经·序》载，张仲景见侍中王仲宣时，说他已患病，40 岁时眉毛将脱落，服五石汤可免除。但王仲宣不从，40 岁时果然脱眉，继而死去。

以上这些古代医家见微知著的高超诊技，有很多记载流传，足以引起我们深思。

五　治未病依托专科，有的放矢

专科专病的专家们，对该领域的研究相对精深，其理论功底扎实，临床经验丰富，识病辨证、见微知著的能力较强。在各专科专病中，应大力倡导见微知著的治未病意识，并根据临床实际，探讨可行并富有中医特色的防治措施，使有"征"之欲病得到早防早治，既病者防变而早日康复。各专科之专家能在本专业内做深入思考，必将能更好地发挥中医药的特色优势。

六　血液病治未病切入点的思考

1. 未病先防

中医理论认为，生活规律、适当锻炼、心情舒畅、合理饮食、居处透光通气、远离有毒物品等，有利于提高免疫力，可以预防疾病的发生。中医临床实践亦证明：忌食辛辣、油腻等刺激性食物，或保持饮食规律、情志舒畅，就可减少胃肠疾病的发生；对已确诊的胃炎、溃疡病、肠道疾病、月经量多等，在治疗过程中如考虑到造血原料的吸收与丢失，就可减少营养不良性贫血的发生。

在预防疾病方面，中医主张未病先防。现代研究证明，80%的血液病与环境因素有关，包括化学、物理、生物等因素，如吸入苯气体及其衍生物，接触放射线（X射线、γ射线），接触化学涂料（含甲苯或二甲苯）、化工染料、橡胶、皮革，或饮食不洁，如食入农药含量超标的食物、添加剂过量的食物、熏烤或霉变食物（含黄曲霉素），或感染细菌、病毒。保泰松、氯霉素及其衍生物，以及某些抗肿瘤的细胞毒药物，如氮芥、环磷酰胺、依托泊苷（VP16）等，都公认有致血液病的作用。减少污染物的接触，就可以减少血液病的发病率，这完全符合中医未病先防的观念。

2. 已病防变

在血液病的治疗过程中，只要正确把握脏腑间的生克制化关系，以及正虚邪实与髓毒的变化趋势，选用熟地黄、黄精、沙参、麦冬、白芍等养肝肾之阴，选用党参、黄芪、茯苓、山药等益气健脾，选用法半夏、黄药子、瓦楞子、三七、三棱、莪术、郁金等化痰祛瘀，选用大青叶、重楼、白花蛇舌草、板蓝根等解毒攻邪，就可以控制早幼粒细胞的增生，延长疾病的慢性期，遏制疾病向加速期、急变期发展。

再如多发性骨髓瘤是以浆细胞恶性增殖、单克隆免疫球蛋白分泌并伴有广泛骨破坏为特征的恶性肿瘤。一般情况下经过8～12个疗程的化疗，患者病情会进入平台期，此时病情进展趋势得到有效控制，但下一步的治疗非常棘手。一方面患者正气已虚，若继续化疗副反应会较前明显，患者难以耐受，甚至骨髓瘤细胞会不降反升；另一方面，继续化疗可增加继发骨髓增生异常综合征或白血病的风险，而若不化疗则会病情复发，使治疗难以进行下去。若在此期进行中医辨病与辨证治疗则可以提高疗效，稳定病情。

选用党参、黄芪、熟地黄、龟甲、鳖甲、巴戟天、补骨脂、狗脊等以益气健脾、滋阴补肾、强筋壮骨，不但能恢复骨髓造血功能，提高机体免疫力，而且可以预防或减轻骨质疏松等。选用丹参、赤芍、三七、鸡血藤、仙鹤草活血而不伤正，止血而不留瘀，可促进血液循环，改善血液的高黏滞状态。选用僵蚕、全蝎、蜈蚣、制马钱子以通络止痛，有利于钙的吸收，减轻骨质破坏引起的骨痛，选用砒霜、山慈菇、露蜂房、石上柏则可抑瘤杀瘤。

临床实践证明，平台期的多发性骨髓瘤经中医辨证辨病治疗，一可提高免疫力，增强化疗敏感性，二可预防或减轻骨质破坏、血液黏稠，三可提高生存质量，延长生存期。现代临床药理亦证明：中医扶正药物不但能增强化疗效果，减轻化疗不良反应，保护正常骨髓的造血功能，而且可以提高机体对化疗的耐受性，提高免疫力，减少化疗后的感染机会；中医祛邪药物可以抑瘤杀瘤，控制疾病进一步恶化。

3. 病情缓解，预防复发

血液病复发率高始终是困扰现代医学的一大难题，虽然化疗可迅速杀灭大部分血液中异常增生的血细胞，但微小残留灶的存在是导致复发的根源，而且血液病患者多有免疫功能缺陷。现代医学对微小残留灶及免疫缺陷尚无理想的治疗方法，若在此阶段再进行化疗，得不偿失，而且化疗药物又可诱发或导致血液病，化疗的风险反而大于不化疗。若不化疗，患者心理压力大，会积极要求治疗而医生却苦于没有有效的治疗方法。

微小残留灶属中医余毒未尽范畴，中医治疗微小残留灶、预防疾病复发的优势在于辨证论治，通过宏观辨证与微观辨证相结合，扶正兼顾祛邪，对患者机体进行整体调节，提高患者自身免疫力，重建或恢复患者的免疫功能，使患者通过自身免疫抑制来杀灭残留灶余毒，达到康复或带病生存的目的。

（陈志雄）

从疑难病例谈辨证思维（一）

中医临床思维的核心是辨证论治，要较好地把握辨证论治，则要基于深厚的中医理论基础和丰富的临床经验。在此前提下，不断培养临证时的灵感，或称悟性。"医者，意也、易也。"

以下通过两个疑难病例的辨治，浅谈辨证思维的基本方法。

病案一：肺部感染并心衰休克

谢××，男，87岁，2016年2月12日初诊。

患者原患有阿尔茨海默病，生活不能自理，平时靠保姆喂食。1个月前因吞咽欠自主，喂食时食物不慎误入气管，致坠积性肺炎，双胸腔积液，并发心衰。入住某医院呼吸科，经积极治疗，病情未能缓解。收入ICU继续抢救两周，出现呼吸衰竭、心力衰竭、血压降低，靠呼吸机及药物维持，未能纠正。其家人经得院方同意，邀余进入ICU会诊。

时症见患者昏睡状态，神智欠清，大声呼之有反应，但不能伸舌，心率113次/min，有室性早搏。血压112/74mmHg，血氧分压94%~96%，体温35.2℃。全身微汗不止，肤冷，小便靠导尿管导尿，大便2日未排。间歇吸痰，色白量多，痰黏，舌质淡嫩红，脉结代。证属痰浊闭肺、气阴两伤、阳虚欲脱。

其三个子女皆认为ICU抢救已尽力，未见起色，请余开方，行中医治疗，做最后努力。余反复思考权衡，说明病情危重难治，家属表示理解，遂勉为疏方：

高丽参 30g（另炖兑服），山萸肉 60g，白芍 20g，炙甘草 20g，桂枝 10g，生龙骨 45g（先煎），生牡蛎 45g（先煎），法半夏 15g，茯苓 15g，陈皮 10g，葶苈子 30g，大枣 15g。2 剂，水煎服。

嘱每隔 10min，给药 30mL，从鼻饲胃管灌入，每日 1 剂，复渣灌服。嘱与 ICU 医护密切配合，观察病情变化。

次日早晨，家属来电，病情未见进一步恶化。患者出汗减少，其余如前，但第一剂头煎未服完。嘱按法继续服药。

2 月 14 日晨，家属来电告知，患者全身出汗已止，体温上升至 36.8℃。

2 月 15 日晚，患者血氧分压维持在 96%～98%，心率 96 次/min，血压 132/84mmHg，精神较前好转，呼之能点头，咳嗽明显减少，遂停用呼吸机。患者休克状态已改善，生命体征平稳，遂停用强心药和升血压药物。嘱按余方法继续服 6 剂，后患者病情稳定，转出 ICU，回家继续调治。

注：患者后因肺部感染、肺心病多次入院，其间余多次到医院诊治，予服中药。至 2018 年 3 月，患者如厕时出现心肌梗死，不治身亡。

1. 辨证体会

鉴于现代医院的管理制度及常规，这是本人首次进入 ICU 用中药抢救休克患者。ICU 抢救两周未见改善，也是该院 ICU 第一次允许用中药治疗。

患者证属痰浊闭肺、气阴两伤、阳虚欲脱，极为危重，且西医综合用药未效。反复与家属说明，用重剂望力挽危候。方中用来复汤益气养阴救脱，桂甘龙牡汤补心阳、敛心液、复心脉，二陈汤温化痰浊，葶苈大枣泻肺汤泻肺水。因病重，嘱小剂量间歇服用，以防药量大，体虚难以耐受。小量续服逐步起效，利于吸收且易于观察，谨慎细心，可防误事。患者前后共服药 8 剂，终于转危为安，停用呼吸机及西药，好转出院，西医同仁亦深感用中医抢救危证之神奇。

2. 启示

（1）有胆有识，辨证精准。本病例经 ICU 抢救两周，休克未能改善，患者的机体生理功能已极差，对药物反应不敏感，故难取效。中医理论认为，凡阴阳失调、气阴大亏、正不胜邪的危候，非重剂无以起效，故以张锡纯的来复汤为基本方。来复汤载于《医学衷中参西录》，由山萸肉、人参、白芍、炙甘草、生龙骨、生牡蛎组成。"治寒温外感诸证，大病瘥后不能自复，寒热往来，虚汗淋漓。或但热不寒，汗出而热解，须臾又热又汗，目睛上窜，势危欲脱。或喘逆，或怔忡，或气虚不足以息。诸证若见一端，即宜急服。"张氏认为："山萸肉救脱之功，较参、术、芪更胜。萸肉之性，不独补肝。凡人身之阴阳气血将散者，皆能敛之，故救脱之药，当以萸肉为第一。"

方中加入桂枝，即有桂甘龙牡汤之意，以求温补心阳、敛液复脉，同为治本，补气阴，益心阳，救脱。二陈汤化痰浊，葶苈大枣泻肺汤行水以治其标。昼夜连续服药，渐进维持药力，扶正祛邪，故能取效。治疗危重症急症，在辨证准确时，必须要有胆识，果断用药，同时又要加强观察，且需按时服药，以维持药效。若按平时小剂量，每日 1 剂，则药轻不胜病，会错过抢救时机。张仲景的四逆汤、通脉四逆汤、通脉四逆加猪胆汁汤，现代李可老中医的破格救心汤等，无不是以重剂取效的。中医药治疗急重症应大有可为，可惜受当前的中医院管理模式所制约。

（2）胆大心细，智圆行方。孙思邈说："善为医者，行欲方而智欲圆，心欲小而胆欲大。"这是孙思邈提出的临证思维方法。行是品行、德行，方是端正，"行欲方"是说要具备高尚的医德品格；智是智慧，圆是机变，"智欲圆"是告诉人们要多动脑筋，从多方面考虑问题，要善于随机应变；"心欲小"即小心谨慎，是说诊断要详尽周到，辨证要缜密认真；"胆欲大"即在周密思考、明确诊断的基础上，恰如其分地处方用药，不可焦躁。此语很有警示作用，为医者应谨记。

医者在具有扎实的理论知识和丰富的临床体会基础上，如能智圆行方，胆大心细，敏锐与严谨相伴，常规与取巧互补，善于发现别人容易忽略的症状、体征，参以前医的方药之效用，了解患者的身体素质，便有可能在临证时灵机一动，顿悟豁然，别出心裁，方药对证，疗效显著。这些功夫既要靠长期积累，也要靠个人对于某种工作或技能的天生悟性，但机遇总是垂青有准备的头脑，正如孙思邈在《千金翼方》中所言："医者，意也，善于用意，即为良医。"

本病例病情危重，体温不升，身冷汗出，四肢厥逆，属于脱证，故用大剂来复汤加味补气阴，敛正救脱。但此病甚难取效，故需反复征询病家意见方可用药。又恐大病药难短时起效，且要防药入不能吸收运化，反成隔拒，或药不对证，过服难以停药补救，故以小量每次 30mL 鼻饲注入，隔 10min 再服。持续小量进药，逐步起效，加强病情观察，方有进退回旋余地。正如《大医精诚》中告诫医者的："虽曰病宜速救，但要临事不惑，唯当常思，不得轻于性命。"

（3）医患配合，互相信任。临证治病，医患互相信任、配合、理解是十分重要的，关乎治疗效果。患者对医学的理解和对医生的信任，在危重疑难病症的抢救诊治中尤为重要。《素问·五脏别论》中说："凡治病，必察其下，适其脉，观其意志，与其病也。拘于神鬼者，不可与言至德；恶于针石者，不可与言至巧。病不许治者，病必不治，治之无功也。"文中明确指出，大凡医治疾病，医生必须详细诊察患者全身上下的情况，细心诊脉，体察其情志变化及症状体征，如此精心观察、正确诊治，且患者能接受医学、信任治疗才能获效。如果患者是迷信鬼神的，那他不可能相信医学的道理；如果患者是厌恶针刺疗法的，那他就不会相信针刺的疗效；如果患者是不愿意接受治疗的，那他的病就不会治好，即使勉强治疗，也难以收到预期的效果。"病为本，工为标，标本不得，邪气不服"（《素问·汤液醪醴论》）也是强调医患之间的互相配合，且指出要树立患者为本、医生为标的主次关系，医生始终是为患者服务的，要把患者的诊治放在首位。

在本病例中，患者已在 ICU 抢救治疗逾两周，未能脱危。于是余将病情严重程度、用药不知是否能起效的情况加以说明，病家充分理解，谨遵医嘱，未效时没有疑虑，坚持服药，ICU 的医护同仁十分配合，在此基础上，最终取得力挽狂澜的疗效，体现了医患配合、标本相得的重要作用。为医者，如何提高医德、医技修养，增加医学人文知识，做到善于与患者及家属沟通，给予开导释疑，培养双方的信任感，提高其依从性，是一个贯穿职业生涯始终的课题。

病案二：高热案（布鲁氏菌血症）

陈××，女，62 岁，2016 年 4 月 12 日入院。

患者反复发热月余，最高达 40.3℃。患者发热前未曾外出旅游，未到牧区，只是常去菜市场。患者发热的高低与饮食明显相关，早餐进食不多，食后开始发热，体温 37~38℃，至中午饭量较大时，发热加重，体温升至 39℃左右。至晚饭后较饱时，体温最高达 40.3℃。至凌晨（2—3点）饥饿后，体温自然下降，不需服用任何退烧药。至早餐后，发热反复，日日如是，月余不退。

在外院查血红蛋白 62g/L，外院专家投以归脾汤、补中益气汤加减治疗，均未效。入院后，予化湿浊、益气养血法治之，热未退。

2016 年 4 月 14 日上午余查房。患者面色苍白，倦怠乏力，神清。发热 38℃，微恶寒，口干苦，头晕，大便已 1 周未排。腹时胀，靠服"香丹清"之类药物排便。自诉进食酸味食物则有便意，或食后可排便少量，但不通畅，小便正常。舌质边尖略红，苔厚腻，脉沉弦。

处方：大柴胡汤加郁金。柴胡 15g，黄芩 15g，法半夏 15g，枳实 10g，生姜 3 片，大枣 15g，大黄 10g（后下），郁金 15g。3 剂，水煎服，每日 1 剂。

当时，随诊的主管医生询问如何辨证，为何加用郁金，余笑而不答，只说看药后情况如何。

次日查房，患者诉服药 1 剂后大便已通，发热减轻，服第二剂后热退，三餐饮食后不再发热，仍感疲乏，面色苍白，余症消失。前方去大黄、枳实，加用四物汤、当归补血汤治疗，此后再无发热。1 周后血培养报告示布鲁氏菌感染。用抗生素治疗数天，入院后第十一天出院，此后未见反复。

1. 讨论

该病例发热与进食量明显相关，临床上实属少见，余亦首次遇到。前医见血红蛋白 62g/L，以为重度贫血，将关注点放在气血两虚上，用归脾汤、补中益气汤之甘温除热未效。

余查房时，患者症见发热微恶寒，口干苦，头晕，腹胀，便秘，舌边尖红，脉沉弦，为大柴胡汤证。《伤寒论》第 106 条云："太阳病经十余日，反二三下之，后四五日，柴胡证仍在，先与小柴胡汤，呕不止，心下急，郁郁微烦者，为未解也，与大柴胡汤下之则愈。"本案病机、症状符合大柴胡汤证，且患者自诉食酸味食物则有便意，或食后可排便少量，但不通畅。余当时灵机一动，此证为木郁土壅，木气得酸而有所资助，肝气之通达可疏解脾土之滞，故有便意，但力不胜病，故排便不畅，宜再加强疏肝解郁之力。药后 1 剂便通、2 剂热退，再无反复。当时主管医生询问为何使用此药方，余笑而不答，一是因为此等发热前所未见，没有经验，不能肯定有效，二是也想留思考的余地给他们，促使他们加强病情观察，体察用药疗效。

2. 启示

我们在临证时，尤其是遇到病情复杂、症状纷纭、寒热虚实错杂的病例时，往往有无从入手的感觉，抓不到辨证要点和病情主次，或者受已确诊的西医病所影响，重点放在"病"的思考上，而忽略了中医"证"的辨证。系统的西药用上了，中医仅对症用药作为配角。这样，中医的辨证论治特色就体现不出来，就会影响对中医治疗的体会和信心。

见患者面色苍白、重度贫血，辨为气血不足、中气亏虚，用补气益血、甘温除热法治之不起效，其原因是未认清发热的病因病机。我常跟学生讲，在临证时，对于症状复杂多变的病例，在详细客观地询问、收集症状的同时，将众多的症状按表、里、寒、热、虚、实进行归纳分类，参合舌脉，便能找到病因、病机、病位，以及疾病的属性和标本关系，这样辨证便能明确。

在本案例中，患者发热微恶寒、口干苦、头晕腹胀、舌红脉弦，为热邪犯及肝胆，少阳枢机不利，腹胀便秘、口干苦、小便黄、舌红、脉沉弦为阳明热结、腑气不通，面色苍白、头晕疲乏为气血两亏之象。食酸味食物后有便意，提示木郁土壅。至于发热与饮食量相关，应理解为多食时，土壅更难消化，肝胃不和，郁而热增。这样分析，辨证应为少阳阳明合病，气血不足。但标实本虚，标急本缓，故用大柴胡汤加郁金以治标，便通热退，再图益气补血。如此辨证思路应是合乎中医的临床实际的。在临床中，中医思维要多做训练，西医也同样强调培养诊治思维。

再举一例，如《伤寒论》第13条云："虚劳里急，悸衄，腹中痛，梦失精，四肢酸疼，手足燥热，咽干口燥，小建中汤主之。"此条症状乍读起来似乎杂乱无章，令人摸不着头脑。但对其各个症状进行认真分析可知：患者心营不足，所以觉心悸；气血两亏，不能营养四肢，故见四肢酸疼；阳虚阴精不能内守，所以出现梦失精；阴血亏虚热，邪迫血妄行，故衄血，手足烦热，咽干口燥；里急腹痛是阳虚生寒，经脉失于温养。这样分别组合分析，便能理解证属脾胃气血不足，枢运升降失常，阴阳失调，致寒热错杂。在治法上，不可简单地用"寒者热之、热者寒之"式的单刀直入法，要和其阴阳，用甘温之剂调和寒热，恢复脾胃之健运升降功能，故用小建中汤温中健脾，补虚缓急，调和阴阳。

所以说，领悟张仲景的辨证方法，谨守阴阳合一，认清病因属性，明辨病位浅深，知犯何逆，随证治之是辨证思维的根本取法。

（陈志雄）

从疑难病例谈辨证思维（二）

• • •

病例：老年急性白血病

陈×，男，73 岁。2018 年 12 月 29 日，因头晕、乏力到中山大学附属第一医院血液科住院诊治，确诊为急性白血病（M_{5b} 型），当时白细胞 0.78×10^9/L，血红蛋白 54g/L，血小板 98×10^9/L。患者因年老，未行化疗，意欲寻求中医治疗。

初诊：2019 年 1 月 3 日。时症见面色㿠白，神倦，乏力，稍动气促；无恶寒发热，无咳嗽，有少许白痰，双足轻度浮肿，大便秘结，羊矢状，2～3 天 1 次，胃纳尚可，舌质淡、苔白，脉细数。

诊断：急髓毒，气血两虚，髓毒内蕴。

治法：补益气血，通便解毒。

处方：黄芪 30g，党参 30g，白芍 15g，山萸肉 30g，炙甘草 15g，白术 30g，枳实 10g，佛手 15g，枸杞子 20g，当归 10g，北杏仁 15g，白英 20g，石上柏 30g，白花蛇舌草 30g。7 剂，水煎服，每日 1 剂，复渣再服。

二诊：2019 年 1 月 10 日。患者服药后，连续腹泻 3 天，现泻止，觉神疲乏力，面色㿠白，头晕心悸，恶风，微汗出，听力差，神志时恍惚、欲昏愦，对答欠准确，且连续呃逆，纳差，舌淡胖、苔白腻，脉沉细欲绝。证属心气、肝血大亏，气逆神乱，肝虚欲脱，胃气衰败的危候。患者及家属不愿住院，求处方，回老家服药治疗。

处方：红参 30g（另炖兑服），山萸肉 40g，枸杞子 30g，白芍 15g，炙甘草15g，生龙骨30g（先煎），生牡蛎30g（先煎），法半夏15g，旋覆花15g（包煎），竹茹10g，干姜10g，桂枝10g，当归10g，川厚朴10g，茯苓15g，广藿香10g。7剂，水煎服，每日1剂，复渣再服。

三诊：2019年1月22日。视频看诊，患者家属称服药1剂，第二天呃逆已止，在当地医院输血300mL。现精神明显好转，神志稳定，头晕、心悸、畏风、汗出基本消失，无呃逆，胃纳好转，对答合理。尚疲乏、短气，双下肢水肿，大便水样，每日2～3次。舌淡暗，苔白。患者服上药后，肝虚欲脱、胃气衰败已控制，病情趋于稳定，水肿、大便溏泻乃肾阳亏虚，水泛失司。

处方：来复汤合真武汤加减。熟附子10g（先煎），赤芍20g，白术15g，茯苓30g，黄芪40g，生姜4片，红参20g（另炖兑服），山萸肉30g，炙甘草20g，生龙骨30g（先煎），生牡蛎30g（先煎），石上柏30g，白花蛇舌草30g，柿蒂10g，紫菀15g。14剂，水煎服，每日1剂，复渣再服。

四诊：2019年2月12日。视频看诊，患者药后下肢浮肿消退，腹泻止，大便1～2天1次，成形，精神、胃纳好转，无耳鸣、心悸。春节期间，静躺在床上时没有任何不适感，但起床时头晕，稍后减轻，舌淡暗，苔白。患者病情稳定，继续补益气血、温养脾肾、解毒抗邪。

处方：红参30g（另炖兑服），白芍15g，山萸肉30g，炙甘草15g，补骨脂30g，黄芪30g，黄精30g，当归10g，白术15g，茯苓30g，白花蛇舌草30g，石上柏30g，枸杞子20g，龙葵30g，茜草30g。15剂，水煎服，每日1剂，复渣再服。

五诊：2019年3月1日。查白细胞2.0×10^9/L，血红蛋白53g/L，血小板124×10^9/L。视频看诊，症状同前。守上方，去龙葵，加重楼15g。15剂，水煎服，每日1剂，复渣再服。

六诊：2019年3月19日。视频看诊，患者乏力，面色苍白，纳可，便烂，时有小便失禁，舌淡暗，苔白。证同前，属脾肾两虚、水泛失固。守上法，加健脾淡渗、益肾固涩药。

处方：边条红参30g（另炖兑服），山萸肉30g，黄芪30g，黄精30g，补骨脂30g，益智仁20g，茯苓30g，白术15g，干姜15g，炙甘草15g，陈皮10g，麦芽30g，石上柏30g，白花蛇舌草30g。14剂，水煎服，每日1剂，复渣再服。

七诊：2019年4月10日。查白细胞1.24×10^9/L，血红蛋白56g/L，血小板119×10^9/L。视频看诊，患者大便已正常，无小便失禁，精神、胃纳好转，无头晕、恶心呕吐，仍乏力，双下肢浮肿，舌淡暗，苔白。证属气血两虚、脾肾亏损、阳虚水泛。守上法，益以温阳利水，加真武汤。

处方：熟附子15g（先煎），白术20g，茯苓30g，赤芍15g，生姜4片，黄芪30g，黄精30g，补骨脂30g，当归10g，枸杞子30g，山萸肉30g，红参20g（另炖兑服），石上柏30g，陈皮10g，白花蛇舌草30g。14剂，水煎服，每日1剂，复渣再服。

八诊：2019年4月25日。视频看诊，患者双下肢水肿明显消退，可自行出街，但不能长时间行走，无明显心悸、头晕，无明显不适，生活能自理，舌质淡暗，苔白。治以补益气血、温补脾肾、活血解毒。

处方：熟附子15g（先煎），白术15g，茯苓30g，赤芍15g，生姜4片，桂枝10g，炙甘草15g，丹参20g，红参20g（另炖兑服），当归10g，川芎10g，熟地黄15g，泽泻10g，石上柏30g，白英30g，白花蛇舌草30g。14剂，水煎服，每日1剂，复渣再服。

九诊（2019年5月14日）至十三诊（2019年9月3日），患者病情稳定，守上方加减治之。

十四诊：2019年10月25日。视频看诊，患者无明显不适，面色较苍白，舌淡胖暗，苔白厚。病情稳定，守上法治之。

处方：黄芪40g，党参30g，苍术15g，白术30g，干姜15g，补骨脂30g，法半夏15g，陈皮10g，川厚朴10g，黄精30g，熟地黄20g，枸杞子30g，当归10g，鸡血藤30g，白花蛇舌草30g，石上柏30g，白英30g。21剂，水煎服，每日1剂，复渣再服。

1. 小结

患者自2018年12月29日确诊之后，一直坚持中医治疗，病情得到控制，趋于稳定，生活能自理，无明显不适。查白细胞（0.8～2.0）×10^9/L，血红蛋白4.5～6.8g/L，血小板（98～138）×10^9/L，治疗期间在当地每月输血2～3次，因血源紧张，每次只输200～300mL。治疗11个月以来，未发生感冒、感染发热，可能与一直补气固卫有关。由于种种原因，患者一直未做骨髓穿刺检查，所以未能了解白血病的骨髓情况。

2. 启示

（1）明确诊断，适当选择中西医治法。近十余年来，现代医学对急性白血病的诊断、治疗及相关药物的研制进展很快，疗效亦得到大幅度提高。绝大部分患者几乎都经过现代医学的诊治。在中医院的血液科，也主张中西医配合治疗。血液专科的中医生，在血液病的中医理论、临床诊治上都经过了专科进修的系统训练。因而，在面对具体的患者时，应该有能力也有必要，根据具体病情和相关身体状况做出中西医诊治相对精准的治疗方案选择。知彼知己，趋利避弊。

在临床上，对于老年低增生性急性白血病，或化疗后骨髓抑制严重、粒细胞严重缺乏、极重度贫血和血小板重度减少者，不适宜作用强烈的化疗方案。中医辨病与辨证相结合治疗，纯用中药也能取得较好的疗效。有些患者采用中医治疗，病情稳定，身体状况得到恢复，骨髓穿刺检查发现原始粒细胞＋早幼粒细胞恢复到正常比例。这提示补虚益损、调整脏腑功能、祛邪清毒、调节免疫失衡，使邪去正复是有可能的。再者，中医治疗可节约经济开支，提高患者的生活质量，延长其存活期，这也是医者的人性关怀和追求。

（2）辨证思维的基本方法。中医学的基本特点是整体观念和辨证论治。辨证就是将四诊（望、闻、问、切）所收集的有关疾病的各种现象和体征加以分析、综合、概括，判断为某种性质的证候。论治则是根据辨证的结果，确定相应的治疗方法。

面对不同的疾病，症状、体征和相关各种检查的临床资料可能是很庞杂的，所以中医四诊还应与视、触、叩、听相结合，参考各种检查结果，才能对疾病有比较清楚的诊断，或才能有继续明确诊断的检查方向。

大凡受过正规中西医教育的医生，都经过中西医诊断学基础的系统学习和训练，也会在临床中规范实施。但对于每位医生来说，在临床上收集资料的技巧，对相关疾病鉴别诊断的考虑，以及对阳性、阴性症状的了解，取决于其医学理论水平、临床经验和灵机心得，最终在临床中逐渐形成自己的辨证思维。

鄙人不才，在收集四诊资料时，以尽可能详细为原则，结合西医疾病可能出现的阳性或阴性症状进行询问，将极庞杂的四诊资料按八纲进行分类，再将此分类进行综合、归纳、分析，从而得出证候。今以本案加以具体说明，就教于同道。

初诊症见面色㿠白，唇甲苍白，神疲乏力，稍动气促，无恶寒、发热，无咳嗽，仅有少许白痰。双足轻度浮肿，大便秘结如羊矢状，2~3天1次，胃纳尚可，舌质淡，苔白，脉细数。

症状分组：①无恶寒、发热，无咳嗽，仅有少许白痰；②面色㿠白，唇甲苍白，神疲乏力，稍动气促；③双足轻度浮肿，大便秘结如羊矢状，2~3天1次；④胃纳尚可；⑤舌质淡，苔白，脉细数。

症状分组提示：①组表示无外感，②组表示气血两亏，③组表示脾肾虚寒、肾阳不足、水泛寒凝，便秘、舌淡亦可证，④组表示胃气尚可。

综合分析：气血大亏，脾肾虚衰。

二诊症见服初诊药后连续腹泻3天，后泻止。神疲乏力，面色㿠白，头晕心悸，恶风，微汗出，无发热，连续呃逆较频，神志时恍惚、欲昏愦、对答欠准确，纳差，舌淡胖，苔白腻，脉沉细欲绝。

症状分组：①腹泻虽止，但神疲乏力、面色㿠白、头晕心悸；②连续呃逆较频，胃纳差；③恶风，微汗出，无发热；④神志时恍惚、欲昏愦、对答欠准确；⑤舌淡胖，苔白腻，脉沉细欲绝。

症状分组提示：①②组表示气血大亏、胃气衰败、病情恶化；②⑤组表明脾虚痰湿内阻，胃气上逆，胃气衰败；③组无发热表明非外感，恶风、汗出为肝虚欲脱之候；③④组表明心血、肝血亏虚，心肝失养、神志欠清。

综合分析：心肝气血大亏，神乱欲绝，胃气衰败之候。

从上两诊可见，合理的症状分组有利于我们从庞杂、多变的症状中理出头绪，进行综合分析，得出证候。在临床上，有时患者的症状陈述极混乱，或不准确，医者要耐心听取，不能按自己的想法诱导问诊，要力求症状收集客观准确。如有可能，也应参考前医或前诊的情况，以做修正。

在临证时，患者往往先伸手让医者诊脉。古之医者，也常先诊脉、望形、神、舌象后再闻诊、问诊，以探求辨证。这种诊法，不无道理。这样会让患者觉得医者重视诊脉、望诊，功底深厚，诊察用心，从而增加信任感。本人习惯先诊脉，望神色、舌象，通过三部九候、神色、脉象，大体可知表里、寒热、虚实、脏腑盛衰及脏腑互相的关联影响。再详细问诊、闻诊，可知现状，知其何部所病。诊察证候时，可能尚不精确，但无大误，"虽不中，亦不远矣"。加之日后临床细心体察，便能进步。如某患者，脉左关弦、右关弱，舌淡，或边尖红。从脉舌来看，应为肝胆郁热、脾胃气虚、肝胃不和。但具体病位在何脏何腑？便要通过闻诊、问诊来了解。如症见口干苦，胃脘、两胁时胀痛，嗳气，或泛酸者，则病位在脾胃，多见于慢性胃炎或胃及十二指肠溃疡类疾病。若口干苦、疲乏、右胁时胀痛不适、恶油腻食品，既往有乙肝病毒携带、肝功能异常等检查结果，便可知病位在肝胆，可能是慢性乙型迁延性肝炎。仅略举例，余可类推。这样去进行辨证思考，容易抓住重点。表里、寒热、虚实从舌脉中已有大体把握，再参考闻诊、问诊（包括已有检查结果）资料，便可知病犯何部。张仲景的"观其脉证，知犯何逆，随证治之"应是此意，宜精心体察，作为我们所遵循的辨证准绳。

（3）治病分清标本缓急，有守有方。临证时，尤其是危重病症，分清标本缓急是首务。叶天士在《温热论》中指出："大凡看法，卫之后方言气，营之后方言血，在卫汗之可也，到气才宜清气，乍入营分，犹可透热，仍转气分而解，如犀角、元参、羚羊等物是也。至入于血，则恐耗血动血，直须凉血散血，如生地、丹皮、阿胶、赤芍等物是也。若不循缓急之法，虑其动手便错耳，反致慌张矣。"岳美中老中医说过："治急性病要有胆有识，治慢性病要有方有守。"要做到分清标本缓急，须有扎实的理论基础和丰富的临证经验，抓住现证特点、病情趋势、兼夹证候，分清主次。有识才能有胆，对证用药，因势利导，以解除患者痛苦。但须知"心欲小而胆欲大"，要小心求证，缜密思考，对药后可能出现的病情有所预见，以免"反致慌张"。

本病例二诊时，患者证属心气肝血大亏、神乱欲脱、胃气衰败之危候，在与其家属商量，说明情况、取得理解信任的基础上，大胆投以张锡纯的来复汤，其中旋覆代赭汤（赭石可平肝潜阳、重镇降逆、止呃，但患者气血大亏，肝虚欲脱，非平肝所宜，故不用）益气养胃降逆，苓桂术甘汤化其痰饮，方药对证、1剂呃止，数剂后精神好转，恶风、汗出消失，病情平稳。张氏关于来复汤的论述详见前文。

患者三诊时，诉服上方后，1剂呃止，在当地医院输血300mL，神志清楚，头晕、心悸、恶风、汗出基本消失，但仍疲乏、双下肢水肿、大便水样，每日2～3次，舌淡暗，苔白（视频看诊，无脉诊）。虽病情趋于稳定，但脾肾两亏，阳虚水泛，故随证更方，以来复汤合真武汤加味，服药后肿消泻止。

从上三诊可以看出，病情急重、易变时，抓住主要矛盾，方药对证，即可挽回危候。自四诊后，患者病情趋于平稳，无感冒、发热，生活基本自理，证属气血两亏、脾肾虚衰，兼痰毒内蕴，故守法守方，以附桂理中汤、当归补血汤、二陈平胃散，酌加解毒抗肿瘤药物，消息加减治之。

患者为老年性低增生性急性白血病，不适合化疗，原准备放弃治疗，但经中医辨治，已稳定生存11个月，且能保证基本生活质量。可见，中医治疗急性白血病是可以有所作为的。

（陈志雄）

急性白血病的中医治疗

急性白血病（AL）是起源于造血系统干细胞的克隆性恶性疾病，主要表现为骨髓中异常的原始细胞（白血病细胞）大量增殖并浸润各种器官、组织，使正常造血受抑制，患者可出现贫血、出血及继发感染等。白血病是一种常见的恶性肿瘤，占癌症总发病数的 5%。根据我国 22 个省、自治区、直辖市 46 个点 60 557 127 人的调查结果，白血病年发病率为 2.76/10 万，全国各地发病率无明显差异。在全国各年龄组恶性肿瘤死亡率中，白血病居第 6 位（男性）和第 8 位（女性），在儿童及 35 岁以下成人中则居首位。我国急性白血病比慢性白血病多见（约为 5.5∶1），其中急性髓细胞性白血病（AML）最多（1.62/10 万），其次为急性淋巴细胞白血病（急淋白血病，ALL）（0.69/10 万）。成人急性白血病中以急性粒细胞白血病（急粒白血病，M_2）最多见，儿童中以急淋白血病较多见。

一　中医对白血病的认识（历代沿革）

（一）病名

中医无白血病病名，但有关此病的主要临床特点如发热、贫血、出血、肝脾及淋巴结肿大等，则散在于历代文献中。该病属于中医"虚劳""急劳""热劳"等范畴，由于起病急，故现称为"急髓毒病"。该病如不及时治疗，易在短期内死亡，故又称"百日劳"；其出血者属于"血证"，而发热者又类似"温病"，肝脾肿大明显者称为"癥积"，淋巴结肿大明显者称为"痰核"或"瘰疬"，表现为淋巴瘤者称为"恶核"。

（二）病因病机

祖国医学对本病的发病原因早有认识，认为其以正虚为本。《素问·刺法论》曰："正气存内，邪不可干。"《灵枢·百病始生》指出："风雨寒热，不得虚，邪不能独伤人……此必因虚邪之风，与其身形，两虚相得，乃客其形。"《素问·评热病论》曰："邪之所凑，其气必虚。"《诸病源候论·虚劳候》谓："肾主骨生髓，虚劳损血耗髓。"可见"损血耗髓"则会出现虚劳证。"五脏之伤，穷必及肾"，所以虚劳的病位主要在肾。因此，当今在探讨具有虚劳证表现的白血病病因病机时，也多从肾论。

白血病从伏气温病的角度来看，肾精亏虚是邪伏之本。如《素问·金匮真言论》云："夫精者，身之本也，故藏于精者，春不病温。"张隐庵进一步解释曰："神气血脉皆生于精，故精乃生身之本，能藏其精，则血气内固，邪不外侵，故春不病温。"指出精气旺盛，邪无以伏。柳宝诒曰："经言藏于精者，春不病温。则凡病温者，其阴气先虚可知，使或虚而未至于甚，则养阴透邪治之如法，犹可挽回。若病温者而至虚甚，则热邪内讧，阴精先涸，一发燎原，不可治矣。"

白血病之癥积也是由正虚所致。《中藏经》论癥瘕积聚时说："皆五脏六腑真气失而邪气并而生。"《医宗必读·积聚》也说："阴阳不和，脏腑虚弱，风邪搏之，所以为积为聚也。"《景岳全书》说："脾肾不足及虚弱失调之人，多有积聚之病。"积聚的形成是因为正虚，邪气乘虚而入，郁积日久而成。《医宗必读·积聚》云："积之成也，正气不足，而后邪气踞之。"

白血病为热毒炽盛之证。《普济方》云："夫急劳之病，其证与热劳相似而得之差暴也，盖气血俱盛，积热内干心肺，脏腑壅滞，热毒不除而致亡。缘禀受不足，忧思气结，营血俱虚，心肺壅热，金火相刑，脏气传克，或应外邪。"可见禀受不足为本，七情六淫为标，而致热毒不除之热劳。

伏气温病的发生以热邪为主，如晚清医家叶子雨说"冬至一阳渐生，人身之阳气内盛，被冬日严寒杀厉之气所折，深浃于肌髓之间。至春日，内伏郁结之阳气为外邪触发，伏气既得发泄，遇天气之阳热，两热相干，发为温病"，强调热在伏气温病中的地位。《普济方》中亦说"热劳由心肺实热，伤于气血，气血不和，脏腑壅滞，积热在内，不能宣通三焦"所致。

热盛迫血妄行则可见出血。《诸病源候论·温病衄候》云："由五脏热结所为，心主血，肺主气，而开窍于鼻，邪热伤于心，故衄。衄者，血从鼻出也。"张璐云："冬温者，时当大寒，而反大温，东风时至，则肌腠疏豁，忽然大寒，而衣袂单薄，寒郁其邪，其病即发者为冬温。以其所感非时温气，故言与伤寒大异。若不即发，藏于皮肤，则入伤血脉，至春发为温病；藏于经络则入伤骨髓，至夏发为热病矣。"

（三）临床表现的类似记载

《明医杂著》中记载："男子二十前后，色欲过度，损伤精血，必生阴虚火动之病。睡中盗汗，午后发热，咯咯咳嗽，倦怠无力，饮食少进，甚则痰涎带血，咯吐出血，或咳血、吐血、衄血，身热，脉沉数，肌肉消瘦，此名劳瘵，最重难治。"其所谈的发热、乏力、盗汗、出血及预后不良与白血病甚为相似，因提及吐血、衄血，故有别于结核病。

《普济方·虚劳门》谓急劳："烦躁体热、颊赤、心忪、头痛、盗汗、咳嗽、咽干、骨节酸痛、萎黄羸瘦，久则肌肤消烁，咯涎唾血者，皆其候也。"这与急性白血病合并感染出现的高热，或白血病细胞浸润而出现的肢体疼痛，以及由于贫血、高热出现的衰竭状态相似。

《素问·腹中论》云："病至则先闻腥臊臭，出清液，先唾血，四肢清，目眩，时时前后血……病名曰血枯。"这与白血病的出血、贫血类似。

《素问·六元正经大论》亦说："火郁之发，……故民病少气……血溢流注。"这类似于白血病高热伴出血的症状。

《金匮要略·血痹虚劳病脉证并治》谓："男子面色薄者，主渴及亡血，卒喘悸，脉浮者，里虚也。"又说："虚劳里急，悸衄，腹中痛，梦失精，四肢酸痛，手足烦热，咽干口燥。"这类似于白血病出血后的血虚及阴虚表现。

《温病条辨》中说："温病咽喉肿痛，耳前后肿，颊肿面正赤。"这与急性白血病的高热、汗出、咽喉齿龈肿痛表现类似。

《伤寒论》云："身大寒反不欲近衣者，寒在皮肤，热在骨髓也。"这与白血病的高热表现类似。

《诸病源候论·恶核候》中说："恶核者，是风热毒气与血气相搏结成，核生颈也，又遇风寒所折，遂不消不溃，名为恶核。"这与急性白血病颈部淋巴结肿大类似。

（四）有关治疗的论述

张景岳认为劳瘵之虚，深在阴分不宜温补，他在《景岳全书》中说："虚损之虚，有在阴分，有在阳分，然病在未深，多宜温补，若劳瘵之虚，深在阴中之阴分，多有不宜温补者。"这与白血病的治疗多以益气养阴之法、少用温阳之品相似。

（五）有关预后的论述

白血病预后不良，古人早就认识到这一点。《素问·大奇论》曰："脉至而搏，血衄身热者死。"这与白血病高热出血预后不良相似。

《灵枢·玉版》曰："衄血不止，脉大，逆也。"类似于白血病出血不止，脉芤大，重按空而无力，此为逆证。

《灵枢·热病》曰："热病七日八日，脉微小，病者溲血，口中干，一日半而死。脉代者一日死。"与白血病后期高热、出血、休克表现相似。

总之，中医虽无白血病病名，但有关记载散在历代文献中，这些记载对认识白血病的病因病机、症状、治疗、预后有一定指导意义，值得深入发掘加以研究。

二 中医对白血病病因病机的认识

中医对白血病病因病机的认识散在历代文献中。近年来，在研究古代文献的基础上，随着临床研究的不断深入，对白血病病因病机的认识更加深刻，并且有一些不同的观点。

（一）发病原因

白血病的病因为精气内虚，温热毒邪内盛。总之不外乎外邪入侵和内伤两个方面。外感的致病因素有毒邪和热邪。毒包括热毒、温毒、瘀毒、火毒，热有温热、湿热、痰热、毒热等，以及上述病因的病理产物痰及瘀血[1-3]。这里的毒既可来自外感，也可来自内伤。外毒除了上述几种毒邪以外，还包括时疫温毒、电离辐射、化学物品、药物等毒邪。劳倦、饥饱、房劳等内伤因素，可使阳气烦劳而张，阴液亏乏，而小儿先天禀赋不足、遗传缺陷，可使阳气亢盛，加之七情失调，气有余便是火，火壅而成毒，是为内毒。正气不足既可使毒自内生，也可招致外毒入侵[4-5]。本病的主要病位在肾、骨髓，可涉及心、肝、脾诸脏。肾藏元阴、元阳。元阴是抵御外邪、滋养五脏六腑的物质基础，元阳是固护肌表、温煦五脏六腑的原动力。正气不足，邪毒外侵，痰瘀内生，损伤脏腑，攻注骨髓，损伤其正常的造血功能，阴阳气血紊乱，终致白血病。

（二）发病机理

白血病的发病机理归纳起来有以下几种。

1. 邪毒内蕴

致白血病的因素一般统称为邪毒。邪毒进入机体后多能化热伤阴，因而这种邪毒又被称为火热之邪。

邪毒在一定内因条件下可入侵人体的脏腑经络，由表及里，或毒自内而生，内外合毒。如果邪毒量少、力弱，则起病较缓慢，即有一个潜伏期，或病情较轻。邪毒蕴积于内，日久化热，耗气伤阴，因而患者早期常表现为气阴耗伤的证候，临床上属于气阴两虚型，为早期或轻型患者；邪毒入里，伤及气血，出现气血双亏证候，则属气血两虚型；邪毒进一步深入，侵入营血，热毒攻注骨髓、肝、脾及三焦，使阴阳失调，致造血器官功能障碍，引起白血病细胞显著增生，则可出现壮热、口渴、衄血、发斑等热毒炽盛表现。若邪毒内陷心包则会出现神昏谵语等证候，如不及时救治，致气阴两竭，病入膏肓，则成热毒炽盛型。此多是在前两型的基础上病情恶化而形成的。但也可因邪毒力很强，或者正气极虚，邪毒直接侵入营血，攻注骨髓，一发病即见热毒炽盛之象。邪毒内蕴，加之内伤七情，造成热灼津液，血液黏稠，气机郁滞，终致气血瘀滞，热灼痰凝，渐成癥积、瘰疬、恶核而见肝脾淋巴结肿大。

2. 正气虚弱

邪毒之所以能侵袭机体或由内而生，主要原因是正气虚弱，正所谓"正气存内，邪不可干""邪之所凑，其气必虚"。《诸病源候论·虚劳候》谓："肾主骨生髓，虚劳损血耗髓。"《医宗必读·积聚》也说："积之成也，正气不足而后邪气踞之。"这些都说明正气虚弱是虚劳、积证形成的内在原因。

所谓正气虚弱，是指由于先天禀赋不足，或后天失养引起的脏腑亏虚，或由于外感六淫、内伤七情等引起的气血功能紊乱，脏腑功能失调。

儿童白血病是先天禀赋不足所致。患儿先天禀赋不足，肾精亏虚，而元气是由肾精化生而来的，肾精亏虚，所以元气不足。元气不足则无力温养一身脏腑，故化生新的气血津液不足，致使正气虚弱，防御功能低下，抵抗邪毒无力，因此邪毒容易入侵而直达骨髓导致生血紊乱，发为白血病。

在成人，造成机体正气虚弱的原因为后天失养引起的脏腑亏虚，由外感六淫、内伤所致，但主要为内伤，包括劳倦、饥饱、房劳、七情过极，伤及肝、脾、心、肾等脏腑，引起气血紊乱，脏腑失调。《灵枢·寿夭刚柔》说："忧恐忿怒伤气，气伤脏，乃病脏……"《医宗金鉴》谓失荣证由"忧思恚怒，气郁血逆，与火凝结而成"。《素问·痹论》谓："饮食自倍，肠胃乃伤。"《素问·宣明五气》也说："久视伤血，久卧伤气，久坐伤肉，久立伤骨，久行伤筋，是谓五劳所伤。"其中七情等精神因素在白血病的发病上有重要意义。七情致病，主要表现在气机的变化方面，如怒则气上，忧思则气结，可致气机不畅、脾胃呆滞而引起不思饮食，神呆失眠，悲则气消，恐则气下，惊则气乱，喜则气缓。七情过极则伤及五脏，暴怒伤肝，过喜伤心，忧思伤脾，过悲伤肺，大恐伤肾。内伤七情最易致气血失调、脏腑亏损等正气虚弱之象。致白血病的邪毒在正气虚弱的情况下可趁机侵袭人体，而气机失调、脏腑功能紊乱也可致邪毒内生。

3. 血行瘀滞

血瘀是正气虚弱、邪毒内盛的病理产物，也是致病因素之一。邪毒内蕴，潜伏经络，阻碍气机运行，日久则出现气滞；内伤七情，也可以致气机郁滞。"气为血之帅"，血随气行，气行则血行，气滞则血凝，随着气滞的发生血瘀也会出现；正气虚弱，推动无力也可致瘀。瘀滞日久则成癥积肿块。王清任《医林改错》谓："肚腹结积皆有形之血。"又云："气无形不能结块，结块者，必有形之血也。血受寒则凝结成块，血受热则煎熬成块。"唐容川也指出："瘀血在经络脏腑之间，则结为癥瘕。"可见血瘀与癥积、肿块的形成密切相关。因而白血病的骨痛、肝脾肿大、舌质暗红与瘀血有关。血瘀作为致病因素主要表现在"瘀血不去，新血不生"，瘀血的存在妨碍了新血的生成，因此其与贫血的发生密切相关，表现为面色苍白、头晕、心悸、舌质淡等血虚的症状。血为气母，在血虚的基础上可出现气虚，表现为乏力、气短、懒言、多汗、舌有齿痕、脉细。气属阳，血属阴，气血两虚日久，可导致阴阳两虚，表现为手足心热、低热、盗汗、舌质红、脉细数。另外，随着瘀血的产生会出现瘀血阻络的现象，血不循常道则出现衄血。瘀血位于内脏则可见咯血、吐血、便血、崩漏等出血症状，位于体表则可见瘀斑，所以瘀血会进一步导致出血。瘀血日久可化热，或成败血而出现高热证候。

4. 痰浊凝滞

痰与瘀血一样，既是病理产物，也是致病因素。作为病理产物其产生的原因有二。一为邪毒外袭，蕴久化热，热熬津液而成痰，或内伤七情，肝郁气滞日久，化火生热，热毒内生，煎熬津液而成痰。正如《咽喉经验秘传》所说："火者痰之本，痰者火之标，故言火则痰在其中。"二为邪毒伤及脾胃，或饥饱失常内伤脾胃，而脾主运化，脾胃被伤，健运失常，水湿停滞，聚湿而生痰。《医宗必读》云："水精四布，五经并行，何痰之有？"又说："脾土虚弱，清者难升，浊者难降，留中滞膈，淤而成痰。"因而痰之由来，"非水泛为痰，则水沸为痰"。《丹溪心法》谓："痰之为物，随气升降，无处不到。""凡人身上中下有块者多为痰。"作为致病因素，痰流注于经络肌肤之间则成痰核、瘰疬等肿块，痰与瘀血胶结于腹腔则发为癥积。可见白血病的发生与痰凝关系密切。

三　白血病的伏气温病论

有关白血病的发病是因虚致病，还是因病致虚，一直在争论之中。虽然虚实夹杂论在一定程度上得到了公认，但不能否认虚实夹杂论是承认因虚致病论的，而没有从根本上回答因病致虚论提出的疑问，实际上，它只是强调虚而不忽略实。而伏气温病学说正可以回答这一问题，且可以将因虚致病论和因病致虚论在伏气温病的基础上有机地融合起来，来正确解释白血病的发病机理、疾病规律和辨证论治。

白血病属于中医温病范畴已得到公认。有关白血病从伏气温病论治已有报道[3,5-9]，据此治疗白血病也取得了较为满意的疗效。从伏气温病的角度能很好地解释白血病的病因病机、发病规律、临床表现和治疗用药，因此伏气温病学说可以指导白血病的中医辨证论治[10]。

白血病属于伏气温病。其伏邪为胎毒、热毒。胎毒为母亲妊娠期间，内热过盛或热邪入中，热毒内着于胎，蕴郁不散，日久便深伏于胎儿骨髓之内，为日后白血病的发病埋下了根源。赵绍琴老中医认为温热毒邪即胎毒导致了白血病的发生。笔者认为，这只解释了伏邪产生的部分原因，即儿童白血病产生的原因。而成人白血病的原因还应包括出生后感邪而致的温热毒邪。成人白血病有"感六淫而不即病，过后方发者"，有"已发者，而治不得法，病情隐伏"，有"初感治不得法，正气内伤，邪气内陷，暂时假愈，后乃复发"，有"已发治愈，而未能除尽病根，遗邪内伏，后又复发，亦谓之曰伏邪"。

白血病伏邪为热毒。白血病初感的是六淫之邪，其中包括温热毒邪、时疫温毒、电离辐射、化学物品、药物等。感邪之初为六淫之邪，何以伏邪均为热毒？何廉臣指出："凡伏气温病，皆是伏火，虽其初感受之气，有伤寒伤暑之不同，而潜伏既久，蕴酿蒸变，逾时而发，无一不同归火化。"王秉衡曰："风寒暑湿，悉能化火，血气郁蒸，无不生火，所以人之火证独多焉。"《伤寒序例》云："伏邪郁久而后发，发即大热大渴。"白血病发病之初均是一派热象，可见为伏邪所致。

伏邪的产生、温病的发生与正气的强弱、感邪的轻重以及正邪斗争有关。《黄帝内经》指出："冬不藏精，春必病温。""夫精者，身之本也，故藏于精者，春不病温。""肾者水脏，受五脏六腑之精而藏之。"肾精是人体抵御病邪的物质基础，造成肾精不足的原因有先天禀赋不足、情志失调、房劳等。肾精不足，邪毒内侵，蛰伏于内，应时而动，温毒外发，而成温病。肾精亏虚，不能托邪外出，热毒燔结少阴，耗伤真阴，所以白血病一发病就有正虚精亏的证候。白血病并不是一感邪即发病，其发病与感邪的轻重、正气的强弱有关，当正不胜邪时，白血病就会发作。其一发病即见热毒炽盛和正气亏虚的表现，所以从伏气温病的角度来看，白血病也是因虚致病，正气虚弱是造成邪毒内伏的根本原因。至于儿童、青少年发病前身体健壮，邪毒何以内伏，可以从以下两个方面来解释。第一，胎毒在母亲妊娠期间内着于胎，蕴郁不散，日久深伏于胎儿骨髓之内，成为日后白血病发生的基础。第二，患儿先天禀赋不足，出生后感邪，但因正气虚弱程度较轻，感邪不重，故未即刻发病，邪气伏于体内，日久蕴蒸成为热毒，热毒在体内可以伤及正气，正不胜邪则热毒外发而出现白血病的临床表现。

关于伏邪潜伏的部位，历代医家有不同的看法。许多温病专家认为邪伏少阴。如柳宝诒认为："温病邪伏少阴，随气而动，流于诸经。"章虚谷认为："太阳病发热而渴为温病，是少阴伏邪。"白血病是骨髓恶性增殖性疾病，温热毒邪伏于骨髓，而肾主骨生髓属少阴，故白血病之温热毒邪伏于少阴。

白血病发病的传变顺序为由血分转出气分，与伏气温病相符。何廉臣指出："伏气温病，邪从里发，必先由血分转出气分，表证皆里证浮越于外也。新感轻而易治，伏气重而难疗，此其要也。"王孟英认为伏气温病"自里出来，乃先从血分而后达于气分"。

白血病的临床表现与伏气温病相符。除热毒表现外，白血病还有营阴亏损的症状，这与伏气温病的发病情况颇为符合。急性白血病初起时，脉多细数或沉细数，舌质多淡，舌苔多薄白，和伏气温病的症状相似。正如王孟英指出的："起病之初，往往舌润而无苔垢。"舌苔乃胃气蕴蒸而成，因伏气温病自内而发，开始未及阳明气分，故舌苔多薄白，白血病精血亏虚，故舌质多淡白。而因病致虚论认为，白血病初发时热毒炽盛，立即耗气损血伤阴而出现虚证，这是不完全符合临床实际的。临床上当然有这种情况，而从伏气温病的理论来看，白血病一发病即可见正气虚弱的临床表现，如气阴两虚和气血双亏。

白血病的缓解和复发亦可用伏气温病来解释。新感温病出现高热、汗出、不恶寒反恶热、发斑发疹，表明邪热由表及里病势加重；而伏气温病出现发热、汗出、发斑发疹，则表明温热伏邪从里达表，疾病趋于缓解。白血病经祛邪扶正治疗，高热、汗出、发斑发疹后，热去正复，病情每获完全缓解。然而，伏气邪毒并未消除殆尽，为日后复发留下隐患，伏气热毒在体内继续消灼正气，正虚邪盛，正不胜邪，伏邪外发，即可造成白血病的复发。若正气不亏或亏而不甚，则缓解期长，或病情保持长期稳定，反之则缓解期短，屡屡复发，正气耗伤日重，难以恢复，造成缓解困难，直至患者死亡。

白血病预后差，也可用伏气温病来解释。伏邪由里出表，起病急骤，并不显示卫分阶段或一越而过，很快出现高热、神昏、出血、惊厥等一系列里热炽盛、热入营血的表现。而伏气学说恰恰总结了这一发病规律，它以邪伏于里，自内达外，发则里热炽盛来解释病机。说明此类情况病邪深入，病情危重，变化较多，预后较差。

白血病的治疗应清热解毒和扶正固本兼顾。何廉臣指出："灵其气机，清血热。"柳宝诒认为："治伏气温病，当频频顾其阴液。"此为伏气温病治疗的两大原则。白血病的治疗也应遵此。

白血病的治疗可直清里热，但这在新感温病中又是禁忌，因为失表清里会使邪气冰伏，外邪入里。伏邪兼新感而出现表证者，虽可兼顾新感，但总以清里热为主，佐以透表之法。再如伏气温病一开始便见伤阴，因此，初起即可甘寒、咸寒养阴与苦寒清热并用。白血病为伏气温病，治疗亦应遵此。临床可灵活应用。正如柳宝诒所说："伏气由内而发，治之者以清泻里热为主。其见证至繁至杂，须兼视六经形证，乃可随机立法。"白血病为热毒炽盛，耗血动血、瘀血痰凝等并存，营血气分甚至卫分证并见，治疗应清热解毒、凉血止血、活血化瘀、化痰软坚等法并用。临床上清热解毒常用白花蛇舌草、半枝莲、山豆根、蒲公英、大青叶、重楼、金银花、连翘、土茯苓、青黛等，凉血止血、活血化瘀常用赤芍、丹参、当归、小蓟、茜草、莪术、三七、牡丹皮、生地黄等，化痰软坚常用半夏、山慈菇、牡蛎、贝母等。

扶正固本在白血病的治疗中尤为重要。温热毒邪深伏于少阴骨髓，暗耗人体精血，导致机体精血亏少，一发病即见一派虚损之象。李中梓指出："人之虚……而独与脾肾者。"《病机沙篆》曰："夫人之虚，非气即血，五脏六腑莫能外焉。而血之源头，则在乎肾，气之源头，则在乎脾。"伏气温病以热毒实火为主，兼见脾肾两虚。若脾肾未败，虽热毒炽盛，治以清泻伏热、健脾补肾，尚能救治，若脾肾衰败、精气耗竭，终必死亡。故扶正固本当责之脾肾，但健脾益气与滋阴补肾应有所偏重，宜治其伏火。王孟英明确指出，治温以保阴为第一要义，以生津益胃、滋补肾阴为其要旨。喻嘉言谓："人生元真之气，即胃中津液。"他认为胃中津液不竭，人必不死；若津液耗尽而阴竭，如旱苗之根，叶虽未枯，亦必死无疑。温病应救阳明之液，顾护胃津，忌温散燥热伤津之品。王孟英濡润胃津每用沙参、西洋参、麦冬、天冬、石斛等，白血病亦多用这些药物来益胃生津。治温保阴，强调滋填真阴，真阴枯涸，根蒂不坚，温邪外发后，很快会出现壮热、神昏、舌绛无津、抽搐等肝风内动的营血险证。临床上滋阴填精多用生地黄、女贞子、墨旱莲、当归、鸡血藤、何首乌、山萸肉、阿胶等，健脾益气多用党参、黄芪、白术、茯苓、山药、白扁豆等。白血病缓解期也应服用健脾益气养血、滋肾养阴方药，以扶助正气、延长缓解期，从而达到长期缓解或治愈的目的。

四　对白血病病因病机的几种看法

关于白血病是因虚致病，还是因病致虚，争论不休，且各有依据，目前，基本上有三种看法。

（一）因虚致病论[11]

从传统中医理论来看，因虚致病论顺理成章。"正气存内，邪不可干。""邪之所凑，其气必虚。"正气虚弱由先天禀赋不足，或后天失养、外感六淫、内伤七情而致。正虚造成五脏虚损，精气失守，肾不能主骨生髓移精于脏腑；七情过极，五脏俱衰，精气骤虚；虚邪贼风中肾损骨伤髓，正邪交争于骨髓。因此，正虚是白血病发病的内在因素，患者先有体虚内伤，外邪才能乘虚而入，故临床虽有实证，仍属虚候。在此，脏腑虚衰、精血失守为本，邪气内乘为标。从白血病的病程来看，急性白血病的早期以实证为主，属本虚标实之证，晚期则标本皆虚。

总之，急性白血病主要是正虚、邪毒乘虚而入，或内伤致邪毒内生，造成瘀血痰凝相互交结而形成的。

（二）因病致虚论[6]

从临床上看，白血病以青少年发病率为高，而很多青少年发病前身体多健壮，肌肤丰满。如果说因虚致病，似乎难以解释。青少年多气血旺盛，正气充足，发病前无正气亏虚的表现，受温毒外袭后，起病急骤，短期内出现壮热口渴、脉多洪大弦数，热毒入髓伤血引起瘀血，而有骨关节疼痛和胸骨压痛，腹中癥积、肝脾肿大，舌质红绛甚至紫暗；瘀血致血不循经，瘀久化热而迫血妄行，引起皮肤瘀斑、鼻衄、便血等实证。由于邪毒炽盛，立即耗气损血伤阴而出现虚证；同时，瘀血不去则新血不生而有血虚，表现为心悸、气短、头晕、乏力、贫血等症，为因病致虚。因而青少年白血病是先有邪毒内伏，然后诱致正气虚损，邪毒亢盛，累及脏腑骨髓而发病。

（三） 虚实夹杂论[12-13]

近年来，大多数学者从实践中总结认识到白血病既非单纯虚证，亦非单纯实证，而是虚实夹杂。本病的发病前提为正不胜邪、本虚标实，正邪斗争贯穿于疾病的全过程。正盛邪退，疾病可完全缓解，邪盛正虚则疾病复发或加重。

总之，白血病的形成是多种因素造成的，不外乎邪毒内蕴、正气虚弱，以致瘀血痰凝相互交结，而形成一系列证候和多种并发症。病理过程多有阴阳脏腑、气血经络多方面的失调，还有寒热虚实的变化，是一种复杂的全身性疾病。

五　中医对白血病的治疗概况

（一） 中药单方和专药研究

中医在应用单方和专药治疗白血病方面取得了显著成效，尤其是在治疗急性早幼粒细胞白血病（APL）方面已有所突破。黄世林等[14]以复方青黛片为主治疗急性早幼粒细胞白血病 60 例，坚持用药 1 个月以上，完全缓解（CR）率达 98.3%，无明显的骨髓抑制，治疗中无严重的出血及感染，无弥漫性血管内凝血发生。临床和实验研究表明，复方青黛片有杀伤白血病细胞的作用。张亭栋等[15]首先报道了以癌灵 I 号配合化疗结合中医辨证治疗急性非淋巴细胞白血病 27 例，CR 10 例，部分缓解（PR）9 例，总有效率为 70.36%。孙洪德等[16-17]报道，应用癌灵 I 号结合中医辨证治疗 APL，CR 率为 65.6%（21/32），50% 的病例存活 5 年以上，18.8% 的病例存活 10 年以上。长期存活的 16 例存活时间均超过 6 年，其中存活 10 年以上的 6 例，存活 15 年以上的 3 例，存活最长时间达 17 年。张鹏等[18]报道了用癌灵Ⅰ号的主要成分 As_2O_3 制成注射液治疗 APL 72 例。初治者 30 例，CR 率为 73.3%，毒副反应少，无 1 例发生骨髓抑制，有效率为 90.0%；复发及难治者 42 例，CR 率为 52.3%，有效率为 64.2%。与全反式维甲酸（ATRA）无交叉耐药性。细胞形态学研究表明 As_2O_3 注射液对 APL 有诱导分化作用，并有可能通过"原浆毒"作用诱导细胞凋亡，可作为一种较理想的诱导分化剂。早在 1986 年，周霭祥等[19]应用青黄散（青黛与雄黄之比为 7∶3）治疗急性非淋巴细胞白血病（ANLL）6 例，CR 3 例，未缓解 3 例，2 例缓解的 M_3 型患者存活 4 年以上。因此作者认为青黛与雄黄除能治疗慢性粒细胞白血病外，对急性非淋巴细胞性白血病也有疗效。陈明校等[20]单用六神丸治疗成人急性白血病（AL）6 例，CR 3 例，其中 1 例为急性粒细胞白血病（AML），2 例为 APL。唐由君等[21]给白血病完全缓解后的患者口服六神丸。通过对 275 例患者 3 年的观察，作者认为六神丸有较好的维持持续缓解、抗白血病复发的作用。王来慈等[22]用苦参注射液滴注治疗老年 ANLL 26 例，CR 4 例，PR 8 例，总有效率为 46.15%。与小剂量阿糖胞苷治疗组相比，无显著性差异（$P > 0.05$）。薛惠彰[23]以新鲜漆姑草全草或干草加服泼尼松（pred）治疗 ANLL M_{2b} 型患者 1 例，在患者病情好转后漆姑草用量减半，煎服或服鲜汁，在患者病情完全缓解后间断予服漆姑草，患者已存活 20 年。

（二）实验研究

不同的学者通过动物实验及体外白血病细胞株培养对中药复方、中成药、单味中药及其成分抗白血病机制进行了研究。

1. 中成药

周霭祥等[19]研究表明：青黄散对 L615、S180 细胞 DNA、RNA 均有不同程度的抑制，对正常小鼠脾集落生成单位（CFU-S）、红细胞集落生成单位（CFU-E）及骨髓有核细胞计数却无明显抑制。作者提出青黄散治疗白血病的机制之一可能是抑制白血病细胞 DNA、RNA 合成。戴锡孟、高月等[24-25]研究发现梅花点舌丹可延长 L7212 白血病小鼠生存期，抑制骨髓白血病祖细胞淋巴系祖细胞（CFU-L），而促进 L7212 白血病小鼠和昆明种小鼠正常粒细胞单核细胞集落生成单位（CFU-GM）的生长。脾细胞移植生物学实验表明，该药能明显抑制白血病细胞，并降低 L7212 白血病小鼠非整倍体染色体细胞数，其对含有 41 条标记染色体的白血病细胞也有抑制作用。唐由君等[26]研究发现，六神丸、紫金锭具有明显的抑制和杀伤 L1210 白血病小鼠白血病细胞作用，可减轻白血病细胞对肝脾的浸润，有明显的抗腹腔炎症、减轻腹水形成的作用，以紫金锭尤著；紫金锭主要影响细胞周期的 S 期，六神丸还有增加骨髓巨核细胞的作用；六神丸、紫金锭都具有减缓血小板下降幅度的作用。作者同时还发现犀黄丸、紫金锭与诸补益及活血化瘀复方配伍具有明显的协同作用，可显著延长患者生存期。陈泽涛等[27]研究了安宫牛黄丸、紫雪散、清开灵注射液对 L7212 白血病小鼠 NK 细胞活性的影响，结果表明白血病小鼠 NK 细胞活性较正常小鼠明显降低，在效靶比为 200：1 及 100：1 时均有显著性差异，$P < 0.05$。用药各组 NK 细胞活性均较白血病对照组提高，尤以清开灵组差异显著（$P < 0.01$）。作者认为各组方药多为清热解毒、醒脑开窍药物，NK 细胞有效杀灭白血病细胞的活性提高，可能与这些药物可抑杀肿瘤有关。另外研究认为该类药物的作用也可由其促进机体产生干扰素（IFN）和白介素-2（IL-2）所引起，研究还发现清开灵能延长 L7212 脑膜白血病小鼠的生存期，减轻软脑膜浸润，提高 NK 细胞活性，增加小鼠骨髓细胞

S 期比率，降低 G2 期 + M 期比率，提示经中药治疗后，白血病小鼠骨髓细胞中正常骨髓细胞的增殖活性有了一定的提高，同时也使骨髓细胞分裂受阻的情况得到一定改善，因此可认为清开灵具有抗脑膜白血病的作用[28]。

2. 中药复方的研究

陈泽涛等[29]应用益气养阴方和补气养血方治疗 L7212 白血病小鼠，并与对照组比较，结果发现两方可使小鼠生存期明显提高（$P < 0.01$，$P < 0.05$），其生命延长率分别为 11.2% 和 7.5%，两方还能极显著地降低血和骨髓白血病细胞的百分比及绝对值。作者用荧光偏振技术观察了两方对 L7212 白血病小鼠红细胞及淋巴细胞膜的流动性的影响，结果表明两方均可降低淋巴细胞膜的流动性，从而改善淋巴细胞膜的结构和功能，发挥其抗白血病的作用，作者认为淋巴细胞膜流动性的异常可能对白血病的早期诊断有意义[30]。

李琰等[31]通过建立 L7212 白血病小鼠缓解复发模型，观察了益气养阴方、补气养血方和清热解毒方的治疗效果，结果显示：补气养血方有保护骨髓促进造血的功能，同时有杀灭肿瘤细胞的作用；益气养阴方和清热解毒方促进造血的功能较补气养血方差，但杀灭肿瘤细胞的作用较强，对体液免疫有促进作用。

徐瑞荣等[32]观察了益气养阴方和补气养血方对 L7212 白血病小鼠粒单系祖细胞 CFU-GM 和白血病祖细胞 CFU-L 的影响，结果显示：两方均能提高 CFU-GM 产率，其中益气养阴方组的效果强于补气养血方组；益气养阴方可降低 CFU-L 集落产率，而补气养血方对 CFU-L 无影响。该结果提示两方均能促进白血病状态下的骨髓正常造血功能，且益气养阴方可直接抑制白血病细胞。

3. 单味药及其成分的研究

陆泽华等[33]进行了补骨脂素对人白血病细胞杀伤作用的体外观察。结果显示：该药对白血病细胞有较强的杀伤作用，对急性淋巴细胞白血病和急性粒细胞白血病的杀伤作用无显著性差异；补骨脂素浓度必须达到 $8\mu g/mL$ 以上，方能显示出对白血病细胞显著的杀伤力。刘超等[34]观察了冬虫夏草水提液对正常人和白血病患者外周血 NK 细胞的影响，发现冬虫夏草水提液可提高正常人和白血病患者外周血 NK 细胞的活性，促进淋巴细胞表面 CD16 抗原的表达，提高与 K_{562} 细胞的结合率。易永林等[35]研究了人参茎叶总皂苷（GSL）对 58 例急性非淋巴细胞白血病的白血病细胞的诱导分化作用，结果表明本品对各型原代培养的急性非淋巴细胞白血病的白血病细胞均有不同程度的诱导分化作用，对急性粒-单核细胞白血病及急性单核细胞白血病的白血病细胞的诱导分化作用较强，其中 50 例诱导后的细胞表现出程度不同的形态、功能及细胞化学方面的改变，提示 GSL 有可能成为治疗本病有效的分化诱导剂。赵勇等[36-41]研究发现：淫羊藿苷对 HL-60、WEHI-3 瘤细胞株的增殖有抑制作用，对 HL-60 细胞有诱导分化作用，其机制可能与升高细胞内 cAMP/cGMP 比值有关；莪术油及其有效成分 β-榄香烯体外对 L615 白血病细胞有直接的细胞毒作用，可使肿瘤细胞变性坏死；β-榄香烯吗素能够诱导 K_{562} 细胞凋亡；榄香烯能明显抑制 HL-60、K_{562} 细胞的生长，并诱导其凋亡；雷公藤内酯对 K_{562}、HL-60 细胞和正常骨髓细胞具有选择性杀伤抑制作用。

另外在抗白血病耐药的研究方面，敖忠芳等[42]用粉防己碱逆转了白血病细胞的耐药，该药能明显增强柔红霉素及长春新碱的细胞毒性，而对正常 CFU-GM 无明显影响，与维拉帕米的逆转耐药效果相似，两者均为钙通道阻滞剂，临床使用前者更为安全。

（三） 辨证论治研究

临床研究表明，中药复方配合化疗治疗急性白血病，在提高缓解率和延长生存期等方面比单纯西医或中医药治疗有一定优势[43]。急性白血病一般辨证为热毒炽盛、气阴两虚、气血两虚和痰瘀互结[44,46]。徐瑞荣等[45]报道了中医辨证为气阴两虚、气血两虚和热毒炽盛的急性非淋巴细胞白血病50例，以中药配合化疗HA方案进行治疗。结果CR 35例，PR 6例，未缓解9例，总缓解率为82%。李立等[47]以清骨散为基本方，根据辨证配合化疗治疗白血病59例，其中辨证为邪毒肝火者合黄连解毒汤加白花蛇舌草、半枝莲、龙胆草、地龙，辨证为血热妄行者加生地黄、阿胶、黄药子、栀子、白茅根、侧柏叶、紫草、水牛角，辨证为阴虚火旺者合青蒿鳖甲汤，辨证为气阴两虚者合参芪地黄汤或两方交替使用，辨证为正虚阻滞者合血府逐瘀汤加太子参、西洋参、猫爪草、牡蛎。结果近期治愈19例，显效11例，有效20例，无效9例，总有效率为84.6%。鄢毅[46]将AL分为三型：热毒炽盛型药用金银花、连翘、大青叶、蒲公英、白花蛇舌草、半枝莲、山豆根、板蓝根、水牛角粉、玄参、生地黄、赤芍、紫草、白茅根等，气阴两虚型药用太子参、黄芪、白术、枸杞子、茯苓、黄精、天冬、麦冬、玄参、女贞子、墨旱莲、蒲公英、半枝莲、白花蛇舌草、小蓟等，气血两虚型药用黄芪、党参、白术、茯苓、当归、阿胶、枸杞子、补骨脂、何首乌、白花蛇舌草、小蓟、丹参、鸡血藤等。配合化疗治疗AL 35例，CR率为68.8%，PR率为20.0%，总缓解率为88.6%，与化疗对照组比较有显著性差异（$P < 0.05$），且生存期明显延长。

中药复方还能减轻化疗的毒副反应，达到保肝、抗感染、减轻消化道反应及改善全身状况的效果，对化疗有良好的辅助作用[45,48-49]。有些活血化瘀中药复方对化疗有增效作用。叶光耀等[50]用活血化瘀药当归、丹参、赤芍、川芎、沙参、麦冬、板蓝根、山豆根、山慈菇等，配合化疗治疗急性白血病 36 例，有效率为 80.5%，明显高于对照组。活血化瘀药还有类似肝素的作用，与化疗药联用能增强后者对癌细胞的杀伤力，增强体液免疫和巨噬细胞功能，改善血液的高凝状态。邓有安[51]以活血化瘀药当归、川芎、鸡血藤、红花、三七为主，配合化疗亦获满意疗效。焦中华等[52]治疗高白细胞型急性白血病，发现在辨证分型的基础上加用莪术、丹参、三七等活血化瘀药，对改善血液的高凝状态有一定作用，也有利于化疗药物到达病灶所在。朱海洪[53]用复方丹参注射液静脉滴注与化疗药物同用治疗复发性难治性白血病，9 例中 CR 5 例，PR 3 例，明显高于对照组，作者认为复方丹参注射液有可能改善白血病细胞的瘀滞状态，降低其对药物的耐药性，且无明显的毒副反应。罗秀素等[54]发现治疗 ANLL 痰热瘀阻型一般预后差，而配以活血祛瘀、化痰软坚药，则可提高 CR 率，说明此类中药能增加疗效。

中药还具有延长缓解期、减少复发的功效。霍俊明等[13]所治存活 5 年以上的 11 例急性白血病中，除 1 例未服中药 5 年后复发死亡外，余 10 例均长期服中药，已有存活 13 年的患者。作者认为人参黄芪汤（片）可增强机体免疫力，延长缓解期。何宗健等[55]报道，3 例分别存活 9 年、10 年、16 年的患者，均系化疗配合益气养阴中药。麻柔等[56]研制的扶正抗白方包括黄芪、何首乌等益气养阴药，可改善患者的免疫功能，患者用药后紊乱的 T 淋巴细胞亚群逐渐得到纠正，NK 细胞数量先增高后逐渐降至正常，患者中长期存活者增多。王乙忠等[57]发现扶正抗癌冲剂配合化疗可以治疗微小残留白血病。

中药无论单用还是配合化疗应用治疗白血病均有疗效，特别是在治疗急性早幼粒细胞白血病方面已获得了可喜进展，虽然所治急性白血病的类型还较单一，但已提示中药抗白血病具有巨大潜能。中西医结合疗法优于单纯化疗，已获得多数学者的赞同，但有些临床资料缺乏对照。如果能统一中医辨证分型标准，加强基础实验研究，则中医药治疗急性白血病肯定会上一个新台阶。

近年来不少研究者对治疗白血病有效的中药进行了实验研究，并证明这些中药对白血病有肯定的疗效，为临床上选方用药提供了实验依据。

1. 清热解毒方药

有研究[24,31,58]表明，清热解毒方药中的梅花点舌丹、清热解毒方、犀黄丸等，其抗瘤机理主要在于提高肿瘤细胞 cAMP/cGMP 及 cAMP 水平，抑制肿瘤细胞 DNA、RNA 的合成，以及增强免疫力、保护骨髓造血。广州中医药大学李振波的实验证明[59-61]，清热解毒方药清毒饮及扶正方药养正片能改善环磷酰胺所致的造血抑制小鼠的粒系造血，减轻化疗的毒副反应，延长 L7212 白血病小鼠的生存期，提高其脾细胞培养上清中白细胞介素-2（IL-2）、白细胞介素-6（IL-6）、肿瘤坏死因子-α（TNF-α）的活性及其 mRNA 的表达，提高其脾脏 B 淋巴细胞的功能。

2. 活血化瘀方药

应氏[62]研究认为，活血化瘀方药抗肿瘤的机制如下：①直接抑杀肿瘤细胞；②增强抗肿瘤药物的作用；③对抗肿瘤细胞引起的血小板聚集及瘤栓的形成；④降低血小板的黏附聚集，降低纤维蛋白含量，增加纤维蛋白的溶解，增加血流量，改善血液循环及机体的高凝状态，使肿瘤细胞处于抗癌药物及机体免疫功能控制下，从而提高疗效；⑤提高免疫功能。邓氏[63]从分子和细胞水平推测，活血化瘀方药能提高癌细胞内 cAMP 的水平，改变细胞膜的结构和功能，使抗癌药更易进入肿瘤细胞并将其杀死。

3. 扶正培本方药

有研究[31,56,64]表明，扶正培本方药可提升血液分析数据，增强机体免疫功能。陈氏[29]研究表明补益中药可以通过降低白血病淋巴细胞膜的流动性，改善淋巴细胞膜的结构及功能，调节淋巴细胞膜胆固醇（Ch）与磷脂（PL）摩尔比值发挥治疗作用；还可显著提高 T 淋巴细胞数量，促进机体细胞免疫和非特异性免疫功能，对抗环磷酰胺对肝、脾的损伤和对骨髓的抑制，起到保护骨髓、促进造血的作用，同时也有增强环磷酰胺抑杀白血病细胞的作用。

4. 细胞毒型药物

细胞毒型药物主要通过损伤 DNA，抑制 DNA、RNA、蛋白质合成，抑制白血病细胞分裂增殖，干扰白血病细胞的能量代谢来起到抗肿瘤作用。如冬凌草甲素、乙素[65]对 P388、L1210、L618 细胞有抑制作用，其抗肿瘤机制是阻断脱氧核苷酸底物聚合形成 DNA。茯苓[66]可使肿瘤细胞中 G_0/G_1 期细胞增多，S 期和 G_2 期 + M 期细胞减少，而黄藤[67]对 L1210 细胞的作用发生在 G_1 期、S 期，它能抑制肿瘤细胞从 G_1 期进入到 S 期，破坏 S 期细胞。东北贯众[68]能使 P388 细胞线粒体肿胀、外膜溶解消失、嵴变性崩解，明显抑制肿瘤细胞耗氧，干扰肿瘤细胞能量代谢。

5. 免疫型药物

通过提高机体的免疫力而达到杀灭肿瘤细胞的作用，这就是所谓的"固本、扶正"作用。如中国商陆皂苷[69]能诱生 γ-IFN、IL-2 及淋巴毒素（LT），这种混合淋巴因子（MLF）对人 T 淋巴细胞白血病细胞株（MolT4）有细胞毒性作用，对人正常细胞株（MISH 株）无毒性作用。黄芪可逆转因环磷酰胺造成的免疫抑制现象[70]。

6. 诱导分化类药物

人早幼粒细胞白血病细胞株（HL-60 细胞）和人类红白血病细胞株（K_{562}细胞）是目前体外诱导分化实验常用的细胞株。研究发现，三尖杉酯碱、人参皂苷、苦参、熊胆、巴豆[71-74]均可诱导 HL-60 细胞向单核-巨噬细胞系分化，而葛根有效成分（S86019）、三七皂苷[75-76]则可使 HL-60 细胞向成熟中性粒细胞分化，猪胆汁酸钠[77]既可诱导 HL-60 细胞向单核-巨噬细胞系分化，又可诱导其向中性粒细胞分化。人参皂苷除了可诱导 HL-60 细胞外，还可诱导 K_{562} 细胞生成血红蛋白[78]，使人单核白细胞细胞株（U937 细胞）向成熟单核-巨噬系分化[72]。

7. 增敏抗耐药类药物

肿瘤细胞对多种化疗药物产生交叉耐药性（multidrug resistance，MDR）是造成肿瘤化疗失败的主要原因，有关资料显示约 90% 以上肿瘤患者的死因或多或少与耐药有关，逆转 MDR 成为肿瘤治疗亟待解决的问题。近年来，MDR 逆转剂的研究在国内外广泛开展，并已找到不少可以逆转 MDR 的药物，如维拉帕米（VPL）和环孢素 A（CsA）等，但这些逆转剂往往因毒性较大，在人体内很难达到有效逆转浓度，而且个体差异较大，限制了其临床应用。而中医工作者经研究发现，有些活血化瘀中药有增敏抗耐药的作用，如叶氏[50]、朱氏[79]等的报道。高氏[80]的研究发现，人参总皂苷（TSPG）可增加白血病细胞对化疗药物的敏感性。

8. 砷剂的研究

中药砷剂主要是指雄黄和砒霜，前者主要成分为硫化砷（AsS），后者主要成分为三氧化二砷（As_2O_3）。近年来中药砷剂在治疗白血病（尤其是急性早幼粒细胞白血病，即 M_3 型或 APL）方面取得了突出成绩，在国内已被广大血液病工作者认可。对三氧化二砷的研究发现，其治疗 APL 的机制是诱导细胞凋亡、诱导细胞分化及产生原浆毒作用[81]。

9. 实验方法研究

中药血清药理学是指经口给动物服药一定时间后采血，分离血清，用此含药物成分的血清进行体外试验的一种技术[82]。王力倩[83]等采用中药血清药理学方法观察了苦参、仙鹤草的抗肿瘤作用。结果发现，仙鹤草、苦参煎剂及含苦参的血清在体外均可明显抑制 S180 细胞的生长，而含仙鹤草血清则无此作用。以参考公式（动物给药剂量 = 临床常用量 × 动物等效剂量系数 × 培养基内血清稀释度）计算给药剂量得到的含药血清对 H22 细胞体外生长有明显抑制作用，而给药剂量减半得到的含药血清则无此作用[84]。

目前在白血病的治疗中，首选的疗法仍然是化疗。由于不同类型的白血病对化疗的反应不同，临床采取的治疗方案也有所不同，因此，体外化疗敏感性试验就显得尤为重要。自从 1983 年美国学者 Mosmamn 建立了 MTT 法[85]以来，其快速、灵敏、简便、准确等优点受到人们的普遍重视，现已广泛应用于各个领域，例如检测细胞对化学药物的敏感性、免疫细胞毒性等。Sargent 根据白血病细胞还原 MTT 的原理，测定了 23 例急性粒细胞白血病患者对化疗药物的敏感性，具体做法是：在体外培养的白血病细胞中加入欲测化疗药物培养 48h，终止培养前加入 MTT 溶液，然后比色测定细胞存活率，结果显示白血病细胞数与其产生的甲䐶吸光度之间有良好的线性关系，体外药物的敏感性与体内疗效有较高的一致性，但是不同的病例对药物的敏感性不同。由此可见，MTT 比色法作为急性粒细胞白血病体外药物敏感性的检测方法，在测定单个病例对各种药物不同浓度的敏感性以及选择治疗药物、判断疗效方面均具有重要的参考价值。此外，应用 MTT 比色法可定量测定抗癌药物对人癌细胞的细胞毒性和细胞生长抑制情况，可作为体外药物初筛的有效方法。

附：现代医学对急性白血病的认识

（一）病因及发病机理[86-88]

急性白血病的病因尚未阐明，一般认为本病的发生与病毒、电离辐射、化学因素和遗传因素等有关，还受机体免疫状态及体液等因素的影响，其中病毒可能是主要的因素。其发病机制为各种致病因素使造血细胞恶性变，恶变的白血病细胞无限增殖并浸润骨髓及其他组织，最终导致正常造血细胞显著减少，出现无法控制的出血及感染而导致患者死亡。

1. 病毒

病毒能引起小鼠、猫、牛、绵羊、灵长类动物白血病并能横向传播，病毒类型为 C 型 RNA 病毒。病毒通过内生的 DNA 多聚酶，即逆转录酶作用，复制成 DNA 前病毒。后者插入宿主细胞的染色体 DNA 中而诱发恶变。诱发恶变的机制可能是插入的前病毒含有病毒源瘤基因（V-oncogen，V-onc），使邻近的基因表达发生改变。也可能是前病毒插入宿主细胞的染色体 DNA 后，在适当的条件下，激活细胞染色体上原已存在的细胞癌基因（cellular oncogene，c-onc），改变了基因正常功能而导致恶变。

对导致人类白血病的病毒的研究已有几十年。至今只有成人 T 细胞白血病（ATL）确定是人类嗜 T 淋巴细胞病毒-1（human T-cell lymphotropic virus type-1，HTLV-1）引起的：从 ATL 的恶性 T 细胞中分离出了 HTLV-1——一种 C 型逆转录 RNA 病毒；ATL 患者白血病细胞染色体 DNA 中被发现含有 HTLV-1 前病毒；将脐血的淋巴细胞与受感染细胞中提取出的 HTLV-1 培养后，淋巴细胞可发育成为具有 ATL 细胞特有形态的细胞。此外从 ATL 患者的血清中均可检出 HTLV-1 抗体。HILV-1 可以通过哺乳、性生活及输血而传播。

2. 电离辐射

在动物和人类中，放射性核素的致白血病作用已经被确定。一次大剂量或多次小剂量的照射均可引起白血病。日本广岛及长崎受原子弹袭击后，幸存者中白血病发病率比未受照射的人群分别高 30 倍和 17 倍。照射剂量（100~900cGy）与白血病发病率密切相关，患者多为急性淋巴细胞白血病、急性粒细胞白血病或慢性粒细胞白血病。此外，过去对强直性脊椎炎行放射治疗后，对真性红细胞增多症用 ^{32}P 治疗后，患者中白血病的发病率也较对照组高。研究表明全身或大面积照射，可造成骨髓抑制和机体免疫缺陷，染色体发生断裂和重组。染色体双股 DNA 的可逆性断裂会造成细胞内存在的致瘤病毒复制和排出。

3. 化学因素

多种化学物质可诱发白血病。苯的致白血病作用已被确定。患者多有长期高浓度苯接触史，例如早年制鞋工人（接触溶苯胶水）的发病率高出正常人群 3~20 倍。抗癌药中的烷化剂可引起继发性白血病，特别在淋巴瘤或免疫系统缺陷性肿瘤患者中多见。乙双吗啉致白血病作用近年报道甚多，该药是亚乙胺的衍生物，具有极强的致染色体畸形的作用。氯霉素、保泰松亦可能有致白血病作用。化学物质所致的白血病，多为急性非淋巴细胞白血病。此类患者在出现白血病之前，往往先有一个白血病前期阶段，常表现为全血细胞减少。

4. 遗传因素

某些遗传因素与白血病的发病有关。家族性白血病约占白血病的 7‰。单卵孪生子，如果一个人发生白血病，另一个人的发病率达 20%，比双卵孪生子高 12 倍。某些遗传病有较高的白血病发病率，例如先天愚型（唐氏综合征，Down syndrome）患者的白血病发病率比正常人群高20倍。此外先天性再生障碍性贫血（范科尼综合征，Fanconi syndrome）、先天性血管扩张红斑病（布卢姆综合征，Bloom syndrome）及先天性丙种球蛋白缺乏症等患者的白血病发病率均较高，前二者尚伴有染色体异常。

5. 其他血液病

某些血液病最终可能发展为急性白血病，如慢性粒细胞白血病、真性红细胞增多症、原发性血小板增多症、骨髓纤维化、骨髓增生异常综合征、阵发性睡眠性血红蛋白尿、淋巴瘤、多发性骨髓瘤等。

白血病的发病机制非常复杂，至今还不完全清楚。上述因素与白血病的发生有密切关系，但它们均不能圆满地解释白血病全部发病的原因，因为受HILV-1感染的人或受照射的人中，仅有少数人会发病。因此白血病的发生除上述因素外，还可能与基因改变、基因表达和传递信号改变、微环境中生长因子与受体之间的反应改变以及机体免疫系统对肿瘤细胞的识别和反应能力改变等因素有关。此外白血病患者正常血细胞减少，除受白血病细胞浸润影响外，尚与微环境中的生长刺激因子发生障碍及释放正常造血的抑制因子有关。

白血病是造血干细胞疾病，造血干细胞具有向粒、红、巨核等细胞系列定向分化的能力，因而患白血病时，粒、红、单核、巨核等系列的细胞均受累，以其中一种或两种细胞系列表现最为突出，因而表现为粒、红、巨核、单核或粒-单核细胞等类型白血病。其他细胞系列也可能受累，主要表现为功能和质方面的异常，一般方法难以检出。

（二）病理生理[86]

白血病是一组造血细胞恶性克隆性疾病，累及造血细胞的水平不一，如对AML而言，累及的可以是多能干细胞，也可以是粒-巨噬细胞祖细胞。造血细胞发生病变的机制仍不清楚，某些染色体的异常与白血病的发生有直接关系，染色体的断裂和易位可使癌基因的位置发生移动和被激活，染色体内基因结构的改变可直接引起细胞突变。白血病细胞染色体重排可使细胞癌基因的结构或调节发生改变，继而造成基因产物发生质和量的改变，后者可能和白血病的发生与维持有一定关系。如 APL（M_3）伴 t（15；17），使位于 17 号染色体长臂上的 RARα 基因与位于 15 号染色体长臂上的早幼粒细胞白血病基因（PML）发生融合，产生融合受体 PML-RARα，这是 APL 发病和全反式维甲酸治疗有效的分子基础。t（9；22）产生异常的酪氨酸激酶蛋白，t（8；14）产生生长调节蛋白（myc）的过度表达，t（1；19）形成一个新的 DNA 结合蛋白，这些都可能与白血病的发生有联系。白血病的发生可能有一个过程，有些急性白血病是在骨髓增生异常或骨髓增殖症基础上发生的。白血病引起正常血细胞减少、造血衰竭的机制复杂，不仅有骨髓白血病细胞的排挤，还可能有细胞和体液介导的造血抑制。

（三）治疗

自从 Skipper 细胞增殖动力学理论应用于肿瘤治疗以来，急性白血病（AL）的治疗已取得了可喜的进展，不少患者经过化疗获得了长期生存，临床治愈的 AL 患者亦逐年增多。化疗仍然是目前治疗 AL 最基本而必不可少的手段，急性白血病患者的长期生存数虽然比以往已明显提高，但仅化疗仍约只有20%的患者获得无病长期生存。成人急性淋巴细胞白血病（ALL）的 CR 率现已达 70%～85%，其中 60 岁以下者可达 80%～90%，而 60 岁以上者仅为 35%～55%[89]；成人急性非淋巴细胞白血病（ANLL）的 CR 率为 55%～75%[90]。AML 的 CR 率小于 ALL 的 CR 率。美国东部癌症研究协作组（ECOG）总结了有统计意义的 1414 例 AML 患者（1976—

1994 年），其中 62% 获得 CR，76% 复发或死亡，亦即 CR 中的患者能获得长期生存的仅有 25%~30%。成人 ALL 的长期生存率亦只有 25%~50%，即使是通过骨髓移植术，据 EORTC 和 GIMEMA 的观察，AML 的 4 年无病生存率，异基因骨髓组也只有 59%，而自体骨髓组仅为 56%[91]。

现认为白血病的治疗效果不好可能与高龄（>60 岁）、白细胞数多（$>30 \times 10^9$/L）、诱导化疗效果差（2 个疗程尚未得到 CR）、生物学特征不良［MLL11q23，5q-，7q-，t（4；11），t（9；22）等］以及由 MDS 转化而来、存在 MDR 有关，以后三者更为重要。尽管影响化疗的因素很多，但化疗仍是目前临床治疗白血病最常用的手段，有实验证明一次足量的化疗可以杀灭体内 2~5 个对数级的白血病细胞，化疗药物剂量增加一倍，其杀伤力可增加达 10 倍。大多数化疗药物都缺乏理想的选择性，其在抑制肿瘤细胞的同时，往往会造成骨髓、心、肺、肝、胃、肠、脑、脊髓、周围神经、肌肉、血管等不同程度的损伤。多数化疗药物所共有的毒性是骨髓抑制、胃肠道反应和免疫抑制。化疗对机体的免疫功能有不同程度的抑制作用。大多数肿瘤患者免疫功能已受肿瘤影响，所以，化疗的应用是导致肿瘤患者易于感染的主要原因之一[92]。

现对 AL 的治疗现状介绍如下。

1. ANLL 的治疗

（1）诱导缓解。目的是尽快杀灭患者体内的白血病细胞，恢复正常造血，希望迅速获得 CR。

从 1998 年 7 月在阿姆斯特丹召开的国际血液学年会（ISH）和欧洲血液学年会（ESH）及 1998 年 12 月美国血液学协会（ASH）发表的资料来看[93-94]，ANLL 的诱导缓解方案中，应用较广泛的仍然是 DA3 + 7 联合化疗方案，即柔红霉素（DNR）每日 45mg/m²，静脉注射，连用 3 天，阿糖胞苷（araC）每日 100mg/m²，持续静脉注射，共 7 天。治疗后 50%~

75%的患者获得 CR。国内除 DA 方案外，亦较常用三尖杉酯碱（H）加上 araC（HA）方案，疗效与 DA 相近。

ANLL 诱导缓解对初治病例极为重要，要求于第一个疗程即获 CR，因凡第一个疗程获 CR 者，CR 期长，无病生存期（DFS）长。

（2）缓解后治疗。目的是杀灭体内残余白血病细胞，防止复发，延长生存期，争取治愈。

①巩固和强化治疗。大部分研究显示，提高缓解后治疗强度能改善预后。国内常用传统的巩固治疗，即当患者获 CR 后，以原诱导缓解方案进行 2 个疗程的巩固治疗，以后以不同的方案行强化治疗，一般第一年每月1 次，第二、第三年，每 2 个月或 3 个月 1 次。一般 5 年 DFS 为 20% ～ 30%，不甚令人满意。有作者[94]报道，采用以 HD-araC 为主的方案做缓解后巩固和强化治疗，5 年 DFS 为 30% ～55%，优于传统的缓解后治疗。

②维持治疗。据文献[94]报道，CR 患者用 araC 70mg/m² 皮下注射（sc），每 12 小时 1 次 +6-硫代鸟嘌呤（6-TG）100mg/m² 口服，5 天，每月 1 次为 1 个疗程，共 8 个疗程，随后予 COAP 方案（环磷酰胺、长春新碱、araC 和泼尼松）4 个疗程，结果维持缓解期似有所延长，但总的生存率（OS）无明显改善。一般认为，CR 后无条件行巩固和强化治疗者，维持治疗比不维持治疗者缓解期长，已进行过巩固和强化治疗者，维持治疗并不能提高疗效。

③ANLL 首次 CR 后强化治疗、异基因骨髓移植（Allo-BMT）和自体骨髓移植（Auto-BMT）的选择。几项研究比较了 HD-araC 强化巩固治疗、Auto-BMT 和 Allo-BMT 的疗效，结果显示：Auto-BMT 的 4 年 DFS 为 50%，与 Allo-BMT 相似，而强化巩固治疗组仅为 30%，但这 3 个治疗组的 4 年 OS 相近（Allo-BMT 组为 59%，Auto-BMT 组为 56%，化疗组为 46%），由于 Auto-BMT 组复发率高，多数研究者认为其与强化巩固治疗组的 4 年

DFS 和 OS 无明显差异或稍优，而 Allo-BMT 具有移植物抗白血病效应，且复发率低，但治疗相关死亡率较 Auto-BMT 组和化疗组均明显增高。

2．急性早幼粒细胞白血病（APL、M₃）的治疗[95-97]

APL 为 ANLL 的一种特殊亚型，是唯一对全反式维甲酸（ATRA）的治疗会产生诱导分化效应的恶性肿瘤。单用 ATRA 每日 45mg/m² 口服，CRR 达 90%。多数 APL 为 t（15；17），有 PML/RARs 融合基因，对 ATRA 敏感，少数变异如 t（11；17）（q23；q21）和 PLZF/RARa 融合基因者，对 ATRA 和化疗均不敏感。从 10 多年来的文献来看，APL 诱导治疗以 ATRA + 化疗为标准方案，化疗药物似乎是蒽环类单独应用更好些。缓解后的治疗可采用联合化疗 + ATRA 交替，化疗方案可采用蒽环类 + araC，2 个疗程，或蒽环类 + araC，后接 HD-araC，或 IDA + ID-araC，后接 Mito + VP16 + araC + 6-TG。

最近，砷剂被引入 APL 的治疗，多用于 ATRA 治疗无效，或经 ATRA 治疗和化疗后复发的患者。体外实验证明，三氧化二砷对 APL 细胞系 B4 细胞有双向效应：高浓度（1μmol/L）时，诱导细胞呈典型的细胞凋亡改变；低浓度（0.1μmol/L）时，诱导细胞分化；在 0.5μmol/L 时，一些细胞出现凋亡，另一些则出现分化。临床实践证明，三氧化二砷每日 10mg 静脉滴注，28 天为 1 个疗程，对 APL 确实有效。副反应为 1/4 的患者有肝功能不全，如轻度谷丙转氨酶（SGPT）升高。

3．ALL 的治疗[90]

（1）诱导缓解。成人 ALL 目前常用 DVP 方案［DNR 每日 45mg/m²，第一、二、三、十五、十六、十七天静脉滴注，长春新碱（VCR）1.4mg/m² 静脉滴注，每周 1 次，共 4 次，Pred 每日 1mg/kg，口服，4 周］，亦有在 DVP 方案基础上加环磷酰胺（CY）500～1000mg，1 次或 2 次，或门冬酰胺酶（ASP）5000～10 000U 静脉滴注，共 7～10 次。近年来，有人根据患者的不同特点及实验室检查提示预后的不同，制订个体化的治疗方案，这些特点主要包括年龄，发病时白细胞的计数，纵隔肿块，细胞生物学特性相关不良因素如形态学属 L3 型、细胞免疫表型为成熟 B 细胞和混合性细胞、细胞遗传学 Ph 染色体阳性等。有研究显示 HD-araC 加上其他药物（如 VCR、ASP、Pred）对高危组 ALL 的 CRR 为 49%。但从目前的治疗来看 HD-araC 未能明显提高 CRR。

（2）巩固治疗。基本上是在原诱导缓解方案基础上加 araC 或 ID-MTX 或 HD-MTX，亦有人加用 Mito、VP16 及鬼臼噻吩苷（VM26）等。

（3）维持治疗。成人 ALL 在 CR 后必须强调维持治疗的重要性。维持治疗常用6-巯基嘌呤（6-MP）每日 100mg 和 MTX 15mg，每周 2 次，要求持续 3 年以上。另有人加上卡莫司汀（BCNU）每日 100mg/m² 静脉滴注，每月连用 2 天。

（4）中枢神经系统白血病的预防。主要采用鞘内注射（IT）MTX 10mg 或 araC 25mg，为减少药物反应，可同时加用地塞米松 5mg。IT 常于 CR 后尽早进行，有主张 CR 后 10 天内进行。预防亦可用头颅照射（XRT），总剂量 24～30cGy，每次 1.0cGy，分次照射，亦有 IT 与 XRT 并用的。

（5）成人 ALL 的分子生物学诊断与监测。常用 RT-PCR 方法。在患者 ALL B 淋巴细胞系列中 BCR-ABL 的检出率可达 50%，其中 70%～75% 表达 P190 融合蛋白，25%～30% 表达 P210 蛋白，前者复发率高于后者。t（4；11）（q21；q23）产生 MLL/AF4 融合基因，与 BCR-ABL 相似，均为预后不良的标志。这些融合基因的检出，对选择大剂量化疗或早期 CR 后即进行造血干细胞移植有指导意义。对于无染色体易位的 ALL，可将免疫球蛋白重链基因和 T 细胞受体基因作为克隆性标志，对微小残留病（MRD）进行检测，从而预测疾病是否会复发或决定是否需要继续治疗。

4. 初发难治或复发 AL 的治疗[90,95]

对常规化疗方案没有反应或用联合化疗 2 个疗程仍不能达 CR 者，称为难治性 AL。获 CR 而复发的患者和难治性 AL 一样，两者的白血病细胞对化疗药物皆有不同程度的耐药。对此，目前尚无统一的治疗方案。

（1）难治或复发 ALL 的治疗。用 ID/HD-MTX 每日 $200 \sim 6000mg/m^2$，同时加用四氢叶酸，可使 $33\% \sim 75\%$ 的耐药 ALL 获 CR，ID/HD-ara C + AMSA、VP16、Mito 或其他蒽环类药物可明显提高疗效。有报告称 HD-araC $3.0g/m^2$，静脉滴注 $2 \sim 5$ 天 + AMSA $150 \sim 200mg/m^2$，静脉滴注 $3 \sim 5$ 天，对复发 ALL 的再次缓解率为 $63\% \sim 75\%$。

（2）难治或复发 ANLL 的治疗。多数采用 ID/HD-araC 为主的方案，有以 ID/HD-araC + Mito 或 VP16 或 Mito + VP16，或 ID-araC + AMSA（$120 \sim 150mg/m^2$，3 天），或 HD-araC + ASP 等，亦有单剂 araC $500 \sim 3000mg/m^2$，每 12 小时 1 次，连续 $4 \sim 6$ 天，CRR 为 $12\% \sim 79\%$。有人用单药羟基脲每日 100mg/kg，每 6 小时 1 次，直至骨髓抑制，9 例中有 5 例获 CR[98]。

5. 诱导治疗期间造血生长因子的应用

（1）ANLL。诱导治疗期造血生长因子（G-CSF、GM-CSF）的使用可缩短粒细胞减少持续的时间，减少感染率和感染发热的时间，使化疗相关死亡率降低，亦可减少抗生素的使用费用。至于何时开始使用造血生长因子，有人做了研究，分别于化疗同时、化疗一结束、化疗后外周血中性粒细胞绝对值（ANC）$< 0.5 \times 10^9/L$ 时使用，所得结果无差异，因而认为过早使用 G-CSF 或 GM-CSF 无必要。多数人认为在 ANLL 时使用造血生长因子并无刺激白血病细胞生长的危险。据多方面研究报告，ANLL 诱导期间用与不用造血生长因子，各组间 CRR 和 OS 并无差异。

（2）ALL。CALGB 双盲随机对照研究结果显示，治疗组从诱导化疗第四天起，每日予 G-CSF 5μg/kg，对照组予安慰剂。治疗组粒细胞缺乏期由 22 天减少为 16 天（$P < 0.001$），住院天数由 28 天减少为 22 天（$P = 0.02$），治疗组 CRR 为 90%，略高于对照组的 81%（$P = 0.1$），尤其年龄 >60 岁的患者，G-CSF 可提高缓解率（81% 对 55%）。多数报道提示造血生长因子的应用对提高长期无病生存期无显著作用。

（陈志雄　廖文生　李振波）

参考文献

［1］郁仁存. 中医肿瘤学：上册［M］. 北京：科学出版社，1987：307.

［2］郁仁存，姜廷良，于尔辛. 肿瘤研究［M］. 上海：上海科学技术出版社，1994：443.

［3］赵绍琴. 对中医药治疗白血病的再认识［J］. 中医杂志，1991，32（4）：10-12.

［4］吴维海，马秀清. 中医对急性白血病的认识［J］. 河北中医，1991，13（2）：24-25.

［5］王天恩，王尚平. 中医对急性白血病的认识［J］. 北京中医药大学学报，1996，19（6）：54-55.

［6］赵绍琴. 中医中药治疗白血病的新认识［J］. 中医药研究，1992（2）：11-12.

［7］史大卓，李芮. 伏气温病与急性白血病附 30 例临床分析［J］. 山东中医学院学报，1989，13（4）：38-39.

［8］黄振翘. 急性白血病从虚劳与伏气温病论治［J］. 上海中医药杂志，1986（2）：3-5，13.

［9］陈广源，许玉鸣，石恩权. 试论白血病从伏气温病论治［J］. 贵阳中医学院学报，1986（1）：29-32.

［10］李振波. 白血病从伏气温病论治［J］. 广州中医药大学学报，1996（3-4）：29-30，32.

［11］卢祥之，张年顺. 著名中医治疗癌症方药及实例［M］. 2 版. 北京：科学技术文献出版社，1994：236-243.

［12］焦中华，张天芳. 实用中医血液学［M］. 青岛：青岛出版社，1989：266-268.

［13］霍俊明，于维贤，李维奇，等. 急性白血病临床治疗体会与分析［J］. 中医杂志，1987（8）：31-33.

［14］黄世林，郭爱霞，向阳，等. 复方青黛片为主治疗急性早幼粒细胞白血病的临床研究［J］. 中华血液学杂志，1995，16（1）：26-28.

［15］张亭栋，李元善，李成文，等. HOAP 方案治疗急性非淋巴细胞白血病临床观察［J］. 中西医结合杂志，1986，6（10）：602-603.

［16］孙洪德，马玲，胡晓晨，等. 癌灵Ⅰ号结合中医辨证治疗急性早幼粒细胞白血病 32 例［J］. 中国中西医结合杂志，1992，12（3）：170-171.

［17］孙洪德，马玲，胡晓晨，等. 癌灵Ⅰ号结合中医辨证治疗急性早幼粒细胞白血病 16 例报告［J］. 中医药信息，1991，8（6）：39-41.

［18］张鹏，王树叶，胡龙虎，等. As_2O_3 注射液治疗 72 例急性早幼粒细胞白血病［J］. 中华血液学杂志，1996，17（2）：58-60.

［19］周霭祥，姚宝森，王奎，等. 急性非淋巴细胞白血病的治疗体会［J］. 上海中医药杂志，1986（2）：15-16.

［20］陈明校，孙洪庆，刘丽娟，等. 单用六神丸治疗成人急性白血病［J］. 中西医结合杂志，1989，9（12）：719.

［21］唐由君，顾振东. 六神丸抗急性白血病复发［J］. 中医杂志，1993，34（2）：110.

［22］王来慈，肖肃，张志华，等. 中药苦参治疗老年急性非淋巴细胞白血病的疗效观察［J］. 中医药学报，1993（1）：18-19.

［23］薛惠彰. 漆姑草为主治疗急性非淋巴细胞白血病 M_{2b} 型 1 例［J］. 中国中西医结合杂志，1994，14（12）：717.

［24］戴锡孟，杨学爽，范宝印，等. 梅花点舌丹治疗白血病及其实验研究［J］. 天津中医，1988（6）：14-16.

［25］高月，戴锡孟，杨学爽，等. 梅花点舌丹对白血病作用机理的研究［J］. 中国中西医结合杂志，1990，10（2）：103-104.

［26］唐由君，陈刚，张若英，等. 传统抗癌中成药抗急性白血病（L1210）的实验研究［J］. 山东中医学院学报，1989，13（6）：734-736.

[27] 陈泽涛，李芮，张宏．传统急救中成药对白血病小鼠 L7212 NK 细胞活性的影响[J]．山东中医学院学报，1995（4）：254-255．

[28] 陈泽涛，顾振东，李芮，等．清开灵抗脑膜白血病的实验研究[J]．中国医药学报，1996，11（3）：51．

[29] 陈泽涛．复方补益中药抗白血病的实验研究[J]．山东中医学院学报，1990，14（3）：28-31．

[30] 陈泽涛，顾振东．中药对淋巴细胞白血病小鼠细胞膜流动性的影响[J]．中西医结合杂志，1991，11（1）：39．

[31] 李琰，顾振东，刘爱花，等．中药复方治疗急性白血病作用机理探讨[J]．实用中西医结合杂志，1991，4（2）：111-114．

[32] 徐瑞荣，顾振东，黄文玉，等．复方补益中药对白血病小鼠 CFU-GM 及 CFU-L 的影响[J]．中国中医药科技，1995（2）：22．

[33] 陆泽华，杨易灿，沈素云，等．补骨脂素对人白血病细胞杀伤作用的体外观察[J]．中西医结合杂志，1990，10（6）：370．

[34] 刘超，卢珊，姬美蓉，等．冬虫夏草对白血病 NK 细胞影响的体外研究[J]．中国中西结合杂志，1992，12（5）：267-269．

[35] 易永林，李薇，郝秀智．人参茎叶总皂甙对 58 例急性非淋巴细胞白血病细胞的诱导分化作用[J]．中国中西医结合杂志，1993，13（12）：722-724．

[36] 赵勇，崔正言，张玲，等．MTT 法检测淫羊藿甙对几种瘤细胞株增殖的抑制作用[J]．上海免疫学杂志，1995，15（3）：167-168．

[37] 赵勇，崔正言，张玲，等．淫羊藿甙对人急性早幼粒细胞分化的影响[J]．中华肿瘤杂志，1997，19（1）：53-55．

[38] 施广霞，于丽华，刘金友，等．β-榄香烯抗肿瘤作用的实验研究：β-榄香烯体外对 L615 白血病细胞直接作用的实验研究[J]．大连医学院学报，1994，16（2）：137-140．

[39] 郝立宏，卢步峰，于丽敏，等．β-榄香烯吗素对 K_{562} 细胞凋亡的诱导作用[J]．大连医科大学学报，1997，19（2）：96-98．

［40］杨骅，王仙平，郁琳琳，等. 榄香烯抗癌作用与诱发肿瘤细胞凋亡［J］. 中华肿瘤杂志，1996，18（3）：169-172.

［41］陈发文，吕联煌，陈志哲，等. 雷公藤内酯体外净化白血病细胞的研究［J］. 福建医学院学报，1995，29（4）：318-320.

［42］敖忠芳，夏薇. 汉防己甲素逆转白血病细胞耐药的研究［J］. 中华血液学杂志，1995，16（5）：235-237.

［43］陈信义，孙颖立，孙稻，等. 中西医结合治疗急性白血病的研究概况与展望［J］. 北京中医药大学学报，1997，20（2）：2-7.

［44］唐由君，顾振东，焦中华. 200 例急性白血病的中医分型与客观指标初探［J］. 上海中医药杂志，1991（8）：4-6.

［45］徐瑞荣，顾振东，焦中华，等. 中医辨证分型配合 HA 方案治疗急性非淋巴细胞白血病 50 例［J］. 中国中西医结合杂志，1995，15（5）：302-303.

［46］鄢毅. 中西医结合治疗急性白血病 35 例疗效分析［J］. 中国中西医结合杂志，1995，15（11）：643-645.

［47］李立，刘玺珍. 辨证治疗白血病 59 例疗效观察［J］. 河北中医，1995，17（2）：10-11.

［48］单丽娟. 健脾和胃法在白血病化疗中的应用［J］. 新疆中医药，1990（3）：52-54.

［49］李海燕，钱林生，薛艳萍，等. 中医药在急性白血病化疗中作用的探讨［J］. 中国中西医结合杂志，1995，15（10）：628-629.

［50］叶光耀. 活血化瘀治疗急性白血病 36 例［J］. 中西医结合杂志，1988，8（10）：637.

［51］邓有安，陈崇远，高丹，等. 活血化瘀中药加抗癌药治疗白血病近期疗效观察［J］. 中西医结合杂志，1988，8（11）：683.

［52］焦中华，顾振东，李琰，等. 中西医结合治疗高白细胞型白血病 19 例临床分析［J］. 中西医结合杂志，1989，9（8）：502-503.

［53］朱海洪. 复方丹参注射液配合化疗治疗复发性难治性白血病［J］. 中国中西医结合杂志，1994（8）：502.

[54] 罗秀素，虞荣喜，沈一平，等. 中西医结合治疗急性非淋巴细胞白血病[J]. 中医杂志，1991，32（5）：290-291.

[55] 何宗健，郑春秀. 益气养阴法为主治疗3例生存期9年以上急性白血病的报道[J]. 上海中医药杂志，1994（11）：24-25.

[56] 麻柔，刘锋，薛向军. 中医对微小残留白血病的认识和治疗[J]. 中医杂志，1994，35（12）：748-749.

[57] 王乙忠，周霭祥，王志平，等. 扶正抗癌冲剂配合化疗治疗MRD的临床与实验研究[J]. 中医杂志，1996，37（9）：535-538.

[58] 唐由君，陈刚，张若英，等. 传统抗癌中成药抗急性白血病（L7212）的实验研究[J]. 中西医结合杂志，1990，10（12）：734-736.

[59] 李振波，丘和明，刘国普，等. 清毒饮和养正片对环磷酰胺所致的造血抑制小鼠粒系造血的影响[J]. 广州中医药大学学报，1999，16（1）：34-37.

[60] 李振波，丘和明，张萍. L7212白血病小鼠脾细胞中肿瘤坏死因子α活性及mRNA表达和复方中药清毒饮对其影响[J]. 中国实验血液学杂志，1999，7（3）：233-237.

[61] 李振波，丘和明. 不同浓度清毒饮和养正片对L7212白血病小鼠脾脏B细胞功能的影响[J]. 新中医，1999，31（8）：31-32.

[62] 应荣多. 活血化瘀抗肿瘤的研究探讨[J]. 中医杂志，1988，29（5）：60-61.

[63] 邓有安. 活血化瘀中药加抗癌药治疗白血病近期疗效观察[J]. 中西医结合杂志，1988，8（11）：683.

[64] 吴世华. 中西医结合治疗急性非淋巴细胞型白血病54例分析[J]. 中西医结合杂志，1985，5（9）：542-545，515.

[65] 王庆端，王绵英，华海婴，等. 鲁山冬凌草甲素的抗肿瘤作用研究[J]. 河南医科大学学报，1987（4）：372-376，444.

[66] 范勇，杜德林，李秀森，等. 茯苓素对人白血病细胞系HL-60增殖的影响[J]. 军事医学科学院院刊，1989，13（6）：423-426.

[67] 曲宝鱼，纪运中，章萍，等. 黄藤Ⅱ号对白血病L1210细胞杀伤动力学研究Ⅰ：显

陈志雄中医临床与传承

微分光光度计[J]. 中国肿瘤临床, 1991, 18 (1)：53-56.

[68] 薛维建, 王士贤, 李德华. 贯众抗肿瘤有效成分对 P388 细胞超微结构及细胞呼吸的影响[J]. 中国药理学通报, 1987, 3 (5)：291.

[69] 徐志工, 郑玲莉, 杨嗣坤, 等. 中国商陆皂甙诱生淋巴因子的能力及其抗肿瘤细胞效应的研究[J]. 第二军医大学学报, 1990, 11 (5)：409-412.

[70] 储大同, 孙燕, 林娟如, 等. 黄芪提取成分对癌症患者淋巴细胞免疫功能恢复及对大鼠免疫抑制逆转的作用[J]. 中西医结合杂志, 1989, 9 (6)：351-354, 326.

[71] BOYD A W, SULLIVAN J R. Leukemia cell differentiation in vivo and in vitro：arrest of proliferation parallels the differentiation induced by the antileakemic drug harringtonine[J]. Blood, 1984, 63 (2)：384-392.

[72] 李薇, 易永林. 人参茎叶总皂苷对人白血病细胞株的诱导分化作用[J]. 山西白血病, 1992, 1 (1)：34-37, 15.

[73] 徐建国, 马俊英, 杨贵生, 等. 苦参煎液对人早幼粒白血病细胞的诱导分化研究[J]. 中国中药杂志, 1990, 15 (10)：49-50.

[74] 李秀森, 任蕴芳, 卢涌泉, 等. 熊胆对 HL-60 细胞系的分化诱导作用[J]. 军事医学科学院院刊, 1988, 12 (5)：335-339.

[75] 焦鹭, 刘红岩, 韩锐. 葛根有效成分 S86019 对 HL-60 细胞的分化诱导及细胞周期移行作用的研究[J]. 中华血液学杂志, 1990, 11 (2)：83-85.

[76] 徐罗玲, 王伯瑶, 高军. 三七皂甙 R1 对 HL-60 细胞系体外诱导分化作用的初步研究[J]. 华西医科大学学报, 1991, 22 (2)：124-127.

[77] 任蕴芳, 于秉治, 廖世栋, 等. 猪胆汁酸钠对人早幼粒白血病细胞系作用机理的初步探讨[J]. 中国药理学与毒理学杂志, 1992, 6 (2)：121-124.

[78] 姜绪荣, 林慧娴, 李荆华. 人参皂甙对 K_{562} 红白血病细胞系的诱导分化作用[J]. 大连医学院学报, 1991, 13 (4)：22-25.

[79] 朱海洪. 复方丹参注射液配合化疗治疗复发性难治性白血病[J]. 中国中西医结合杂志, 1994, 14 (8)：502.

[80] 高瑞兰, 金锦梅, 牛泱平, 等. 人参总皂甙增加白血病细胞对化疗药物的敏感性

[J]. 中国中西医结合杂志，1999，19（1）：17-19.

[81] 谭获. 三氧化二砷治疗急性早幼粒细胞白血病的研究进展[J]. 血液肿瘤，1999，1（2）：2-3.

[82] 贺玉琢. 日本汉方药"血清药理学"、"血清药化学"的研究概况[J]. 国外医学中医中药分册，1998，20（5）：3-7.

[83] 王力倩，余上才. 用血清药理学方法研究中药苦参、仙鹤草的抗肿瘤作用[J]. 中国中医药科技，1995，2（5）：19-21.

[84] 王力倩，李仪奎，符胜光，等. 血清药理学方法研究探索[J]. 中药药理研究与临床，1997，13（3）：29-31.

[85] 许文林，陈道明，张永宁，等. 急性白血病体外药敏试验 MTT 法的初步探讨[J]. 实用癌症杂志，1998，13（1）：32-33.

[86] 陈灏珠. 实用内科学[M]. 10 版. 北京：人民卫生出版社，1997.

[87] 陈灏珠. 内科学[M]. 4 版. 北京：人民卫生出版社，1984.

[88] 刘锋，麻柔. 中西医临床血液病学[M]. 北京：中国中医药出版社，1998.

[89] 麒麟-安进医学协会血液组. 成人急性淋巴细胞白血病的研究进展[J]. 胡炯，摘译. 40th ASH Annual Meeting 通讯，1999（9）：10-15.

[90] HEIL G, KRAUTER J, KIRCHNER H, et al. Risk-adapted induction and consolidation therapy including autologous peripheral blood stem cell transplantion（PBSCT）in adult De-NOVO acute myeloid leukaemia（AML）[J]. Onco Hematol, 1998, 6（2）：23-25.

[91] 周淑云. 急性白血病治疗新进展[G] //中山医科大学附属第三医院血液科. 白血病诊疗新近展学习班资料汇编. 1999.

[92] 丁训杰，沈迪，林宝爵，等. 实用血液病学[M]. 上海：上海医科大学出版社，1992.

[93] ELONEN E, ALMQ V A, HANNINEN A, et al. Long term follow-up of adult Patients with aclute myeloid leukaemia（AML），results of a randomized trail between 4 and 8 cycles of chemotherapy[J]. Br JHaematol, 1998, 102（1）：150-155.

[94] 麒麟-安进医学协会血液组. 急性髓细胞性白血病的生物学治疗[J]. 黄洪晖, 摘译. 40th ASH Anunal Meeting 通讯, 1999 (9): 2-9.

[95] CHEN Z, CHEN S J, WANG Z Y. Molecular basis for the treatment of acute promyelocytic leukaemia with all-trans retinotic acid (ATRA) and arsenic trioxide[J]. Omo Hematol, 1998, 6 (2): 12-22.

[96] CHEN Z. Acute promyelocytic leukemia: Amodel of differentiation/Apoptosis induetion therapy for human cancer[C] // Abstract of the 1st Asia Hematology session. Tokyo: The 1st Asia Hematology Session, 1999: 17.

[97] WANG Z Y. Treatment of acute promyelocytic leukemia (APL) in relapse With arsenic trioxide (As$_2$O$_3$) [C] // Abstract of the 1st Asia Hematology session. Tokyo: The 1st Asia Hematology Session, 1999: 1.

[98] PETTI M C, ALOE M A, MONTEFUSCO Z, et al. High-dose hydroxyurea (High-Hu) in the treatment of poor risk acute myeloid leukemia[J]. Br J Haematol, 1998, 102 (1): 222-224.

急性白血病的分期辨证治疗

急性白血病（AL）是一种病情重、进展快、死亡率高的恶性血液病。目前最有效的治疗手段是针对白血病细胞的恶性增长而实施化疗，使其达到临床完全缓解。但长期、反复使用化疗药物可带来严重毒副反应，如过度骨髓抑制、消化道严重不良反应以及肝肾功能损害等。这些毒副反应是导致化疗失败的重要因素。笔者根据多年从事中医药治疗血液病临床实践的经验，认为中医药配合化疗治疗急性白血病比单纯西医或中医治疗有明显优势，这主要是因为中医药治疗能够明显减轻化疗药物引起的毒副反应，并能够调整身体机能，有助于临床疗效的提高。

急性白血病属中医的温病、虚劳、急劳、血证等范畴，经中华中医药学会血液分会专家组讨论定名为急髓毒病。其临床呈多态性变化，证候表现随病情发展及治疗情况而多变，所以，需根据临床证候变化进行分期辨证论治。笔者临床体会，急性白血病在实施常规西医治疗过程中，可按化疗的不同时期进行中医辨证治疗。

一 化疗前期

化疗前期主要针对贫血、发热、出血及骨髓浸润症治疗。

（一）贫血

贫血是急性白血病的主要临床表现，依据急性白血病类型及其病程的不同，主要分为以下三证。

1. 气血两虚证

（1）证候表现：气短懒言，言语低微，倦怠自汗，面色萎黄，舌体胖大，舌质淡，脉虚弱。

（2）处方：治宜双补气血，八珍汤加减。炙黄芪30g，党参15g，茯苓30g，白术10g，炙甘草6g，当归10g，熟地黄10g，丹参10g，川芎10g，赤芍10g，白芍10g。

2. 气阴两虚证

（1）证候表现：气短懒言，倦怠自汗，五心烦热，口干咽燥，舌淡红少苔，脉细数。

（2）处方：四君子汤合六味地黄汤加减。党参30g，白术10g，茯苓30g，山萸肉10g，熟地黄10g，泽泻10g，牡丹皮6g，车前子6g（包煎），炙甘草6g。

3. 阴阳两虚证

（1）证候表现：五心烦热，口干舌燥，潮热盗汗，或同时见畏寒肢冷，面色无华，舌淡、舌体胖大，脉细数或细弱。

（2）处方：仿左归丸或右归丸法。熟地黄20g，山药10g，山萸肉10g，枸杞子10g，菟丝子20g，龟甲胶（烊化）10g，鹿角胶（烊化）10g，仙茅10g，淫羊藿10g。

（二）发热

临床常见以下三证。

1. 阴虚内热证

（1）证候表现：五心烦热，咽干舌燥，潮热盗汗，午后颧红，舌淡红少苔，脉象细数。

（2）处方：青蒿鳖甲汤加味。青蒿 30g（后下），鳖甲 15g（先煎），知母 15g，细生地黄 20g，牡丹皮 10g，地骨皮 20g，生甘草 10g。

2．外感风热证

（1）证候表现：发热，微恶风寒或恶热，口干欲饮，汗出，小便黄，舌淡红苔黄，脉数或细数。

（2）处方：银翘散加减。金银花 10g，连翘 20g，桔梗 10g，薄荷 10g（后下），竹叶 10g，荆芥穗 10g，淡豆豉 15g，牛蒡子 15g，芦根 20g，生甘草 10g。

3．邪毒外发证

（1）证候表现：发热，口干欲饮，并见疖肿、疮疡，大便干燥，小便黄赤，舌淡红，苔薄黄，脉数。

（2）处方：仿黄连解毒汤。金银花 10g，连翘 10g，黄芩 10g，黄连 6g，蒲公英 30g，紫花地丁 20g，生地榆 30g，生甘草 6g。

（三）出血

出血属急性白血病常见病状，且往往是导致患者死亡的因素之一。出血常由血小板减少、凝血功能异常所致。根据笔者多年临床经验，出血可分为下述三证。

1．气不摄血证

（1）证候表现：神疲懒言，倦怠乏力，自汗，舌体胖大，脉虚无力。出血常反复发作，时轻时重，多见人体下半部出血，以便血、尿血、下肢紫癜、妇女月经过多为主，血色淡暗或淡而稀。

（2）处方：归脾汤加减。黄芪 30g，党参 20g，茯苓 30g，白术 10g，龙眼肉 10g，当归 10g，仙鹤草 30g，侧柏叶 10g，血余炭 6g，炙甘草 6g。

2．血热妄行证

（1）证候表现：身热或五心烦热，口干欲饮或不欲饮，舌红少苔或舌红苔黄，脉数或细数。出血以人体上半部为主，常见鼻衄、齿衄、咳血、吐血及上肢出血等。血色鲜红，血量多且不易止。部分患者热邪较盛，出血量多可致气随血脱。

（2）处方：犀角地黄汤加味。水牛角 30g（先煎），鲜生地黄 20g，赤芍 10g，牡丹皮 10g，灵磁石 20g（先煎），白茅根 30g，大蓟 20g，小蓟 20g，墨旱莲 30g，黄芩 10g。

3．瘀血出血证

（1）证候表现：身有瘀斑、瘀点，身痛或关节肿胀或有癥积，舌暗，有瘀斑、瘀点，脉涩或细弱。全身各部位均可见出血，轻者单部位出血，重者多部位出血。严重者出血骤起，出血量大，极易引起死亡。血色暗紫，夹有血块。

（2）处方：桃红四物汤加味。桃仁 10g，红花 10g，当归 10g，生地黄 10g，川芎 10g，赤芍 10g，鸡血藤 30g，三七粉 3g（冲），藕节 30g。

（四）骨髓浸润

常有肝、脾、淋巴结肿大及骨痛等症状，临床根据浸润部位及表现的不同进行辨证论治。

1．血瘀内阻证

（1）证候表现：瘀斑瘀点，胁下癥积，扪之坚硬或骨痛等，舌暗苔薄，脉细或涩。

（2）处方：治以活血化瘀消癥法，仿血府逐瘀汤。当归 10g，生地黄 10g，桃仁 10g，红花 6g，枳壳 10g，赤芍 10g，柴胡 10g，川芎 10g，牛膝 10g，莪术 10g，土鳖虫 6g，甘草 6g。

2. 痰瘀互结证

（1）证候表现：除有血瘀症状外，还有痰核或关节肿痛等。舌暗苔薄，脉弦滑。

（2）处方：宜桃红四物汤合涤痰汤加减。桃仁 10g，红花 6g，当归 10g，川芎 10g，生地黄 10g，赤芍 10g，石菖蒲 10g，半夏 10g，枳实 10g，胆南星 10g，陈皮 10g，天竺黄 10g，甘草 6g。

二 化疗期

化疗期主要针对胃肠道不良反应与肝功能损害所出现的症状进行辨证治疗。

（一）胃肠道不良反应

1. 脾胃虚弱证

（1）证候表现：面色萎黄，四肢无力，纳差，食后或午后腹胀，大便清稀，舌淡红苔薄，脉细弱。

（2）处方：香砂六君子汤加味。党参 10g，白术 10g，茯苓 20g，生姜 3 片，大枣 4 枚，木香 5g（后下），砂仁 10g（后下），陈皮 10g，半夏 10g，炙甘草 6g。

2. 胃气不降证

（1）证候表现：素有胃疾，化疗时诱发，见嗳气，纳少呕吐，严重者食入即吐，舌淡红苔薄，脉细弱。

（2）处方：旋覆代赭汤加减。党参30g，旋覆花15g（包煎），代赭石30g（先煎），生姜6g，半夏15g，大枣4枚，竹茹10g，甘草6g。

3．肝郁脾虚证

（1）证候表现：胸胁痞满，少腹胀痛，便溏或泄泻，舌淡薄，脉细弦。

（2）处方：加味逍遥散化裁。醋柴胡10g，香附10g，郁金10g，当归10g，白术10g，白芍10g，茯苓20g，薄荷10g（后下），生姜6g，甘草6g。

（二）肝功能损害

某些化疗药物长期大剂量应用会造成肝细胞破坏而出现肝功能异常，轻者仅见肋痛、纳差、腹胀，重者则出现黄疸，辨证论治如下。

1．湿热内蕴证（阳黄）

（1）证候表现：面色黄如橘色，纳差，恶心，呕吐，胁胀痛，大便清稀，小便黄，舌淡红苔黄腻，脉细数。

（2）处方：茵陈蒿汤合小柴胡汤加减。茵陈30g，栀子10g，大黄6g，柴胡10g，黄芩10g，党参10g，半夏10g，生姜6g，甘草6g。

2．寒湿内停证（阴黄）

（1）证候表现：面色为土色，纳差，腹胀，胃脘痞闷，大便不调，舌淡苔水滑，脉弦滑。

（2）处方：茵陈术附汤合五苓散加味。熟附子10g（先煎），茵陈30g，桂枝10g，白术10g，猪苓15g，茯苓15g，泽泻10g，车前子10g（包煎）。

三 化疗后期

根据中医肾主骨生髓、髓生血的理论，化疗后期主要针对骨髓抑制症状进行辨证论治，以促进骨髓造血机能的恢复。

1. 肝肾阴虚证

（1）证候表现：五心烦热，潮热盗汗，口干舌燥，两目干涩，腰酸腿软，或见遗精，舌淡红少苔，脉细弱。

（2）处方：左归丸加减。熟地黄15g，山药20g，山萸肉15g，菟丝子30g，枸杞子20g，川牛膝10g，丹参15g，鹿角胶10g（烊化），阿胶10g（烊化），女贞子15g，墨旱莲30g。

2. 脾肾阳虚证

（1）证候表现：畏寒肢冷，面目虚浮，或面色㿠白，纳差腹胀，大便稀烂，或见腰酸腿软，阳痿早泄，舌淡苔水滑，脉沉弱。

（2）处方：右归丸加减。熟地黄10g，山药10g，山萸肉15g，枸杞子20g，杜仲20g，菟丝子30g，附片10g，肉桂6g（后下），当归10g，鹿角胶10g（烊化），丹参20g，鸡血藤30g。

以上是急性白血病临床常见证候的辨证治疗。但在治疗过程中，要分清证候，抓住重点，解决主要矛盾，灵活掌握扶正祛邪、急则治标、标本同治等中医治疗原则，这样才能提高临床疗效。

（陈志雄）

急性白血病发热的中医辨治心得

一　现代医学对急性白血病发热的病因病理认识

半数急性白血病患者以发热为早期症状，发热程度和类型可有不同。急性白血病本身可以发热，但高热主要是因为感染。感染以呼吸道炎症、耳部发炎、肾盂肾炎、肛周炎、疖、痈、疡类多见，但有的发热找不到明显的病灶，常见严重的感染有败血症等。

急性白血病患者容易发生感染的原因：成熟粒细胞减少或缺乏，粒细胞功能异常；细胞免疫功能减退；白血病细胞在全身各部位广泛浸润，组织出血（增加了细菌滋生机会）；化疗药物抑制了造血与免疫功能；化疗药物损伤了消化道黏膜，使固有微生物能自口腔、鼻咽、肠道、肛周进入血液；各种穿刺、插管消毒不彻底。多次使用化疗药物、肾上腺皮质激素和广谱抗生素者易患真菌感染。

在缓解期，若患者仍处于免疫抑制状态，那么虽然中性粒细胞并无明显减少，但也易引起原虫和病毒感染。

二　中医的辨治思考

总原则：早期认清寒热病性，化疗期识辨邪正轻重，缓解期调整阴阳逆乱。

（一）早期认清寒热病性

急性白血病已确诊但尚未化疗时，常有不同程度和不同类型的发热，伴见出血、汗出等。此时邪正相争剧烈，首先要辨清发热是外感发热还是内伤发热。

1. 外感发热

大凡发热伴有鼻塞、流涕、恶风寒者，皆为外感发热，"有一分恶寒，便有一分表证"。外感发热须分风寒、风热病性。

（1）风寒：太阳表实证，方用麻黄汤加味；太阳表虚证，方用桂枝汤加味；外寒兼水饮咳喘证，方用小青龙汤加味；外寒兼项背强、肌肉痛，方用葛根汤加味；外寒兼内热烦躁证，方用大青龙汤加味；少阳证，方用小柴胡汤加味。岭南地区春夏季湿热重，可选用蒿芩清胆汤加味。

（2）风热：风热犯肺证，方用银翘石膏汤（自拟方，由金银花、连翘、薄荷、荆芥、生石膏、甘草、桔梗、蝉蜕、龙葵、北杏仁、芦根组成）。

2. 内伤发热

气血阴阳失调皆可引起内伤发热。但急性白血病邪毒炽盛，变化较快，此阶段虽有气血不足，但仍以邪盛为主。临床多见邪热犯肺、气营两燔、痰热壅肺、阳明经证等：邪热犯肺，方用麻杏甘石汤加味；气营两燔，方用清营汤、犀角地黄汤加减；痰热壅肺，方用千金苇茎汤＋小陷胸汤加味；阳明经证，方用白虎汤加味。

上述所列为临床较常见的证型。在此阶段，大多数病例处在邪实为主阶段，治疗应以祛邪为主。上方中多有加味，是因为急性白血病多有兼夹，或有汗出、出血，或夹痰湿、夹食、夹瘀，同时也有气血亏虚的正虚之象，故应在主证主方中适当加用对证药物，且其发热与白血病细胞有关，可加入龙葵、白花蛇舌草、冬凌草、白英、重楼、石上柏、山慈菇等对急性白血病细胞有解毒抑杀作用的药物，以加强退热效果。

对于气血亏虚的老年性、低增生性急性白血病，可适当加入扶正、补益气血的药物，以扶正祛邪。

3．病例举隅

病例一：侯××，男，21岁，2013年7月19日入院，确诊为急性早幼粒细胞白血病（M_3），未行化疗。

2013年7月21日查房，症见发热39.2℃，无恶寒，伴牙龈、双巩膜出血，皮下散在出血点及紫斑，面色苍白，神倦，乏力，头痛，周身肌肉疼痛，口干苦喜饮，汗出，大便秘结，已3日未解，舌红绛，苔黄腻，脉细数。查白细胞137.65×10^9/L，中性粒细胞17.89×10^9/L，血红蛋白84g/L，血小板44×10^9/L。

诊断：急髓毒紫斑。

证型：气营两燔，迫血妄行。

治法：清营凉血止血，清热解毒通便。

处方：犀角地黄汤＋人参白虎汤加味。水牛角50g（先煎），生地黄30g，牡丹皮15g，赤芍15g，西洋参30g（另炖），生石膏40g（先煎），知母15g，三七片15g（先煎），仙鹤草30g，茜草20g，栀子15g，木贼15g，白花蛇舌草30g，龙葵30g，甘草10g。3剂，水煎服，每日1剂，复渣再服。

2013年7月23日查房，患者诉服上方两剂后热退，出血明显减少，大便已通，乏力、口干、头痛、肌肉痛减轻。服完第三剂后，仍守上方，去人参白虎汤、栀子，加薏苡仁30g、茯苓20g。6剂，水煎服，未见发热。西药给予亚砷酸诱导治疗，联合羟基脲治疗高白细胞血症。

按：该例 M_3 患者，有发热、出血、口干渴、喜饮、乏力、便秘，证属气营两燔、阳明热盛，病情凶险，故用大剂犀角地黄汤合人参白虎汤直折气营燔灼之病势，用西洋参养阴益气生津，以济其气阴亏耗，加栀子、木贼，助诸止血药以止巩膜出血，栀子加生石膏以解热通便，龙葵、白花蛇舌草清热解毒，对高白细胞血症有降低白细胞的作用。治急症要有胆识，药证相合，果断治之，患者服药两剂后热退，出血减少，诸证有改善，因阳明证已减，故继用清营凉血止血法治之。时正值岭南盛夏，易感湿热，患者舌苔黄腻，故佐以薏苡仁、茯苓健脾化湿。

病例二：张××，男，74 岁，2016 年 12 月 7 日入院。

患者半年前已确诊为急性髓细胞性白血病（AML-M_{2a}），因年纪大，基础疾病较多，患者及家属不接受化疗，转求中医治疗。患者入院时神清，疲乏，动则气喘，双下肢散在出血点，白细胞 $5.53 \times 10^9/L$，中性粒细胞 $0.55 \times 10^9/L$，血红蛋白 83g/L，血小板 $4 \times 10^9/L$，至 2016 年 12 月 13 日，出现发热 38.7℃，无恶寒，咳嗽，胸部 X 线片示"左下肺渗出灶，感染与白血病浸润鉴别，左侧少量胸腔积液"。

初诊：2016 年 12 月 14 日上午。症见近 2 日发热，最高体温 38.7℃，无恶寒，时胸痛，疲乏，心烦，心悸，稍活动则加重，且每于小便时心悸、胸痛更明显，约 10min 后方能缓解，腰痛，活动后更明显，小便黄、略涩痛，大便结，纳尚可，口干喜饮，舌质淡红，苔黄略厚、干，脉弦细数。

诊断：急髓毒。

证型：心气血亏虚，心火旺，移热小肠。

治法：清心火通淋，补益气血。

处方：导赤散合黄芪当归汤加味。生地黄 20g，川木通 10g，淡竹叶 15g，甘草梢 10g，黄芪 30g，当归 10g，知母 20g，桑寄生 30g，秦艽 15g，瓜蒌仁 15g，薤白 15g。2 剂，水煎服，每日 1 剂。

二诊：2016 年 12 月 16 日。患者服药 2 剂，热退，疲乏、心烦、心悸、口干、小便黄、腰痛明显减轻，大便已通，小便后仍感疲乏，但无心悸、胸痛。舌淡红，苔薄白，脉弦细。

守上方，2 剂，水煎服。后于 2016 年 12 月 21 日症状缓解出院。

按：本例为老年白血病，未行化疗，要求中医治疗。本次入院表现为发热、心悸、心烦、胸痛、口干、小便黄涩痛，且每于小便后胸痛、心悸明显加重，需静卧约 10min 方能缓解，如此症状不多见，需医者细心辨证，理解症状之所以然。患者疲乏、心悸，动则甚，为心气气血大亏之象，胸痛、心烦、发热、口干喜饮乃君火亢盛，小便黄涩痛是心移热于小肠之故。心与小肠相表里，"小肠者，受盛之官，化物出焉"（《素问·灵兰秘典论》），《备急千金要方·小肠虚实》云："小肠实热，左手寸口人迎以前脉阳实者，手太阳经也。病若身热，来去汗不出，心中烦满，身重，口中生疮，名曰小肠实热也。"小肠化物，清中之清输予脾，脾气升清转输以吸收利用，清中之浊下输膀胱而为尿，浊中之浊者下注大肠，则小肠"受盛化物"之功能完成。病理上，心火下移小肠，故小便黄涩痛，而小肠实热顺经脉上熏于心，故出现心烦、口舌生疮等症，今患者小便后心悸、胸痛、疲乏加重，为小肠之热上干心经所致。此例特点在于心与小肠互相移热之临床表现，故用导赤散清心火，利小便通淋，热清则烧退。黄芪、当归补气血，瓜蒌仁、薤白宽胸止痛，桑寄生、秦艽止腰痛，秦艽与知母相配，滋液通便，补益气血，清火通二便，故热退，诸症减轻，再无出现小便后心悸、胸痛加重之象，表现了脏腑相关理论在临床上的指导意义。

（二）化疗期识辨邪正轻重

目前对于急性白血病的治疗，化疗是基本方案。化疗的毒副反应比较明显，尤其是胃肠道的毒副反应，以及骨髓抑制、白细胞严重缺乏、粒细胞缺乏、贫血和血小板减少、免疫功能抑制等，从而造成新的免疫失衡。化疗后，大多数患者常因严重感染而出现高热不退，大量联合使用抗生素及抗真菌药物、糖皮质激素、退烧药等，常导致气血亏虚、精髓衰竭、肝脾受损、消化功能极弱的机体状况。对于高热的辨治，要立足于本病的特殊性，其辨证思维与其他系统引起的发热有所不同，要着眼于气血亏虚、药毒损害、阴阳逆乱等正虚情况，来权衡邪毒的轻重缓急关系。从目前住院患者的普遍情况而言，针对白血病细胞的化疗抑杀、各种抗感染药物的联合使用，已使祛邪之法用达极致，然而大多数高热不退是正不胜邪。临床中，对于粒细胞缺乏引起的感染发热来说，白细胞计数、中性粒细胞计数不升高，高热是难以消退的。因此，我们认为中医辨治要侧重于扶正、补益气血、滋肾活髓，减少药毒对骨髓造血机能的损害、抑制，调整阴阳逆乱，以达扶正祛邪的目的。在此基础上，灵活辅以祛邪，对兼证进行治疗，常能使气血、精髓亏虚得到较快改善，热退症减。

化疗期间的发热常见以下分型。

1. 外邪犯肺，气血亏虚

人在气血亏虚、正气不支的情况下，极易感受外邪。须分辨此外邪是风寒之邪还是风热之邪，也要注意兼夹。若发热、恶风寒明显，鼻塞、头痛、全身肌肉酸痛，咳嗽或喘，舌淡苔白，则为风寒犯肺。症轻，汗出恶风，脉浮缓无力者，为太阳表虚证，宜桂枝汤＋玉屏风散、当归补血汤加减治疗。若发热、恶寒明显，无汗，肌肉疼痛，咳而气喘，脉浮紧，属风寒表实证，宜用麻黄汤、当归补血汤加味治疗。若咳喘，痰白稀有泡沫，为肺寒内饮，可用小青龙汤；畏寒明显，腰酸痛，脉沉者，为太少两感之证，可用麻黄附子细辛汤加味治疗。

若发热重，恶风寒轻，或汗出，咽干喉痛，咳嗽痰黄，口干喜饮，小便黄，舌淡但苔黄干，脉浮数，重按无力，属风热犯肺，可用笔者自拟方银翘石膏汤加黄芪、麦冬、西洋参等品治疗，须注重扶正，且退热后更方。

化疗后出现的胃肠道损害，常见恶心、呕吐、头晕、纳呆，脘腹两肋不适或疼痛，肝胃失和，此时外感，易出现寒热往来、口干苦、脉弦等症，属少阳病，比较多见，可用小柴胡汤、逍遥散加减治疗。

2. 脾肾两虚，阴火亢盛

此型在化疗后，骨髓抑制明显，白细胞、中性粒细胞缺乏，脾气虚弱，肾精亏虚的情况下，可出现高热不退，症见高热、无恶风寒，日重夜略轻，活动后加重，短气、乏力、心悸、头晕或耳鸣，腰酸，舌淡，脉沉细数或浮大数不任按，证属脾肾两虚、中气下陷、阴火亢盛，用补中益气汤以甘温除热，若兼见脘腹冷痛、便烂、中焦虚寒，用孙思邈的当归建中汤亦效。此证较常见，在上述治疗基础上，加补骨脂、黄精、巴戟天、三七片、淫羊藿、枸杞子等益肾填精之品，有助于骨髓造血功能的恢复。

3. 寒温大热，心肝亏衰，元气将脱

此型属危重之候，骨髓抑制十分严重，三系（白细胞、红细胞、血红蛋白）重度减少，感染未能控制，发热、恶寒，或寒热往来，或但热不寒，用退热药后，发热反复，心悸、气喘促、头晕、耳鸣、虚汗淋漓，稍动则加剧，面色苍白，或目睛上窜，肢体酸痛或抽动，脉寸弱，关尺沉微细弱，此为心气虚衰、肝血虚极而有元气欲脱之势（此时监护可见血压不稳、心率极快、血氧浓度下降等休克危象）。此时须急用张锡纯的来

复汤加减救治，余在临床屡用之，能挽救生命于顷刻（前文已述）。现将
《医学衷中参西录》中有关来复汤的内容摘录于下。

来复汤

治寒温外盛诸证。大病瘥后不能自复，寒热往来，虚汗淋漓，或
但热不寒，汗出而热解，须臾又热又汗，目睛上窜，势危欲脱，或喘
逆，或怔忡，或气虚不足以息，诸症若见一端，即宜急服。

萸肉二两，去净核　　生龙骨一两，捣细　　生牡蛎一两，捣细

生杭芍六钱　　　　野台参四钱　　　　甘草二钱，蜜炙

萸肉救脱之功，较参、术、芪更胜。盖萸肉之性，不独补肝也，凡
人身之阴阳气血将散者，皆能敛之，故救脱之药，当以萸肉第一。

凡人元气之脱，皆脱在肝。故人虚极者，其肝风必先动，肝风动，
即元气欲脱之兆也。又肝与胆腑相依，胆为少阳，有病主寒热往来，肝
为厥阴，虚极亦为寒热往来，为有寒热，故多出汗。萸肉既能敛汗，又
善补肝，是以肝虚极而元气将脱者服之最效。

张锡纯为近代中医临床大家，其衷中参西思想，开中西医汇通之先
河。他中医理论深厚，学验俱丰，方证辨治创新均从临床实践中来，《医
学衷中参西录》一书很有价值，我研读多遍，受益良多。

4．病例举隅

病例一：吴××，男，22 岁，诊断为急性红白血病（M₆）已 3 个月。
于 2019 年 3 月 21 日第二次用 IA 方案化疗，2019 年 3 月 28 日化疗完毕，
至 2019 年 4 月 2 日化疗后第五天出现发热，体温 38.0℃。

2019 年 4 月 3 日查房，症见发热，体温 38.1℃，无明显恶寒，但咽
痛较剧，进食、饮水时加重，汗出，口干不喜饮，查咽部充血（＋＋）、

色暗红，双扁桃体Ⅱ度肿大，纳差，小便黄，大便正常，舌嫩红，苔薄黄，脉浮数。查白细胞 0.21×10^9/L，中性粒细胞 0.01×10^9/L，血红蛋白 62g/L，血小板 41×10^9/L。

诊断：急髓毒。

证型：气血两燔，热毒内盛，壅于咽喉。

治法：清热解毒利咽，补气益精。

处方：生甘草 20g，桔梗 10g，金银花 15g，连翘 15g，蒲公英 20g，蝉蜕 10g，僵蚕 10g，皂角刺 15g，咸竹蜂 10g，生地黄 20g，麦冬 15g，西洋参 20g（另炖兑服），黄精 30g，补骨脂 30g，鸡血藤 30g，仙鹤草 30g。3 剂，水煎服，每日 1 剂。

2019 年 4 月 8 日查房，患者诉服药 1 剂次日热退，咽痛、口干明显改善，至查房时未再发热。查咽部充血基本消失，余症改善，胃纳增加。

按：骨髓严重抑制、粒细胞缺乏时，极易出现上呼吸道特别是咽喉的感染，表现为正虚、热毒壅阻咽喉，故清热解毒、利咽之中，仍要加强益气补肾填精，正气来复，方能抗邪。

病例二：许××，男，38 岁，因急性淋巴细胞白血病于 2016 年 10 月 19 日入院。患者于 3 月前无明显诱因出现全身游走性疼痛，偶有发热，恶寒，口腔溃疡，予抗感染、护肝等处理未见好转，后在中山大学附属第一医院行骨髓穿刺及流式细胞检查，确诊为急性淋巴细胞白血病（L_1 型），于 2016 年 10 月 20 日用 VDCLP 方案化疗。

初诊：2016 年 11 月 6 日。患者神倦乏力，无发热，面色萎黄，口腔黏膜、舌体溃疡，双下肢见瘀斑，纳差，大便结，已 4 天未行，舌淡红，苔白腻，脉弱。查白细胞 0.24×10^9/L，中性粒细胞 0.16×10^9/L，血红蛋白 74g/L，血小板 4×10^9/L。

辨证：脾肾两虚，湿浊内阻。

治法：补益脾肾，化湿解毒。

处方：补骨脂 30g，黄芪 30g，黄精 30g，鸡血藤 30g，巴戟天 30g，茜草 30g，苍术 10g，厚朴 10g，陈皮 10g，佩兰 15g，大黄 10g（后下），枳实 10g，马勃 10g，生甘草 30g，仙鹤草 30g。2 剂，水煎服。

二诊：2016 年 11 月 8 日。症状未见加重，口腔溃疡未见增加，余症同上。大便仍未通，腹微胀，无腹痛，下肢时痛，口干，但喜热饮，疲乏，难入睡，盗汗，汗出清冷，无发热。舌质淡胖，苔白腻，脉沉弦，寸浮。证属阴寒内盛，脾肾阳虚。因阳虚，阴火上越，故口舌生疮溃疡。

处方：熟附子 15g（先煎），白术 30g，大黄 10g（后下），细辛 5g，补骨脂 30g，鹿角胶 15g（另烊），熟地黄 15g，白芷 10g，生龙骨 30g（先煎），生牡蛎 30g（先煎），甘草 30g，炙麻黄 5g，秦艽 15g。3 剂，水煎服。另外用双料喉风散、冰硼散。

三诊：2016 年 11 月 16 日。口腔溃疡基本愈合，无痛，大便通，胃纳增加，盗汗明显减少，无口干。查白细胞 $2.4 \times 10^9 /L$，血红蛋白 70g/L，血小板 $132 \times 10^9 /L$。患者病情稳定出院。

按：口舌严重溃疡，乃阴寒内盛、阳虚阴火上越所致，不能误认为实热灼烧口舌。故以附子大黄细辛汤、附子麻黄细辛汤参阳和汤之意治之，加龙骨、牡蛎，收降阴火之上越，收到较满意效果。

（三）缓解期调整气血亏虚、阴阳逆乱

急性白血病缓解期，或化疗完成后，延长患者生存期、防止复发就成为治疗的终极追求目标。在此阶段，现代医学干预治疗手段不多。中医应加强临床研究，发挥作用。

通过大量临床观察发现，此阶段的患者主要表现为气血亏虚，脾肾功能未能恢复，或残留微小白血病。由于机体的免疫功能在原发病、多次化

疗药毒及糖皮质激素、抗生素、抗真菌药物影响下，尚未恢复平衡状态，因此从中医角度来看，此时机体属于阴阳逆乱、阴阳失调状态，具体是指机体的阴阳失去平衡，出现阴不制阳、阳不制阴的病理变化，表现在脏腑、经络、气血等失调，机体表里出入、上下升降等气机失和。在临床上，较常见以下证型：肺卫失固，易感外邪；肝胃不和，饮食失常；心脾两虚，气血失和；脾肾阳虚，阴寒内伏；心肝肾阴虚，虚烦不寐。因人而异，应细心体察。按笔者的经验，要着重调治肺脾，盖肺主皮毛，肺卫气充固，便能减少外邪侵袭。脾胃健运，机体得后天水谷之滋养，土生万物，自能鼓舞气血生长，供养先天肾精，精足髓充，造血机能才能壮盛。肺脾健旺，对促进自身免疫功能的平衡具有重要意义。

（陈志雄）

老年恶性血液病中医诊治的思考

一　老年恶性血液病的概念

老年人的年龄划分，世界卫生组织定为 60 周岁以上，西方发达国家定为 65 周岁以上，我国定为 60 周岁以上。按中国的天干地支称谓，老年人属花甲之年以上的长者。我国已踏进老龄化社会，根据 2013 年的统计，老年人数量约为 2 亿，占总人口的 13.6%，预计 2025 年这一比例会上升至 19.2%。

老年恶性血液病，是指年满 60 周岁以上者罹患的急性早幼粒细胞白血病、急慢性髓性白血病、急慢性淋巴细胞性白血病、多发性骨髓瘤、骨髓增生异常综合征、恶性淋巴瘤等疾病。随着人口的老龄化，恶性血液病发病率有所增加。可以预计，面对老年恶性血液病，采取合适的方案延长无病生存期将受到严峻的挑战。

二　老年恶性血液病的特点

老年人骨髓中造血的红骨髓减少，造血生长因子如造血干细胞的增殖能力减弱，雄激素分泌减少带来红细胞生成素减少，造血集落刺激因子、血小板生成减少，T 淋巴细胞和 B 淋巴细胞发生功能变化，免疫功能降低，易发生感染和肿瘤，血液循环中丙种球蛋白增加，使血沉加快，血小板的黏附性和聚集性增加，胃肠功能减退，营养吸收功能较差，造血物质供应不足、吸收不良等。由于存在上述的生理退化状况，在罹患恶性血液病后，在各种恶性血液细胞的侵袭下，老年人的整体生理机能会受到更大的破坏。在放、化疗，以及免疫抑制剂、大量抗生素、抗真菌药物等的治疗干预后，病情和机体的免疫机能会发生复杂变化，如化疗引起的毒副反应较严重，且较难恢复，难以进行下一阶段的治疗，造成临床上十分棘手的局面。

三 "精准医学"理念突显了中医的博大精深与科学性

20世纪的临床医学，从以个人经验及直觉为基础的传统个体化治疗，进入了以基础研究和临床研究及数据为依据的循证医学。二十多年来，循证医学将随机对照研究（RCT）捧为全球玉律。但临床和实践研究发现，循证医学所推崇的最佳研究证据，往往因疾病分类及诊断的不正确，导致入组患者所患疾病的本质不一致。患者入组标准苛刻、研究时间有限、研究方案僵化以及年龄限制严格（往往将小于18岁、大于65岁的人群排除在外）等弊端和局限性，往往导致研究结果不可靠，而根据不可靠的循证依据制定出来的治疗方案和用药指南显然存在很大的局限性，如医学界有人将传统化疗比喻为"无准星的机关枪"。因此，临床医学正在探讨超越循证医学，从分子生物学本质思考疾病，寻找"驱动因子"，将疾病重新分类，实现对疾病精准的诊断、分期、评估，以达到精准的预防及治疗，实现将适当的治疗施于适当的患者，建立符合个体化治疗的精准医学。

精准医学的基本概念是应用现代遗传技术、分子影像技术、生物信息技术，结合患者的生活环境和临床数据，实现精准的疾病分类及诊断，制订具有个性化的疾病预防和治疗方案。其主要特点：①精确（the right treatment），对合适的患者给予合适的治疗；②准时（at the right time），准时就是一切，所有的医疗只有在合适的时间实施才是真正合适的，这也体现了预测医学和预防医学的含义；③共享（give all of us access），医学的发展应该是使我们自己和我们的家人都更加健康；④个体化（personalized information），有人把精准医学称为个体化医学。

目前，精准医学正处在理论架构的设立阶段。但有些临床研究已见曙光，如在肿瘤的分类中寻找驱动因子（如通过癌症基因组学、蛋白质组学、代谢组学、信号组学、临床标记物等研究，找到具有共性的疾病驱动因子）的作用已经超越了传统诊断，并可针对驱动因子实施精准的靶向治疗。因而考虑人群基因、环境和生活方式、个体基因差异进行的个体化治疗才是有效的。

通过对精准医学的基本了解，人们不禁惊奇地发现，西方现代医学经历200余年，从以经验及直觉为基础的个体化治疗，走向奉行随机对照的循证医学，在循证医学显露出诸多弊端的情况下，转而寻找驱动因子的精准个体化治疗，这体现了否定之否定的科学发展原理。这个精准医学的提出，也恰恰说明了中医学的真相，即其理论和临床诊疗是博大精深和科学的。在此之前备受西方医学轻视冷落，被媚外的国人认为不科学、落后的祖国医学早在两千多年前就提出了有中国特色的精准医学。中国古代医学在博大奥妙的中国文化背景下，仰观天象，俯察地理，中知人事，将自然界阴阳化合、五行运化引入中医学的天人合一的整体观中，创造了以五脏为中心的体内外器官承制生化的脏象学说，并与自然界四季交替、六气变换、地域水土、风物长养、虫兽外伤等因素融合，形成病因学的"三因学说"；基于翔实、鲜活的四诊征象，按照中医特有的诊法（如八纲、六经、三焦、脏腑等充满智慧的辨证方法），结合个体禀赋、药物耐受的特殊因素来概括、提炼出精确的辨证，以确定病因、病位、病程和病变的预防；概括辨证的前提，在未病先防、既病防变的中医预防观念下，在治病求本、扶正祛邪、调整阴阳、三因制宜等诸多治则的理性思维下确立治法；再在中药的药性、升降沉浮理论、各种配伍法则下选方用药，组合成行之有效的经方、成方，配伍精当；最后参合针灸、按摩、内外合治、调摄养生等来辨证论治具体证候。也正是这一综合精确的证候（驱动因子），派生了同病异治、异病同治的精确、准时、个体化的中医治疗智慧。君不见，上述中医的基本核心理论和思辨方法不正是精准医学所提出的四方要素吗？！这不正体现先贤的超时空智慧和预见性吗？！难道当前中医界妄自尊大或妄自菲薄者不应该好好反思吗？那些认为中医不科学、临床没有重复性，中医不能治病的人，请想想究竟是中医本身不行，还是医者没有学好中医？！在当下精准医学的否定之否定思维发展观的启发下，中医界要冷静地重新审视中医的长处和短处。千百年来，特别是近五十年来中医发展还没有找到否定之否定的突破口，中医人应该共同努力，创造出提升中医理论和临床思辨的新"动因"。

四　从"精准"的视角思考老年恶性血液病的中医诊治

如上所述，老年恶性血液病病情复杂，针对肿瘤细胞的治疗有诸多掣肘，这对中西医都是难题。大量的临床事实证明，适当地运用中医辨证论治，常可提高疗效，提高生命质量，延长无病生存期。中医"留人治病"的姑息疗法思路应得到重视。下面谈谈几点体会。

1．辨证论治是中医学的精髓、核心

辨证就是分析，辨认疾病的证候。论治是针对当时的证候综合运用理法方药的治疗手段。只有高水平的辨证论治才能达到精确、准时的要求。这需要中医医生有深厚的中医理论造诣和丰富的临床经验积累。鉴于中医界存在的辨病和辨证相结合的模糊理念和中医水平尚有待提高的现状，笔者认为应回到重视辨证论治的正确导向上。

2．权衡正虚与邪实

老年恶性血液病的病机大多是先天禀赋不足、后天失养、老年体弱多病或久病体虚，造成阴阳逆乱、血气不足、肾精亏耗，此时受到风寒湿热邪毒、痰瘀病理产物、饮食劳倦等病因侵袭损害，加之经受放、化疗，抗感染等药物的毒副反应影响，导致病情复杂多变，难以恢复。在疾病发展的不同阶段，在化疗前后的不同时期，始终交织着正虚与邪实的互相纠结、夹杂，互为因果，恶性循环，给治疗带来困难，也使患者的抵抗能力、生命质量进一步下降，正虚加重，给邪毒盘踞提供了客观条件（正虚之处，便是邪客之处）。在正邪相争的胶着情况下，如何权衡正虚与邪实的关系，孰轻孰重，标本缓急，补虚与祛邪解毒的适当运用等，需要细心考察。总体来说，要把握好如下三点。

（1）扶正求本。老年患者经历了放、化疗，反复感染，造成骨髓空虚、五脏亏损、阴阳失调。因此扶正固本应放在首位，即使在化疗阶段，也要补脾肾，补气益血。可辨证选用左归汤、右归汤、四物汤、理中汤、八珍汤、十全大补汤、补气益血汤、大补阴丸、一贯煎等方药。

（2）"留人治病"是基本原则，祛邪解毒不能过耗正气。邪毒内蕴不除必然耗伤正气，但老年患者的生理机能减退，不任过度攻伐，可在扶正的前提下，辨别邪毒、风寒、湿热痰瘀、食积等属性，有针对性地配伍祛

邪方药，也可适当选用六神丸、亚坤酸、清毒片、白花蛇舌草、黄药子、山慈菇、胡黄连、龙葵等解毒药物，务使祛邪不伤正，扶正不碍邪，攻补兼施。

（3）顾护脾胃功能。重病久病的老年患者，脾胃功能进一步减弱，补土固源，滋养先天，使脾胃健运，胃气得存，才能保得一分生机。在治疗中，大多数的补益药物有碍脾之弊，而攻邪药物大多苦寒或温燥而伤脾。因此以个体化为原则的固本祛邪、攻补兼施的方药中，要注意加强应用培补脾土、疏肝和胃、升清降浊、消导开胃之品，尽可能地保护脾胃的消化吸收功能。

3. 同病异治、异病同治的临床运用

精准医学力图寻找疾病的分子基础及驱动因素，实现精准的疾病分类和诊断，对有相同病因、共同发病机制的患者亚群实现精准的评估、治疗及预防。中医的同病异治是指同一种疾病，由于发病的时间、地区以及患者机体的反应性不同，或处于不同的发展阶段，所以表现出来的证候不同，因而治法不同。而异病同治是指几种不同的疾病，在其发展过程中，由于出现了具有同一性质的证，因而可用同一方法治疗。中医开阔的眼光，缜密的辨证思维，连横合纵的用药谋略，早在千百年前就有精准医学的构想和实践，只不过表述语境不同而已，事实上精准医学为未来中西医融通提供了对话平台。

对于具体病种，如急性髓细胞性白血病的同病异治，我们的经验是要根据化疗前期、化疗期和缓解期邪正相争的不同实际病情，参合患者的体质、耐受程度来辨证，确立不同的理法方药施治，力求体现适时的个体化、阶段性、有针对性的精准原则。

中医理论认为，多种老年恶性血液病中，恶性肿瘤细胞克隆性增殖对机体造成损害是毒邪致病的共同主因，而体虚抗邪无力、脏腑功能亏损是

同一病理基础。由于有正虚邪盛的共同病机，所以扶正祛邪便成为异病同治的基本法则。然而在临床运用上，又要回到同病异治的具体辨证上。如此互相包容、互相依存、充满智慧禅机的辨证论治方法，可谓"临证之时，存乎一心"。

4．化疗引起毒副反应的中医"驱动因素（driver）"

化疗引起的毒副反应如消化道反应，临床上较多表现为脾气虚型、脾肾两虚型、肝胃不和型、痰湿内阻型，这是由于化疗药毒作用于不同机体时，不同机体存在着脾、肾、肝亏损程度的不同，其痰湿属性有异，阴阳失衡的偏颇不同，这些不同的中医"驱动因素"就造成了不同的证候。若不同个体的"驱动因素"是相同的，则会出现相同的证候。按此原理辨证运用理法方药，临床上是行之有效的，并且具体疗效具可重复性，若凭据这样的思路，细化"驱动因素"找出证素组合，做到有证素可循，就有望揭示辨证规律，进一步提高疗效。对于骨髓抑制、末梢神经损害的毒副反应也同理。

5．注意生活精神调摄，提高生命质量

老年患者，治愈或长期无病生存的概率要比年轻患者低。且衰年罹患顽疾，患者难免精神低落，加上放、化疗等药物干预，机体难以承受。因此在临床上，医者要有耐心，要细心观察患者的病情及心理变化，以予疏导宽慰，配合适当的饮食调养，包括适当的饮食宜忌、营养搭配、健脾消导，维持后天营养，以帮助机体康复，提高生命质量，达成治病与顾命相结合的效果。

（陈志雄）

贫血的中医辨治

贫血是多种病因通过不同的发病过程而引起的共同病理结果，是指外周血单位体积中血红蛋白（Hb）浓度、红细胞（RBC）计数和/或红细胞比容（HT）低于正常值。其中，以血红蛋白浓度降低最为重要。

一　贫血的诊断

1. 诊断标准

非高原地区成人血红蛋白含量达到以下标准可诊断为贫血。

男性 <120g/L，女性（非孕妇）<110g/L，孕妇 <100g/L。

2. 贫血程度分级标准

Hb <30g/L 为极重度贫血，Hb 在 30~59g/L 为重度贫血，Hb 在 60~90g/L 为中度贫血，Hb >90g/L 但低于正常值为轻度贫血。

须注意 Hb 值的个体差异。Hb 值一天之内早晚可有差异，但一般相差不超过 10g/L。女性月经前血浆量增加，Hb 会降低，每日相差可达 8~32g/L（平均 17.5g/L）。高原地区的人群 Hb 值略高。新生儿 Hb 值通常比成人高，而婴儿、幼儿 Hb 值往往比成人低。出生后 10 天 Hb <145g/L，10 天至 3 个月 Hb <100g/L，3 个月到 6 岁 Hb <110g/L，6~14 岁 Hb <120g/L 为贫血。

3. 病名特征

西医的贫血与中医的血虚（血枯）虽然概念上有一些差别，但均是指血液含量减少（亏乏）的临床现象。中医的血虚是指血不足，不能濡养脏腑经脉而出现的证候，故也可用"贫血"这一名称。"贫血"具有专属性，且通俗易懂。

"贫"有缺少、不足、不丰富之意。贫血是指血液的量或成分减少，有面色苍白或萎黄，唇色淡白，头晕眼花，心悸失眠，手足发麻，妇女经行量少、愆期或闭经，舌质淡，脉细无力等临床症状。实验室检查有血红蛋白、红细胞减少的表现。

二　血液的生成

中医学认为精是生命的本原物质。血液从根本上来说，是由精所化生的，如《医碥·命门说》指出"然儿在胎中，未尝饮食，先已有血，可见血为先天之水"。此"先天之水"是指由先天之精所化生的血液。人出生后，血液的生成与五脏六腑密切相关，又以脾肾两脏关系最为密切，有"脾胃为气血生化之源"（《景岳全书·脾胃论》），"血之源头在乎肾"（《病机沙篆·虚劳》）的说法。

1. 脾胃与生血

《明医指掌》云："血者，水谷之精也，生化于脾。"《灵枢·决气》云："中焦受气取汁，变化而赤，是谓血。"《灵枢·邪客》云："营气者，泌其津液，注之于脉，化以为血，以荣四末，内注五脏六腑。"

2. 肾与生血

《黄帝内经素问集注》云："肾藏精而主髓。"《素问·生气通天论》云："骨骼坚固，气血皆从。"《医方类聚·血病门》云："肾之精液入心化赤而为血。"

3. 心与生血

《灵枢·营卫生会》云："心主身之血脉。"《血证论·阴阳水火气血论》云："食气入胃，脾经化汁，上奉心火，心火得之，变化而赤是为血。"

4. 肺与生血

《灵枢·营卫生会》云："中焦亦并胃中，出上焦之后，此所受气者，泌糟粕，蒸津液，化其精微，上注于肺脉，乃化而为血。"

5. 肝与生血

《张氏医通·诸血门》云："气不耗，归精于肾而为精，精不泄，归精于肝而化清血。"

6. 气与生血

气属阳，血属阴，气与血皆为水谷精微所化，气为血帅，血为气母。

三 血液的生理功能

1. 滋养全身

《难经·二十四难》云："血主濡之。"《灵枢·营卫生会》云："乃化而为血，以奉生身，莫贵于此。"《素问·五脏生成》云："肝受血而能视，足受血而能步，掌受血而能握，指受血而能摄。"

2. 养育心神

《灵枢·平人绝谷》云："血脉和利，精神乃居。"

3. 调节津液

津血同源。《灵枢·痈疽》云："中焦出气如雾，上注溪谷，而渗孙脉，津液和调，变化而赤为血。"

4．维持阴阳平衡

《医碥·气》曰："气无形而血有质，气为阳主卫护于外，……血为阴主营运于中。"《血证论·阴阳水火气血论》曰："气为阳，气盛即为火盛；血为阴，血虚即是水虚。"

5．抵御外邪

《医宗必读·医论图说》曰："气血者，人之所以赖以生者也，气血充盈则百邪外御，病安从来？气血虚损，则诸邪辐辏，百病丛集。"

四　血液的输布与调节

1．心主血脉

《素问·五脏生成》曰："诸血者，皆属于心。"

2．肺朝百脉

《景岳全书》曰："血者水谷之精也，……宣布于肺。"

3．肝主藏血

《黄帝内经太素》曰："人动则血运于诸经，人静则血归于肝脏。"

4．脾主统血

《金匮要略编注》曰："五脏六腑之血，全赖脾气统摄。"

5．脉为血府

《素问·脉要精微论》曰："脉者，血之府也。"《灵枢·决气》曰："壅遏营气，令无所避，是谓脉。"

五　血液与精、气、津液关系

1．血与精

精血同源。

2．血与气

气为血帅，血为气母，气行则血行，气滞则血瘀。

3．血与津液

津血同源。"夺汗者无血，夺血者无汗。"

六　贫血的病因

贫血归属于中医血虚、虚劳、髓枯等范畴。不同原因所致的贫血，又有独特的名称，如黄病、虚黄、虚损、虚劳等。具体病因包括脾胃亏虚、肾精亏虚、肝血不足、邪毒伤脏、瘀血内停等。

七　辨证要点

1．心血虚

症见心悸怔忡，少寐多梦，易惊健忘，面色苍白无华或萎黄，口唇、指甲、眼睑及皮肤淡白无华，舌质淡，苔薄白，脉细弱或结代。

2．肝血虚

症见头昏目眩，两目干涩，目昏眼花，面色无华，爪甲不荣，失眠多梦，惊惕不安，遇劳则胁痛隐隐，肢体麻木，筋脉拘急，手足震颤，妇女月经不调或经闭，舌淡苔白，脉虚弱或细数。

3. 脾血虚

症见头昏乏力，精神倦怠，面色、口唇、爪甲及肌肤无华，食少纳呆，食后脘腹作胀，大便不爽或大便干结，舌淡苔白，脉沉细无力。

4. 肾血虚

症见面色苍白，唇甲色淡无华，耳鸣耳聋，毛发脱落，腰膝酸软，足跟痛，男子不育，女子月经不调或不孕，舌质淡，苔白，脉沉细弱。

注意：血虚的共性加五脏的辨证，参合气、瘀辨证和兼证，方可周全。

八 辨证思路

要掌握贫血的主要症状特征和五脏血虚的临床特点，灵活掌握贫血的辨证规律。要详细询问患者有无失血史，脾胃消化不良、运化失调史，有无慢性疾病及恶性肿瘤病史，有无化学药物、毒物及放射线接触史。参考现代医学的诊断，对临床用药、判断预后有帮助。

在贫血的诊治过程中应注意观察患者面色、脉象、心率、血压的变化情况，以估计病情的轻重，以防血脱等急症的发生。对于不同的原发病，应重视标本之间关系的辨证，注意其他兼证的辨证。

九 治疗原则

总以原发病为本，血虚证为标，治疗时标本兼顾。"虚则补之，劳者温之，损者益之。""形不足者温之以气，精不足者补之以味。"以补血为主，注意气血的相互关系，以益气生血为法。尤其是血脱时，"血不能速生，气当宜急固"，以固气摄血。注重调理脾胃运化功能，有利于药物运化。注意血虚与血瘀及其他兼证的关系。

十 中医辨治

1. 心血虚

治法：补血养心安神。

处方：归脾汤、当归补血汤加减。药用党参、黄芪、白术、陈皮、白芍、生地黄、茯神、远志、龙眼肉、木香、酸枣仁、炙甘草、阿胶等。

加减法：失眠多梦较重者，加夜交藤、合欢皮；心悸较甚者，加磁石、生龙骨；食少便溏、脘腹作胀者，加怀山药、薏苡仁、炒白扁豆、麦芽；兼见头昏、目眩、视物昏花者，可加枸杞子、菊花、山茱萸。

心阴虚者，用天王补心丹；气阴两虚者，用炙甘草汤。

2. 肝血虚

治法：补血养肝。

处方：四物汤加减。药用熟地黄、当归、川芎、白芍、制何首乌、山茱萸、阿胶。

加减法：肢体麻木者，加伸筋草、天麻、珍珠母、全蝎、僵蚕；眩晕耳鸣者，加女贞子、磁石；失眠多梦者，加夜交藤、合欢花；惊惕不安者，加龙齿、远志；胁痛者，加郁金、柴胡；食少纳呆者，加党参、白术、陈皮、茯苓、鸡内金，或用补肝汤（四物汤加酸枣仁、木瓜、甘草）。

肝血虚常易出现血脉瘀滞，可见肌肤甲错、妇女月经不调、面色黯黑等，宜加入活血化瘀而不伤正之品，如丹参、鳖甲、三七等。

3. 脾血虚

治法：健脾生血。

处方：归芍六君汤加减。药用党参、黄芪、茯苓、白术、炙甘草、当归、白芍、阿胶、陈皮。

加减法：纳呆食少者，加鸡内金、炒麦芽、神曲、炒谷芽；腹胀者，加砂仁、香附；大便溏者，加薏苡仁；血虚明显者，加何首乌、熟地黄、枸杞子；大便干结者，加大白术用量，加肉苁蓉等。

4. 肾血虚

治法：益肾滋血。

处方：左归丸加减。药用熟地黄、何首乌、鹿角胶、山茱萸、怀山药、黑芝麻、白芍、枸杞子、怀牛膝、淫羊藿、菟丝子。

加减法：耳聋、耳鸣者，加磁石、石菖蒲；腰膝酸软者，加川续断、桑寄生；遗精者，加生牡蛎、芡实、莲须；潮热、口干、咽痛者，加银柴胡、地骨皮、甘草。

5. 兼证辨治

兼外感：急则治其标，分清风寒、风热外感，注意治本、固护正气，方能祛邪。

夹食：宜消导食积，但要在健脾醒胃的基础上。

夹湿：南方天气多夹湿热，用滋滞之补血益肾药时，更要注意滋滞碍脾之虞。宜健脾行气化湿，要分清寒湿或湿热之证，分别治之。

夹瘀：久病，气血虚亏，运血无力，因虚生瘀，或因出血性疾病，瘀血内留，阻滞脉道，旧血不去，新血不生者，均应适当加用活血化瘀药，但要避免应用破气耗血之破瘀药，如莪术、三棱、水蛭、虻虫、土鳖虫、凌霄花、红花等，以防伤正。

（陈志雄）

内外合治慢性再生障碍性贫血

再生障碍性贫血（简称再障）是由多种病因引起的造血组织显著减少、骨髓造血功能衰竭的贫血性疾病，以全血细胞减少、进行性贫血、出血及反复感染为主要表现。中医无再障病名，根据临床表现，可归属于虚劳、虚损、血枯、血证等范畴。经过近 50 年的不懈努力，中医对再障的临床研究从个案积累发展到较大样本的分组对比研究，在病机认识方面从气血亏虚发展到肾亏髓枯，并认为存在毒入骨髓、髓海瘀阻。目前，该病的治疗已取得较大的进展，中医或中西医结合治疗再障的疗效已为医学界所肯定。

笔者认为，再障病机的关键是肾虚髓枯，脾虚、气血不足为标，血瘀、痰浊、邪毒既是病理产物，又是髓枯难复的病理因素，在治疗上，急则采用祛痰化湿、清热解毒、凉血止血等治法，缓则以补肾益髓为主，健脾、活血为辅。笔者根据再障的病机，创制了活髓片和活髓膏。活髓片由黄芪、当归、黄精、补骨脂、虎杖等组成，可补肾填精、健脾益气、活血养血；活髓膏由鹿茸、川续断、补骨脂、川芎、细辛等组成，可补肾益精、通经达髓，并制成巴布膏剂，外敷肾俞、八髎等穴位。上两药配伍，内外合治再障，取得了满意疗效。

1997—1999 年，笔者共观察了 45 例患者（均为确诊病例，且大部分已经西药治疗，疗效不佳或复发），其中内外合治组 15 例，内治对照组 16 例，西药对照组 14 例。结果显示，内外合治组总有效率为 80%，内治组为 75%，西药组为 47.8%。内外合治组总有效率优于其他两组，在症状改善方面，内外合治组表现更佳，尤其是夜尿频多、腰膝酸软等症状。虽然本次研究样本量尚小，内外合治的确切疗效还有待继续观察，但仍然提示内外合治疗法有一定的优越性。同时，内外合治组治疗前后免疫指标白细胞介素-2（IL-2）、白细胞介素-2 受体（IL-2R）、白细胞介素-6（IL-6）、肿瘤坏死因子-α（TNF-α）的变化有显著性差异（$P < 0.05$），提示患者的 IL-2、IL-2R、IL-6、TNF-α 等负性调控因子水平均表现为上升，说明免疫异常参与了再障的发病，内外合治明显降低了负性调控因子的水平，并能通过增加 IL-6 的分泌刺激造血[1]。

在再障的内治上，应以补肾益髓为主，佐以健脾活血，但在服用活髓片的同时，还要根据临床实际及地处岭南、气候湿热的环境特点灵活调整。在再障的病机上，脾虚为标，脾虚则运化失职，易生痰浊，且岭南多湿热，人易感湿浊、热邪，脾复受湿困，或热毒内留，更成虚实夹杂之候。在治法上，宜先理脾胃，用健脾醒胃、化湿清热之法，酌加茯苓、薏苡仁、白扁豆、厚朴花、佩兰、黄芩、防风之属。脾胃既能运化水谷，亦有运化、转输药石达于病所之作用。明乎此，则可知调脾胃当为首务。

笔者所收治的再障患者，大多经过西医系统治疗，疗效不满意，然已长期使用糖皮质激素、达那唑、环孢素 A、雄性激素等药物，副反应明显，大多表现为阴虚阳亢、湿毒内蕴、气机怫郁、血瘀阻络。需辨证选药，以育阴潜阳、凉血活血、行气化浊之法，改善患者机体内环境，使补肾益髓、健脾活血之治法日渐见效，诚如岳美中先生所言："慢性病的治疗，不但有方，还需要有守，朝寒暮热，忽攻又补，是治杂病所切忌的……非有卓识定见和刚毅的精神，是不能长期守方的。"[2]

再障属难治痼疾，积病日久，病势缠绵，髓枯难复，且病况虚实夹杂，实难一时取效。因此，要谨守其病机，要有主方、主药。笔者以活髓片为主方，据兼夹症状，略作增益加减用药。守方有恒，方可见效，若患者遇感冒、外邪侵袭，或热毒内盛、变生疮毒，或热入营血、迫血妄行，则宜急则治标，待标证缓解，仍守原法调治。患者即使症状消失，血液分析指标、骨髓造血功能恢复，也需继续服药调补，以巩固疗效。

外治敷贴疗法历史悠久，马王堆汉墓出土的《五十二病方》中即载有敷贴方剂。晋唐以后，随着针灸学的发展出现了敷贴疗法。此前虽有报道电针、姜灸肾俞与关元等穴治疗再障，但以药物敷贴穴位、内外合治再障还鲜有报道。笔者根据多年的临床观察，自制活髓膏，外贴双肾俞及八髎穴。它们均属于足太阳膀胱经，内与足少阴肾经相表里。肾俞又是肾脏的背俞穴，背俞穴是脏腑经气输注于腰背部的腧穴，敷贴活髓膏能使药性通过皮毛腠理由表入里。贴敷上述穴位既可直接刺激肾的背俞穴，又可疏通肾经、膀胱经，并循经内传到肾，直达病所，起到通经达髓、补肾益精的作用。在临床上，我们还发现 5 例有夜尿频多、腰膝酸软等肾虚症状的再障患者，敷贴后肾虚症状明显改善，且试用于夜尿频多的非再障患者也同样获效。现代医学研究证实，药物敷贴主要是通过皮肤表面的角质层、毛囊、皮脂腺及汗管渗透入里，经吸收后进入血液发挥疗效；药物敷贴还能刺激神经末梢和特殊感受器，促进神经、体液的调节，改善各组织器官的功能活动以增强机体的抗病能力。由此观之，活髓膏确有补肾之效，使用方便，无副反应，值得深入研究。

再障的临床研究有待中医基础理论研究的突破，从中医理论与辨病相结合的角度而言，再障作为一个独立的疾病，其中医的病因病机也应该有其独特性。但囿于传统中医典籍的记载及中医审症（或证）求因的思辨模式，目前再障与急性白血病、骨髓增生异常综合征、多发性骨髓瘤等同归属于虚劳、血证、虚损等范畴，病因病机大体相同，在治疗上缺乏针对性，因而在分型治则、疗法上难以有的放矢。笔者通过具有补肾益精、活血生髓、促进精血化生作用的活髓片内服，借助通经达髓的活髓膏外贴，内外合治发挥中医药综合治疗的优势，进一步提高了治疗慢性再障的临床疗效。

（陈志雄）

参考文献

［1］马月，陈志雄，吴顺杰. 内外合治慢性再障的治疗体会［J］. 现代中西医结合杂志，2001，10（7）：649-651.

［2］岳美中. 岳美中论医集［M］. 北京：人民卫生出版社，1978.

活髓片对环磷酰胺造模小鼠骨髓细胞 DNA 含量及细胞周期的影响

活髓片是广州中医药大学内科血证组在丘和明教授指导下研制的具有补肾、健脾、活血化瘀功效，可促进骨髓造血，用于白血病化疗后及治疗再生障碍性贫血、白细胞减少症等血液系统疾病的有效药物。为了深入探讨活髓片及补肾、健脾、活血方促进骨髓造血的不同作用机理，我们进行了补肾、健脾、活血化瘀中药及活髓片对注射环磷酰胺造模小鼠骨髓细胞DNA 含量及细胞周期影响的实验观察。

1. 材料与方法

（1）动物分组：选用雄性 NIH 小鼠，体重 20～25g，由广州中医药大学动物中心提供。将小鼠随机分为正常组、生理对照组（生对组）、六味地黄汤组（补肾组）、四君子汤组（健脾组）、丹参饮组（活血组）及活髓片组（活髓组）共 6 组。

（2）药物：补肾组选六味地黄汤原方，健脾组选四君子汤原方，活血组选丹参饮去檀香加红花，活髓组药用黄芪、人参、枸杞子、川芎、黄精、补骨脂、虎杖、当归等。分别将上述方药制成浓缩煎剂，每毫升约含20mg 生药，以 1mL/10g 的剂量给实验组小鼠灌胃，生对组灌服等量蒸馏水。灌胃从实验第一天起至第十二天结束，每日 2 次，环磷酰胺由上海华联制药公司生产，批号970306。流式细胞仪为 ELITE 型，由美国 COUL-TER 公司制造。

（3）造模方法：除正常组外，实验各组于第二、四、六天按 1mg/10g

的剂量经腹腔注射环磷酸胺。于实验第十二天断头处死小鼠，取右侧股骨，用生理盐水反复冲，冲出全部骨髓。以 2000r/min 离心 10min。去上清液加入 4mL 的 75% 冷乙醇固定，并上振荡器摇匀送检。

（4）统计学处理：两均数差别的显著性检验用 t 检验，两样本率的比较用卡方检验。

2. 结果

（1）小鼠骨髓细胞 DNA 含量变化比较：补肾组、活血组及活髓组骨髓细胞 DNA 含量均有不同程度的增加，且与生对组、健脾组、正常组相比有显著性差异（$P < 0.05$），而补肾组、活血组及活髓组之间相比，无显著性差异（$P > 0.05$）。详见表 1。

表 1　各组小鼠骨髓细胞 DNA 含量变化比较（$\bar{x} \pm s$）

组别	鼠数	G_1 期	G_2 期
生对组	10	44.8 ± 0.85	87.0 ± 1.13
补肾组	10	$47.8 \pm 2.02^{\triangle **▲}$	$90.03 \pm 2.68^{\triangle **▲}$
健脾组	10	45.37 ± 0.38	87.57 ± 1.57
活血组	10	$47.13 \pm 1.41^{\triangle **▲}$	$92.5 \pm 2.95^{\triangle **▲}$
活髓组	10	$47.03 \pm 0.51^{\triangle *▲}$	$91.8 \pm 0.95^{\triangle **▲}$
正常组	10	44.97 ± 0.85	87.33 ± 1.50

注：与生对组比较，$\triangle P < 0.01$；与健脾组比较，$* P < 0.05$，$* * P < 0.01$；与正常组比较，$▲ P < 0.01$。

（2）各组小鼠骨髓细胞周期百分率比较：环磷酰胺对小鼠骨髓细胞周期的影响是显著的，正常组与实验各组相比 G_1 期、S 期、G_2 期细胞都有显著性差异（$P < 0.01$）。G_1 期细胞百分率以生对组和活髓组为最高，且与活血组相比，有显著性差异（$P < 0.05$ 或 $P < 0.01$）；活血组最低，

其与健脾组相比，有显著性差异（$P<0.05$）。S 期细胞百分率以活血组为最高，与生对组、健脾组、活髓组相比，有显著性差异（$P<0.05$ 或 $P<0.01$）。G_2 期细胞百分率以健脾组为最高，与健脾组、活血组与活髓组相比，有显著性差异（$P<0.05$ 或 $P<0.01$）。详见表 2。

表2　各组小鼠骨髓细胞周期百分率比较（$\bar{x} \pm s$）

组别	鼠数	G_1 期百分率/%	S 期百分率/%	G_2 期百分率/%
生对组	10	87.0 ± 1.70	9.3 ± 2.69	3.65 ± 1.06
补肾组	10	83.8 ± 9.46▲	12.1 ± 7.15▲	4.10 ± 2.43▲
健脾组	10	84.1 ± 4.05▲#	11.17 ± 2.80▲*#	4.73 ± 1.34▲*
活血组	10	79.1 ± 4.92△▲**	16.23 ± 2.80△△▲**	4.63 ± 0.84△▲**
活髓组	10	88.7 ± 4.10▲	8.07 ± 3.00▲	3.27 ± 1.11▲
正常组	10	70.07 ± 3.05	22.2 ± 2.05	7.77 ± 0.95

注：与生对组比较，△$P<0.05$，△△$P<0.01$；与正常组比较，▲$P<0.01$；与活髓组比较，*$P<0.05$，**$P<0.01$；与活血组比较，#$P<0.05$。

3. 讨论

环磷酰胺主要破坏细胞 DNA 的结构和功能，是细胞周期非特异性药物，其对细胞的 S 期作用最明显，且能够损伤骨髓微循环[1]，表现为血窦舒张、渗出、出血及结构破坏[2]。可见环磷酰胺对骨髓的抑制，既有对骨骼造血细胞的直接损伤，又有因破坏骨髓微循环，使造血细胞得不到正常能量供给而出现的 DNA 合成代谢障碍。

细胞 DNA 含量的高低反映其增殖活性，DNA 含量增加，则细胞增殖分裂旺盛，反之则分裂增殖受抑[3]。实验结果表明，补肾组、活血组、活髓组的 DNA 含量均高于正常组、健脾组与生对组（$P<0.05$）。这证明补肾中药、活血化瘀中药及活髓片具有促进骨髓抑制小鼠骨髓细胞 DNA 合

成的作用（即促进骨髓细胞增殖的作用），而健脾药则无此作用。这说明补肾药、活血化瘀药与健脾药在促进造血功能方面机制有所不同。

G_1 期是指从上一次细胞分裂结束到 DNA 开始复制的时间。在 G_1 期，细胞为 DNA 的复制做好了物质准备。在 S 期，细胞将进行 DNA 复制。在 G_2 期，细胞复制完成并将进行细胞分裂[4]。实验表明，环磷酰胺对小鼠骨髓的抑制是严重的，实验各组骨髓细胞 S 期百分率均明显低于正常组（$P < 0.01$），而活血组、补肾组则高于其他实验组，证明活血化瘀中药和补肾中药具有保护环磷酰胺抑制的骨髓细胞或／和促进细胞由 G_1 期进入 S 期的作用。同时再次说明活血化瘀中药、补肾中药与健脾中药在促进造血上存在差异。

多项实验证实，补肾中药具有促进骨髓造血干（祖）细胞的增殖作用[5-7]。谢仁敷等[8]认为，活血化瘀中药有改善骨髓造血微环境、促进造血的作用，但不能直接促进造血干（祖）细胞的增殖。我们认为，活血方改善了环磷酰胺造模小鼠骨髓的血瘀状态，进而降低了血瘀对骨髓细胞的间接影响，从而促进了造血。另有实验亦表明[9]，补肾中药、健脾中药与活髓片对注射环磷酰胺小鼠均有降低 IL-2、升高 GM-CSF 水平的作用，而活血化瘀中药则无此作用，初步揭示了上述不同方药的不同作用机制。

（陈志雄　曹克俭　薛恺睿，指导：丘和明）

参考文献

［1］杨藻宸. 医用药理学［M］. 3 版. 北京：人民卫生出版社，1994：1023.

［2］彭登慧，谢仁敷，田牛. 补肾中药对注射环磷酰胺小鼠骨髓微循环障碍的影响［J］. 中西医结合杂志，1983，3（5）：292-294，322.

［3］魏旭东，赵志平. 再生障碍性贫血 DNA 损伤修复活性的研究［J］. 中华血液学杂志，1992，13（10）：540.

［4］陈兆聪. 医学分子生物学［M］. 武汉：武汉大学出版社，1988：350.

［5］展昭民，常玉复，秦克力，等. 补肾药对再生障碍性贫血骨髓造血祖细胞作用的研究［J］. 中医药信息，1989（1）：23-25.

［6］谢仁敷，庄杰盾，麻柔. 中药大菟丝子饮与十四味建中汤对骨髓造血干细胞作用的初步观察［J］. 中华血液学杂志，1980，1（2）：92-94.

［7］曹克俭，俞亚琴，曹慧演，等. 中药补髓生血Ⅰ、Ⅱ冲剂对小鼠骨髓造血干（祖）细胞 CFU-S、CFU-D、CFU-E 的影响［J］. 天津中医学院学报，1996，15（2）：40-42.

［8］谢仁敷，廖军鲜，袁淑雯，等. 活血化瘀药对骨髓造血的影响［J］. 中西医结合杂志，1988，8（10）：616-617，583.

［9］曹克俭. 补肾、健脾、活血中药及活髓片、活髓膏对溶血性贫血大鼠造血及 GM-CSF、EPO、IL-2 的影响［J］. 中国中西医结合杂志，2005（S1）：91-93.

活髓片对环磷酰胺造模小鼠骨髓细胞ＤＮＡ含量及细胞周期的影响

特发性血小板减少性紫癜辨治进展

特发性血小板减少性紫癜（ITP）系血小板遭到免疫性破坏，外周血血小板减少的出血性疾病，以广泛皮肤、黏膜或内脏出血，血小板减少，骨髓巨核细胞发育、成熟障碍，血小板生存时间缩短及抗血小板相关抗体出现为临床特征。属中医学的血证、紫癜、发斑等范畴。现代医学主要以应用激素、大剂量免疫球蛋白、免疫抑制剂及脾切除等为主要治疗手段，但这些治疗手段存在着副反应大、价格昂贵、疗效不稳定或减药后复发等问题。而中医药辨治 ITP 常有报道，也取得了较大的进展。

一　中医对 ITP 病因病机的认识

1. 气阴两虚

这是目前中医学者对慢性特发性血小板减少性紫癜（CITP）病机的主流认识，持此种观点的医家认为气阴两虚是 CITP 发病的内因，CITP 以虚证为多，虚主要指气阴两虚。脾气虚损，不能统摄血液，则血不循经溢于肌肤；阴液不足，日久虚火内生，虚火扰络，迫血妄行，则血溢于肌肤而生本病。

2. 热盛迫血

此说认为 ITP 的病机为火热熏灼，脉络受损，血溢脉外。此中火热包括实火与虚火，凡外感风热燥火、疫毒蕴而化热、湿热内蕴、肝郁化火等属实火，而肾精亏损、虚热内生，或脾虚气弱、阴火内盛则为阴火。因火易伤阴，临床上无论急性、慢性还是慢性急发型的 ITP，多有火热致阴液受灼，正气耗伤，火热益甚，使本病迁延难治的特点，故治疗时以泻火凉血为先，实火得泻则阴液不伤，虚火得清则可保全阴精。

3. 瘀血内停

此说认为 ITP 患者可因外感邪热、血受熏灼而致瘀，或因病久阴津亏耗、津亏不足以载血运行，或因久病气虚无力推动血液运行而致气虚营弱，或已病出血之后，离经之血未排出体外，或因医者治疗该病时不究根源，专事止涩，过用寒凉，使离经之血凝而不能排出体外，未离经之血瘀滞不畅，而形成瘀血。瘀血内停，血不循经，溢于脉外则又可导致出血。ITP 患者，尤其是难治性 ITP 患者出血所致的瘀血既是致病因素，又是病理产物，在病程中起着重要的作用。

4. 脾肾亏虚

此说认为 ITP 患者起病大多缓慢，常常反复发作，病程较长，一般多呈全身衰弱状态，症见乏力头晕、腰膝酸软、脉沉细无力，属内脏虚损之象。脾虚既可致统血无权，又可因出血之源枯竭而致气虚血少，复因风热邪毒乘虚入侵或五志之火内生，以致血中伏火燔灼于内，伤及血络，血溢肌肤、脉外而呈紫斑、出血表现；肾虚则精血衰少，阴亏火旺，灼伤脉络则扰血妄行，久则阴损及阳，命门火衰，火不归元而致阴寒凝聚于下，无根之火浮炎于上，阴阳不相为守，血行障碍，错行脉外，导致出血。

5. 风邪化热，迫血妄行

这是近年来陈志雄等提出的观点。此观点认为在急性特发性血小板减少性紫癜（AITP）或 CITP 的急性发作者，主要病因为风邪，病机为风邪化热，迫血妄行，进而耗气伤阴，气阴两虚。这是因为：AITP 和 CITP 急性发作者发病前多有外感风邪的情况，常为风邪所引发，发病多与肺胃经有关，表现出在上、在表的证候；ITP发病后病情变化迅速，可由散在的皮肤紫斑发展为大片瘀斑，或见呕血、便血，甚至见颅内出血而危及生命；ITP病情变化多端、部位不定、错综复杂，以及病程长、危害大等特点与风邪致病善行数变的特点相一致；ITP患者每因外感风邪发热时，血小板计数均明显下降，感冒痊愈则血小板计数有所回升，亦提示其与风邪致病有关。

综上所述，ITP的病因可概括为外感和内伤，病机为外感风热之邪，血热妄行，或脾气虚损，气不摄血，或脾肾阳虚，统摄无权，或肝肾阴虚，阴虚火旺，或瘀血内阻，血不循经。ITP的病机主要为虚、瘀、火三端。虚主要为气虚、阴虚、气阴两虚及脾肾两虚，脾虚主要为气虚，肾虚以阴虚为主，较少见肾阳虚证。瘀为瘀血内停，瘀既可是导致疾病的病因，又可是疾病的病理产物，常贯穿于疾病的始终，尤其是难治性ITP。火有实火及虚火之分，实火为外感邪热、情志之火，虚火为阴虚火旺，虚火扰络。AITP多为实证、热证，表现为热毒内伏营血，或阳明内热炽盛，化火动血，迫血妄行；CITP急性发作期往往也表现为标实之证，以热证、实证起病。CITP可因素体特异，为气阴两虚或脾肾两虚之体，或因AITP日久，由实转虚，气阴渐损而呈慢性过程。

二　治疗方法

1. 清热凉血

清热凉血法适用于初发的AITP及CITP急性发作，以血分热盛、胃火炽盛为主要病机时。此时患者血小板计数偏低，皮肤黏膜出血较重，可见呕血、黑便、尿血等较重出血现象，并伴有发热、口渴、面赤、舌红、脉数等特点。病属实证、急症，急则治其标，以泻火凉血、止血为第一要务。常用方剂为犀角地黄汤、清营汤、黄连解毒汤、泻心汤等。

2．益气滋阴

益气滋阴法是治疗血证常用的方法之一，尤其是对 CITP 患者。本阶段患者出血多不明显，但血小板计数仍处于较低水平。而使用大量肾上腺糖皮质激素后减量的患者，可能出现五心烦热、盗汗、神疲乏力、舌红、少苔、脉细无力等表现，此时宜治以益气滋阴之法，用茜草散、归脾汤、六味地黄汤、生脉散等方剂加减可获良效。曾繁昌等[1]以止衄Ⅰ号方治疗 ITP，方中以党参、生地黄、阿胶益气养阴为君，海螵蛸、艾炭收敛止血为臣，佐牡丹皮凉血，并与口服泼尼松组对照，结果表明治疗组近期（4 周内）疗效不及对照组，但远期（1 年后）疗效明显优于对照组，随访一年的复发率也明显低于对照组，提示益气滋阴中药治疗 ITP 具有疗效稳定的优点。

3．健脾益肾

健脾益肾法适用于 CITP，此时患者的肾阴虚证候、脾肾阳虚证候均可出现，主要症见皮肤紫点，紫斑偶有出现，偶有鼻衄，色淡量少，漱口时可见少量渗血，伴见神疲乏力、腰膝酸软、五心烦热或畏寒肢冷。此期治疗当健脾益肾、益气养血，多选用六味地黄汤、八珍汤、二至丸等。周永明等[2]认为 ITP 大多起病缓慢，反复发作，一般多呈全身衰弱状态，症见头晕乏力、心悸气短、腰膝酸软、脉沉细无力。此时，机体免疫功能失调，易感邪气，有随时出血之势，这种出血不著或血止标缓状态当责之脾肾气虚，治当健脾益肾，扶正固本，以防动血出血。健脾益肾可以改善患者体质，增强机体抗邪能力，控制出血，升提血小板，是治疗 ITP 的重要法则。健脾益气则可化生血液，统摄固脉，使血循常道，不致外溢；益肾固经可益真阴，真阴充足，阴守阳固，其血自止。

4．柔肝养阴

此法常被应用于反复出血、常规药物难以控制的病例。其理论基础为肝为藏血之脏，肝木条达，则血有所藏，有利于气血运行和整个机体功能的恢复。紫癜缠绵、月经量多、胁胀隐痛、情绪不稳、脉弦细为运用柔肝法的辨证要点，药用白芍、当归、枸杞子、女贞子、绿豆衣等。

5．活血化瘀

瘀血是 ITP 的标证，却贯穿于疾病的始终，所以活血化瘀应作为治疗本病的基础方法。常用的活血药物为鸡血藤、当归、紫草、牡丹皮、赤芍、三七粉、丹参、大黄、桃仁、红花等，常用方剂为桃红四物汤、血府逐瘀汤、通幽汤等。但用药过程中应根据导致瘀血的不同病因病机而配合益气、滋阴、温阳、止血、健脾、补肾、清热等法，且不宜用破血逐瘀之品，以防加重出血。杨宇飞等[3]提出 ITP 的病因病机以肝脾肾三脏虚损为本，以热和瘀为标，其以滋补肝肾、活血化瘀拟方治疗 ITP 获效。朱介滨[4]提出治疗 ITP 无论是凉血、止血，还是益气都应以祛瘀作为基础，尤其是对一些反复出血、常规药物难以控制的 ITP 患者。钱钢[5]则主张以益气活血法治疗 ITP，他认为气虚是导致生血不足的根本原因，血瘀是气虚无力推动血液的病理变化，单用补气则瘀血不去新血不生，仅用活血则易伤正气或加重出血。李文梅等[6]以活血化瘀结合辨证把 ITP 分为气虚血瘀、阴虚血瘀、阳虚血瘀等型，治疗总有效率达 92%。陶淑春[7]以益气活血为治则拟基本方，药用大黄、桃仁、黄芪、人参、当归、玉竹、侧柏叶、仙鹤草等，结合辨证加减治疗 ITP 46 例，总有效率达 86.9%。

三 辨证治疗

综合近年中医药治疗 ITP 的文献，大多数医家仍主张辨证论治。有进行分型论治的，有以主方根据证候加减的，尚有根据经验方治疗的，均获得了较好的疗效，现综述如下。

（一）分型论治

综合近年文献，ITP 可分为虚证、实证及虚实夹杂证三类，最常见的证型为血热妄行型、气不摄血型、阴虚火旺型、瘀血阻络型，其次为气阴两虚型、气虚血瘀型、脾肾阳虚型、肝肾阴虚型及阴阳两虚型。

1. 血热妄行

该型患者多属 AITP，发病急，病程短，发病前或发病时可有外感症状，皮肤突然出现青紫斑点或斑块，可出现鼻衄、齿衄、尿血、便血，严重者可发展为颅内出血，伴有口渴、溲黄、舌红、苔黄少津、脉数。因风热毒邪为阳邪，故发病急，病程短。外感风热毒邪，热郁卫表，营卫不和则发热，热入营血，血热炽盛，血脉受损，热迫血妄行，血溢于脉外，瘀于肌肤之间，故见皮肤紫斑；火热迫肺，上循其窍，或胃火上炎，血随火动则鼻衄、齿衄，邪热伤及人体下部血络则见便血、尿血。该型的治疗应以清热解毒、凉血止血为法，可选用犀角地黄汤、清营汤等。

2. 阴虚火旺

该型多为 CITP，起病较缓，病程较长，病情时轻时重，出血现象明显，不易治愈，症见皮肤紫斑，色红或紫红，可有鼻衄、齿衄、舌衄、月经量多、心烦、不寐、五心烦热、盗汗、舌红、少苔、脉细数。疾病日久，阴液耗伤，阴虚则火旺，虚火灼伤血脉，血溢脉外则见肌衄、齿衄、鼻衄、月经量多等出血表现；虚火上扰心神，神不守舍则心烦不寐；阴虚生内热则见五心烦热；虚火逼津外泄则见盗汗。治宜滋阴降火、宁络止血，可选用茜草散、玉女煎、六味地黄汤及加味知柏地黄汤等。

3. 气不摄血

多见于CITP，起病较缓，病程较长，皮肤紫癜反复发作，色淡，多呈散在出血灶，劳则加重。可见鼻衄、齿衄、面色萎黄、纳差、倦怠乏力、心慌、气短、头晕目眩、色淡、苔白、脉细弱。气为血帅，气行则血虚，气虚不能摄血，血溢脉外则见肌衄。治宜用归脾汤加减。

4. 瘀血阻络

多见于CITP及难治性ITP，一般病程较长，病情日久不愈，症见肌衄青紫，反复出现，毛发枯萎无泽，面色、舌质紫暗，脉细涩。因久病入络，或气虚日久导致血瘀，或血热煎熬、阴虚血亏等导致瘀血内停，血不循经，溢于脉外而见肌衄。发为血之余，血行受阻，发少滋养，故发枯少泽。治宜活血化瘀止血，可选用桃红四物汤、失笑散、血府逐瘀汤等。

5. 气阴两虚

多见于CITP。起病徐缓，紫癜色淡红稀疏，时隐时现，可见月经后期、齿衄、鼻衄、乏力头晕、五心烦热、自汗或盗汗。此型患者多长期患病，气虚摄血与虚火扰络为出血的共同病机。治宜益气摄血、滋阴宁血，可选用生脉散、归脾汤、茜草散等加减。

6. 脾肾阳虚

多见于激素减量过程中，临床特点为在气血两虚的基础上伴畏寒肢冷、面色黄白、舌体胖大有齿痕，或见腹胀、便溏、浮肿、腰酸等脾肾阳虚表现，治宜补肾健脾、益气养血。可选用黄土汤、金匮肾气丸和当归补血汤等。

7. 肝肾阴虚

常见于慢性难治性ITP，病程多为 3～5 年或以上，可见经期提前，量多色黯红，以及鼻衄、齿衄、便血、尿血、手足心热、盗汗、头晕目眩、耳鸣、腰酸、膝软、烦躁等表现。治宜滋补肝肾，可选用六味地黄汤、大补阴丸、左归饮等。

8. 阴阳两虚

多见于病程较长、久治不愈的难治性ITP，病势较急，出血部位广泛而严重，临床可见阴阳两虚的复杂证候，治疗较困难，预后不良。

兰芳林[8]将ITP辨证为脾气不足及肝肾阴虚，分别采用归脾汤及大补阴煎合二至丸加减治疗 38 例，治疗 1 个月，总有效率为 92.1%。

潘铭[9]则从五脏辨证，将 123 例ITP患者分为 7 型。其中邪伤肺卫、络损血溢者，治以清热肃肺、凉血止血，方用银翘散、四物汤加减；肝火旺盛、迫血妄行者，治以清肝泻火、凉血止血，方用泻肝丸加减；心火亢盛、络脉受损者，治以清心泻火、解毒止血，其轻者用犀角地黄汤合泻心汤，重者用安宫牛黄丸或至宝丹合三七粉或云南白药；脾虚失摄者，治以温阳健脾、益气摄血，方用归脾汤加味；脾气亏虚、瘀血内停阻滞者，治以益气活血、散瘀消斑，方用自拟益气活血汤，由党参、黄芪、白术、丹参、当归、桃仁、鸡血藤、三七粉、赤芍、白芍、茜草、仙鹤草组成；肾气不足、血不归经者，以温肾助阳、填精补血为法，方用加味右归饮；肾阴亏虚、虚火妄动者，以滋阴清热、宁络止血为法，方用加味知柏地黄汤。治疗总有效率达 96.7%。

闫桂荣等[10]将本病分为血热妄行、气不摄血、脾肾阳虚三型，治疗总有效率达 95.3%。

杨辉等[11]将ITP分为五型进行治疗：脾胃积热型，用玉女煎；肝郁化火型，用丹栀逍遥散；瘀血阻络型，用失笑散加味；阳气虚弱型，用归脾汤加味；肾阴亏虚型，用六味地黄汤加减。

姜春壮等[12]将ITP分为血热型、阴虚火旺型及气不摄血型治疗而获效。

李海燕[13]以血瘀为基础，根据不同病机将本病分为热邪致瘀、气虚血瘀、阴虚致瘀三型治疗，取得了比较满意的疗效。

从以上来看，目前ITP的中医辨证分型尚无具体规范的标准。其证型演变规律为：血热妄行—阴虚火旺—气阴两虚—脾肾阳虚或肝肾阴虚—阴阳两虚。AITP及CITP急性发作期多属血热妄行，CITP则以气阴两虚多见，难治性ITP以脾肾阳虚、阴阳两虚多见。瘀血阻络存在于病程的始终。

（二）单方治疗

在采用单方治疗ITP时，有的医家采用传统的治疗血证的方剂加减治疗，犀角地黄汤、右归饮、左归饮等的应用频率较高；有的医家则根据自己的体会自拟方剂治疗，取得了较好疗效。

张涛等[14]自拟理血升板汤治疗ITP疗效满意。其药物组成为：党参、黄芪、白术、鸡血藤、生地黄、山茱萸、仙鹤草、栀子、黄柏、生蒲黄、紫草、牡丹皮、赤芍、当归、炙甘草等。

展昭民等[15]自拟玳瑁紫癜宁治疗ITP取得较好的疗效，该方由黄药子、山豆根、玳瑁、土大黄、紫草、茜草、仙鹤草、鸡血藤、牡丹皮、黄芪、当归、蒲黄、川芎、赤芍、三七等组成，制成蜜丸服用。

秦克力等[16]自拟紫癜圣愈散治疗ITP，取得较好的疗效。

周永明等[17]认为难治性ITP多为虚实夹杂证，既有血热络伤，又有脾肾亏损、虚火动血，还有脾气亏虚，故以泻火宁血、健脾滋肾为原则，药用生地黄、牡丹皮、大青叶、黄芪、党参、白术、熟地黄、墨旱莲、当归、仙鹤草、紫苏梗等。偏重阴虚者，重用生地黄；气虚偏重者，重用党参、黄芪；出血不止、病程长、舌有瘀斑者，重用当归、牡丹皮，加三七粉。每日1剂，3个月为1个疗程，均治疗2个疗程以上。结果，35例难治性ITP经过半年以上的治疗，治愈2例，显效7例，良效11例，无效4例。

穆亚玲等[18]认为ITP是由于各种致病因素致脾肾虚损，肝失藏血、脾失统血，血液不循常道，溢于脉外而致，其自拟健脾温肾柔肝的复方紫癜汤，由川芎、当归、白芍、熟地黄、炙黄芪、太子参、丹参、何首乌、鸡血藤、阿胶、仙茅、淫羊藿组成，随证加减治疗ITP 42例，总有效率达95.2%。

刘语琪等[19]认为ITP由于长期反复出血，失血过多，造成气随血脱，脏腑气血亏损，以脾肾两脏虚损为常见，故用归脾汤为主方加减治疗，取得了较好的疗效。

蒋凯等[20]自拟紫癜汤，由黄芪、西洋参、当归、紫草、茜草、大蓟、小蓟、丹参、水蛭粉组成，治疗57例ITP患者，总有效率为89.9%。

姜梅芳[21]认为ITP的基本病机为脾肾不足、阴虚血热，治疗上采用凉血止血、滋阴补血、补肾健脾之法，自拟升白散，方由仙鹤草、生地黄各30~60g，花生皮、血余炭、黄芪、白术、阿胶、茜草、牡丹皮、三七各18g，枸杞子、白茅根、何首乌、藕节炭各15g，生大黄、丹参、炙甘草各9g组成，治疗总有效率达92.31%。

王俊荣等[22]用水牛角治疗本病146例，有效率达98.5%。方法为每次用水牛角粉20g，每日2次，水煎服，疗效巩固后停药。

王忠建等[23]认为ITP的发病与脾虚关系密切，其治疗以健脾为主，兼祛瘀生新，自拟归芪五草汤：生黄芪、紫草各30g，赤芍18g，牡丹皮炭12g，全当归、仙鹤草、墨旱莲、茜草各15g，甘草8g，随证加减治疗ITP 53例，总有效率达92.5%。

封青海[24]用由黄芪、女贞子组成的贞芪扶正胶囊治疗ITP 32例，并设立对照组，结果显示，加入贞芪扶正胶囊的治疗组总有效率达93.7%，对照组则为75%，两组均经随访观察，治疗组较对照组复发率低，证明益气补阴之药可升高血小板。

刘安平等[25]认为CITP患者病程缠绵，反复出血，阴阳气血亏虚，兼"火"夹"瘀"，因而自拟具有益气养阴、补血活血止血作用的紫癜灵治疗该病。作者将72例患者随机分为两组：治疗组42例，用紫癜灵治疗；对照组30例，用江南卷柏片治疗。结果治疗组总有效率为90.48%，显效率为9.52%；对照组总有效率为72.22%，显效率为5.56%。紫癜灵由黄芪、党参、灵芝、生地黄、菟丝子、阿胶、墨旱莲、赤芍、牡丹皮、仙鹤草、茜草、三七、炙甘草、醋制大黄组成。作者认为该方具有滋阴而不敛邪、益气而不助火、止血而不留瘀的特点，治气又治血，治虚又治火，标本同治，阴阳相顾，因而取得了较好的疗效。

综上所述，由于ITP的病因病机较复杂，加之地域不同、各位医家所见患者不同，因此治疗方法也不尽相同。根据病情辨证论治者，主要采用的方法包括清热解毒、凉血止血，益气滋阴、宁血止血，滋补肝肾、健脾温肾等，但多合用活血化瘀之法。专方治疗方面，有的运用经方如犀角地黄汤、归脾汤、茜草散、六味地黄汤等治疗，有的则根据自己的经验，自拟方剂治疗。

关于ITP的用药规律，陈一清[26]通过对273篇文献中13 423例334个方子的用药情况进行分析、归纳，得出如下结论：①使用药物种类达30个；②主要用药种类依次排列是补益药、清热凉血药、止血药、活血祛瘀药、清热泻火药、清热燥湿药及清热解毒药；③补气药常用黄芪、党参、甘草、白术，补血药常用当归、阿胶、熟地黄，这两类药可益气补血、调节免疫，应视为每个处方的主药。清热凉血药常选生地黄、赤芍、牡丹皮，清热泻火药常选栀子、生石膏，清热燥湿药常选黄柏、黄芩，清热解毒药常选大青叶、金银花，止血药常选茜草、侧柏叶、三七、仙鹤草，活血祛瘀药常选丹参、川芎、鸡血藤、紫草等。

（陈志雄）

参考文献

[1] 曾繁昌，洪飞，杨英琦，等. 中药止衄Ⅰ、Ⅱ号治疗原发性血小板减少性紫癜61例临床观察[J]. 中国中西医结合杂志，1996，16（4）：207-209.

[2] 周永明，程军. 原发性血小板减少性紫癜的病机特点和治疗对策[J]. 辽宁中医杂志，28（12）：714-715.

[3] 杨宇飞，周霭祥，麻柔. 养血清癜汤治疗慢性特发性血小板减少性紫癜临床研究[J]. 中国中西医结合杂志，1999（1）：29-33.

[4] 朱介滨. 活血化瘀法为主治疗慢性原发性血小板减少性紫癜[J]. 黑龙江中医药，1996（1）：19-20.

[5] 钱钢. 益气活血法治疗慢性原发性血小板减少性紫癜[J]. 上海中医药杂志，1999（2）：17.

[6] 李文梅，赵保丽. 活血化淤法治疗原发性血小板减少性紫癜[J]. 黑龙江中医药，2000（1）：10-11.

[7] 陶淑春. 紫癜汤治疗原发性血小板减少性紫癜46例[J]. 辽宁中医杂志，1997，24（5）：211.

[8] 兰芳林. 健脾补肾法治疗特发性血小板减少性紫癜38例[J]. 山西中医，2001，17（3）：27.

[9] 潘铭. 辨证治疗血小板减少性紫癜123例分析[J]. 甘肃中医，2001，14（6）：31-32.

［10］闫桂荣，李岳勃，刘子华．辨证治疗原发性血小板减少性紫癜64例［J］．实用中医内科杂志，2001，15（2）：31-32.

［11］杨辉，胡荣．原发性血小板减少性紫癜中医辨治体会［J］．咸宁医学院学报，2001，15（4）：298-299.

［12］姜春壮，杨凤英．中药治疗原发性血小板减少性紫癜的疗效观察［J］．中国社区医师，2002，18（22）：37-38.

［13］李海燕．陶淑春教授活血化瘀法治疗原发性血小板减少性紫癜经验总结［D］．沈阳：辽宁中医学院，2002.

［14］张涛，巫协宁．66例慢性原发性血小板减少性紫癜临床疗效观察［J］．上海中医药杂志，1999（12）：16-18.

［15］展昭民，王志平，陈立君，等．玳瑁紫癜宁治疗原发性血小板减少性紫癜的研究［J］．中医杂志，1994，35（9）：541-543.

［16］秦克力，史苍柏．中药紫癜圣愈散对特发性血小板减少性紫癜患者免疫功能影响的实验研究［J］．中华综合医学，2001，2（3）：220-221.

［17］周永明，周韶红，黄振翘，等．泻火宁血健脾滋肾法治疗难治性原发性血小板减少性紫癜35例［J］．上海中医药杂志，2002，36（1）：22-23.

［18］穆亚玲，张淑珍．中药治疗原发性血小板减少性紫癜42例观察［J］．陕西中医学院学报，2001，24（6）：16-17.

［19］刘语琪，孙海琨．归脾汤治疗慢性原发性血小板减少性紫癜32例［J］．辽宁中医杂志，2004，31（8）：666-667.

［20］蒋凯，宋德新，李光．紫癜汤治疗原发性血小板减少性紫癜57例［J］．河南中医药学刊，2001，16（1）：52-53.

［21］姜梅芳．升板散治疗原发性血小板减少性紫癜26例［J］．实用中医药杂志，2001，17（6）：8.

［22］王俊荣，刘风真，吕长俊，等．水牛角粉治疗难治性特发性血小板减少性紫癜的临床研究［J］．滨州医学院学报，2001，24（5）：486-487.

［23］王忠建，白黎明．归芪五草汤治疗原发性血小板减少性紫癜53例［J］．浙江中医杂

陈志雄中医临床与传承

志，2001（6）：244.

［24］封青海. 贞芪扶正胶囊治疗慢性血小板减少性紫癜32例［J］. 陕西中医，2005，26（12）：1312-1313.

［25］刘安平，赵萍，陈志雄，等. 紫癜灵治疗慢性特发性血小板减少性紫癜的临床观察［J］. 湖北中医杂志，2005，27（9）：13-14.

［26］陈一清. 血小板减少性紫癜辨证施治规律若干问题探要［J］. 中医药学刊，2005，23（8）：1457-1459.

特发性血小板减少性紫癜辨治进展

祛风凉血养阴法治疗特发性血小板减少性紫癜的初步研究

特发性血小板减少性紫癜（ITP）是一种免疫介导的血小板过度破坏所致的出血性疾病，以广泛皮肤、黏膜或内脏出血，抗血小板自身抗体出现为特征，属于祖国医学紫癜、衄血、肌衄、血证等范畴。对于ITP的中医治疗，多按照辨证论治的方法，疗效较好。而我们在多年的临床诊疗过程中体会到，对于急性ITP或慢性ITP的急性发作患者，应用祛风凉血养阴法治疗效果较好，后期疗效稳定。

一　祛风凉血养阴法治疗 ITP 的理论基础

（一）风邪与 ITP 发病的关系

风邪在ITP的发病中起着重要的作用，从症状的发生情况来看，ITP患者多表现为紫癜、肌衄等。紫癜是指血液溢出于肌肤之间，轻者皮肤呈现青紫斑点，重者皮肤呈现青紫斑块，常伴有鼻衄、齿衄的一种病症。从ITP的发病部位来看，轻者紫斑多散在分布在四肢的远端，重者紫斑分布在胸腹皮下。

《素问·五常政大论》说："……少阴司天，热气下临，肺气上从，白起，金用，草木眚。喘呕，寒热，嚏鼽，衄，鼻窒，大暑流行，甚则疮疡燔灼，金烁石流。"《素问·至真要大论》说："少阳司天，火淫所胜……甚至衄衊，病本于肺。"《素问·缪刺论》曰："邪客于足阳明之经，令人做衄。"《灵枢·经脉》曰："太阳手阳明之脉，是主津液，所生病者，目黄，口干，衄衊，胃足阳明之脉，是动则病……衄衊。"因为肺主一身之表，胃经在迎香穴与肺经相联系，所以可以看出，ITP 的发病多与肺、胃经有关，且在表、在上，如《素问·太阴阳明论》所论："伤于风者，上先受之……犯贼风虚邪者，阳受之。"风为阳邪，其性轻扬，升散开泄，有向上向外之势，易伤人体的上部及肌肤，因此 ITP 的发病与风邪有关。

从 ITP 的起病情况来看，急性 ITP 或慢性 ITP 急性发作者发病前多有外感风邪的情况，其病常为风邪所引发。《素问·骨空论》曰："风者，百病之始也。"风常与他邪相兼为病，或为风寒，或为风热，或为风燥，或为风火。《素问·风论》曰："风者，百病之长也。"这和风与寒、热、燥、火的兼化有关。刘完素的《素问玄机原病式·六气皆从火化论》认为风木可以同化、兼化。风属木，而木能生火，风可以同化为火，且"风火皆属阳，多为兼化"。燥为秋令主气，"金主于秋而属阴，其气凉，凉极天气清明，而万物反燥，故燥若火"，故燥与热多同化，常与风火相兼为病。感冒寒邪，"阳气怫郁，不能宣散"亦往往化生火热之证。

肺主表，外合皮毛，外邪致病，首先犯表，表现为发热、微恶风寒或风热，口干微渴，舌红，脉浮等。《灵枢·经脉》曰："膀胱足太阳之脉……是主筋所生病者……衄衊。"现代医学也证明，ITP 的患者一般发病前常有上呼吸道感染或其他诱发因素，并每逢感冒时，血小板数下降，从患病季节来说，急性 ITP 多在冬春季节发病，可能与冬季感受风温、春季风邪当令有关，《素问·金匮真言论》曰："春气者病在头，春善病衄衊。"《温病条辨》曰："凡病温者，始于上焦，在手太阴。太阴风温……但热不恶寒者，辛凉平剂银翘散主之。"均说明 ITP 的发病多与风邪侵袭有关。

ITP 患者发病后，病情迅速变化，由散在的紫点发展成片，并可见到大小不一的紫斑，鼻衄、齿衄不止，甚或出现脑出血而危及生命。ITP 病程较长，甚至长达一生。ITP 这种病情变化多端、部位不定、错综复杂、病程长、危害大的情况与风邪性善行数变的特点相一致。《素问·阴阳应象大论》曰："邪风之至，疾如风雨。"《素问·风论》曰："风者，善行而数变。"

因此，风邪与 ITP 的发病有着密切的联系：从病因来说，多数 ITP 患者有外感的表现；从发病季节来看，多在冬春，而春季风木当令；从发病部位看，多在肺（卫）胃；从病情变化来看，起病较快，多反复不定。

（二）风邪化热，迫血妄行是 ITP 出血的主要原因

风为阳邪，如夹热、燥、寒等邪气伤人，易同化或兼化，化热入里，化燥伤阴，而成气阴两虚。风邪伤人肌表，致营卫不和，皮腠开泄，亦可致营阴亏耗。ITP 患者受风邪侵袭后，风邪夹热、燥、火，或风寒郁而化火，经口鼻或体表侵犯人体，邪入营血，伤及血脉，则可导致血热妄行，血从肌肤腠理溢出脉外，营血耗伤，进一步发展则气随血脱致气阴两伤。《素问·阴阳应象大论》言"风胜则动"，风邪易深传脏腑，入里化燥，耗伤精血、阴液，致使 ITP 患者正虚邪恋，病情反复，不易根除。故《素问·风论》说："故风者，百病之长也，至其变化乃为他病也，无常方，然致有风气也。"《临证指南医案·吐血》亦说："若夫外因所起，阳邪为多，盖犯是症者，阴分先虚，亦受天之风热燥火也。"因此，ITP 病机为外感风热之邪，邪热迫血妄行并由此而引起耗气伤阴的气阴两虚。

外感风热之邪，邪热迫血妄行的临床表现为：起病前多有外感风邪症状，如微恶风寒、鼻塞流涕、发热、头痛、身痛、无汗或有汗不畅、口

渴、咽喉肿痛；发病时忽然出现肌肤大片紫斑，颜色较深，常伴有鼻衄、齿衄、妇女月经过多等；咽干口燥，喜冷饮，大便秘结，小便短赤，舌质红绛，苔黄燥，脉浮数或滑数。

（三）祛风凉血法是治疗ITP的主要方法

鉴于风邪是引发急性ITP或慢性ITP急性发作的诱因，而风邪化热、热迫血行是ITP发病的主要病机，《黄帝内经》的"风淫于内，治以辛凉，佐以苦甘，热淫于内，治以咸寒，佐以甘苦"，《寿世保元·斑疹》的"论只因内热发出，皮肤如蚊虫之嗜，不宜汗下，但清热降火凉血气为要"及吴鞠通《温病条辨》的"太阴温病，血从上溢者，犀角地黄汤合银翘散主之"都提出了该病的治疗方法，因此，我们认为ITP的主要治疗方法是祛风凉血法，并在疾病慢性期不同的阶段佐以滋阴养血益气之法。

祛风法是指利用疏风祛邪的药物祛除表邪的方法。祛风药具有发散表邪、疏散外风或平息内风的功用，多入肺、膀胱、肝经，用于治疗外感风寒或风热表证。因此，对于血证中类似ITP的鼻衄、齿衄、发斑等，常用到祛风法。叶天士《临证指南医案》就指出："温风暑邪拂郁，而动血外溢者，用辛凉清润等剂。"这类药物常用的有防风、苍耳子、地肤子、荆芥、蝉蜕、荆芥穗、淡豆豉、牛蒡子、升麻等。

祛风药可以疏散风热，使热邪从表而解，避免风邪与他邪同化为热邪；祛风药能够发散郁火，升阳解毒；ITP患者有瘀血的一面，祛风药可行血中气滞，防止瘀血的进一步形成。另外，部分祛风药本身具有止血的作用，如《本草纲目·主治》载："荆芥沫服，能治吐血，烧服，治口鼻出血。白芷，涂山根止衄。"《本草纲目·草部》载："升麻，疗太阳经鼻衄。"雷载权的《中华临床中药学》载："紫苏具有活血止血的作用，防风有止血的作用，白芷能够活血止血，葱白能止血。"

在常用的祛风药中，防风、苍耳子、荆芥为辛温解表药，蝉蜕是辛凉解表药。防风的功效是发表散风、胜湿止痛，与蝉蜕同用，有疏散风热的作用。苍耳子的功效是散风除湿、通窍止痛，与地肤子等药同用，可治疗风疹。荆芥的功效是发表散风，炒炭止血，用于各种出血证。地肤子苦寒，有止痒作用，多用于皮肤风疹、周身瘙痒。蝉蜕可疏散风热，用于治疗风热相搏证。现代药理学证明荆芥有明显的抗补体作用，炒炭有止血作用；防风水提液能明显提高机体非特异性免疫功能，抑制2,4-二硝基氯苯所致豚鼠迟发性变态反应；苍耳子可缩短出凝血时间；蝉蜕有免疫抑制作用，能明显降低腹腔巨噬细胞吞噬功能；地肤子对免疫系统的影响主要表现为使致敏 T 淋巴细胞释放淋巴因子，抑制迟发性变态反应。

凉血法是应用凉血止血的药物，通过凉血而达到止血的目的。凉血药是具有清解营分、血分热邪作用，用于吐衄、发斑等血分实热证的药物。凉血药多为甘苦咸寒之品，咸能入血，寒能清热，多归心、肝经，主要用于温热病热入营分、血分，症见斑疹隐隐，或热甚迫血妄行，症见吐血、衄血。常用于治疗 ITP 的凉血药有犀角（水牛角代）、牡丹皮、生地黄、赤芍、茜草、丹参、侧柏叶。现代药理学证明，牡丹皮能增加抑制性 T 细胞的数量，抑制抗体形成；生地黄能明显缩短凝血时间，具有止血、促进血细胞产生、促进 IL-2 分泌的作用；赤芍具有增强细胞免疫功能、抗突变的作用；茜草有促进凝血的作用；水牛角可增加血小板的数量，使凝血时间缩短。

因此，祛风凉血法治疗 ITP 的机理可能是通过改变全身免疫机制、抑制血小板抗体的产生、增加血小板数量、促进凝血止血等实现的。

现在医学临床研究表明：祛风药对变态反应性疾病、自身免疫性疾病如荨麻疹、红斑狼疮等有较好的疗效，能减少相关抗体的产生、减轻其体内免疫复合物对机体的损害，改善血管的通透性等。而 ITP 作为自身免疫性疾病，祛风凉血法不失为一种可行的治疗方法。

二 祛风凉血养阴法治疗 ITP 的临床研究

（一）临床资料

经过临床资料的选择，符合纳入标准、诊断标准和排除标准的慢性 ITP 患者共有 47 例（均为 2000 年 1 月至 2003 年 4 月在广州中医药大学第一附属医院就诊及住院的患者），31 例为住院患者，16 例为门诊患者。其中男性 14 例，女性 33 例；年龄最大 63 岁，最小 6 岁，平均年龄 27.6 岁；病程最长 17.2 年，最短 7 个月，平均为 2.1 年。对照组共计 21 例，其中阴虚血热证 16 例，血热妄行证 5 例；治疗组共计 26 例，其中阴虚血热证 20 例，血热妄行证 6 例。

由于中药起效较慢及部分门诊患者临床资料的收集有困难，因此本研究观察和检测的各项指标，最短为 1 个疗程，最长为 3 个疗程，而对于观察结果只做治疗前后的比较。

（二）治疗方案

1．分组方法

按中医诊断标准辨证，将符合纳入标准的患者分为治疗组和对照组。鉴于该病部分患者住院期间很难单独运用中药进行治疗，因此凡纳入治疗组的患者均采用中西结合治疗方法进行临床研究。

2．治疗方法

（1）治疗组所有患者按辨证在主方的基础上进行如下加减：主方包括水牛角、牡丹皮、三七片、黄精、枸杞子、补骨脂、仙鹤草、地肤子、防风、苍耳子、甘草。血热妄行证加生地黄、赤芍、知母、紫草，阴虚血热证加女贞子、墨旱莲、龟甲、熟地黄。剂量随证及年龄增减。

（2）对照组治疗方法：凡纳入该组的患者均参照治疗组的给药方案，但从主方中去掉地肤子、防风、苍耳子等祛风药，其余所有治疗与治疗组一样。

（3）煎服法：中药每次水煎 500mL，取汁 300mL，每次 150mL，每日 2 次，口服。

（4）凡纳入治疗的患者（包括治疗组和对照组），均减用或停用激素和免疫抑制剂，停药后出现不能控制病情者，可按门诊用量继续维持治疗并逐渐减量，严格保持同等的条件，尽可能保持两组干预因素的一致性，如病情危重，血小板计数低于 $10 \times 10^9/L$ 且有出血倾向者可予输注机采血小板，各项临床指标的观察在血小板输注后 3 天进行，以排除外来输注血小板所致的干扰。

3．疗程

每个疗程均为 1 个月，持续 3 个疗程。

（三）指标观测

各组病例自确诊之后开始用药，并建立观察病历档案，各指标中，症状体征、血小板、血清补体 C_3 和 C_4、血清免疫球蛋白及 Y 值均分别于治疗前和治疗后 1 个疗程、2 个疗程、3 个疗程各进行 1 次，IL-2、IL-2R 分别于治疗前和治疗后各检查 1 次。

（四）统计学方法

选用统计软件 SPSS 10.0 进行原始资料的统计学处理。

（五）疗效判定标准

参照第二届全国血液学学术会议拟订的 ITP 疗效标准。

（六）结果

1. 两组治疗前后疗效比较

两组显效数及显效率分别为 9 例（34.62%）、4 例（19.05%），有效率分别是 84.61% 和 71.48%，提示治疗组的疗效较好，加与不加祛风药的疗效有显著性差异（$P < 0.05$）。

2. 治疗前后主要症状的证候积分比较

血热妄行证的主要症状紫斑（1.50 ± 0.548、0.17 ± 0.408，1.80 ± 0.447、0.40 ± 0.891）、出血（1.33 ± 0.517、0.17 ± 0.408，1.80 ± 0.447、0.40 ± 0.548）、发热（1.33 ± 0.517、0.33 ± 0.516，1.40 ± 0.548、0.60 ± 0.548）、烦渴（1.17 ± 0.108、0.17 ± 0.408，1.20 ± 0.447、0.60 ± 0.548）的改善，治疗组（6 例）较对照组（5 例）有显著性差异（$P < 0.05$），阴虚血热证的主要症状乏力（1.10 ± 0.641、0.50 ± 0.513，1.25 ± 0.577、0.63 ± 0.50）、便秘（1.00 ± 0.649、0.45 ± 0.510，0.69 ± 0.159、0.25 ± 0.147）的改善，对照组（16 例）较治疗组（20 例）有显著性差异（$P < 0.05$）。说明加用祛风药能提高血热妄行证的疗效。

3. 血热妄行证、阴虚血热证治疗组与对照组治疗前后血小板、血清免疫球蛋白 IgG 和 IgM、补体 C_3 和 C_4 的比较

从血热妄行证的血小板（22.2±17.92、72.6±32.81，11.2±5.07、58.8±43.147）、IgG（17.35±2.14、13.96±2.05，16.27±3.18、13.43±2.16）、IgM（2.62±0.47、1.81±0.39，2.32±0.46、1.96±0.54）、补体 C_3（1.38±0.41、0.52±0.33，1.32±0.53、0.62±0.29）、补体 C_4（0.46±0.11、0.24±0.16，0.34±0.10、0.22±0.14）可以看出，在血小板、IgM、补体 C_3 的改变上，治疗组较对照组有显著性差异（$P < 0.05$），说明加用祛风药能进一步改善免疫调节功能。

从阴虚血热证的血小板（24.9±11.61、54.2±26.72，16.94±6.69、43.94±22.2）、IgG（16.13±3.31、12.17±2.15，15.72±3.17、12.31±2.98）、IgM（1.75±0.26、1.31±0.48，2.64±0.48、2.27±0.26）、补体 C_3（1.36±0.31、0.99±0.27，1.21±0.12、1.03±0.38）、补体 C_4（0.42±0.21、0.28±0.15，0.28±0.16、0.30±0.34）来看，除 IgM 的改变有显著性差异（$P < 0.05$）外，其余指标无显著性差异（$P > 0.05$），但两组组内各项临床指标治疗前后比较有显著性差异（$P < 0.05$），说明疾病处于慢性期的病机是气阴血虚，治疗应以养阴补血益气为主，佐以祛风凉血。

4. 治疗前后两证型 Y 值的比较

Y 值是根据临床生理指标综合求出自主神经平衡指数以评估中医寒、热证的临床指标，比较 Y 值是客观反映寒、热证临床指征综合变化的简便方法。

从阴虚血热证治疗前后的 Y 值（0.45±0.544、0.095±0.393，0.43±9.434、0.16±0.328）和血热妄行证治疗前后的 Y 值（0.396±0.659、

0.002±0.379, 0.41±0.541、0.07±0.331) 可以看出, 治疗前后阴虚血热证与血热妄行证的 Y 值有下降, 但无显著性差异 ($P>0.05$)。

5. 两组证型治疗前后血清 IL-2 及其受体的比较

从血热妄行证血清 IL-2 浓度变化 (16.42±6.57、45.54±17.22, 17.26±7.12、34.68±14.31)、血清 IL-2R 活性水平变化 (742.28±87.21、686.25±79.67, 673.84±91.81、524.61±78.26) 可以看出, 血热妄行证患者血清 IL-2 浓度的升高、IL-2R 活性水平的降低均较对照组明显, 差异有统计学意义 ($P<0.05$)。从阴虚血热证血清 IL-2 浓度 (16.42±6.57、45.54±17.22, 17.26±7.12、34.68±14.31)、血清 IL-2R 活性水平 (942.12±96.42、45.54±17.22, 17.26±7.12、34.68±14.31) 可以看出, 其变化不如血热妄行证明显, 但治疗组与对照组间比较差异仍有统计学意义 ($P<0.05$)。上述结果说明, 祛风凉血养阴法能通过调节慢性 ITP 患者 T 淋巴细胞的细胞因子分泌状态而改善免疫功能的紊乱, 并可将此作为判断病情轻重及预后的指标。

注: 上述积分按病情的无、轻、中、重分 0~4 级计算, 血清 IL-2 浓度以 pg/mL 为单位, IL-2R 活性水平以 μ/mL 为单位, 其余均以国际单位为准。

三 结 语

综上所述, 特发性血小板减少性紫癜 (ITP) 的中医病因病机是: 外感风邪, 或夹热邪、温邪、寒邪, 侵袭肌表或入里化燥, 扰乱营卫气血, 或致血络损伤、失于约束, 或热迫血妄行, 致血失常道而见紫斑、出血等症, 或久病后失治、误治, 致阴液精血为风热之邪所燥化, 耗气伤阴, 而成气阴亏虚之证, 造成病情反复迁延难愈。祛风药具有疏散外风、发越郁火、升阳解毒的作用，凉血药具有清血分热、止血、化斑消瘀的作用，应用祛风凉血药治疗 ITP，能够疏散风热及行血中气滞而达到清热凉血活血的作用。ITP 后期多以气阴两虚为主，因此对慢性 ITP 的治疗应该以养阴补血益气法为先，祛风凉血为辅，从而真正达到标本兼顾，体现中医辨证论治的本义。

（陈志雄）

特发性血小板减少性紫癜的中医治疗进展

特发性血小板减少性紫癜（ITP）是一种原因未完全阐明的免疫性疾病，为常见的出血性疾病之一。中医药治疗 ITP 在治疗手段上有辨证论治、辨病治疗、单方验方治疗等，且日益重视基础理论、客观指标等研究，以下做简要之综述。

一 辨证论治

随着对 ITP 病因病机、辨证分型的深入研究，辨证论治成为 ITP 临床研究的主要部分。北京的黎得清综述了近年的文献报道，辨证论治组共365 例，其中有效 334 例，无效 31 例，总有效率 91.3%。辨病治疗组 229例，其中有效 185 例，无效 44 例，总有效率 80.8%。两组对比，有显著性差异，提示辨证论治比辨病治疗效果好。在辨证论治组中，气不摄血、瘀血阻络、脾肾阳虚、阴虚内热、血热妄行各型病例所占该组总病例的比例依次为 47%、21%、15%、11%、6%，提示 ITP 患者以气不摄血型为最常见，其次为瘀血阻络型，两型合计达 68%。而疗效则以血热妄行型为佳[1]。这些统计资料对临床研究有一定的参考价值。

姚乃中等观察了 ITP 患者 68 例，其中血热妄行型治以凉血止血，药用生地黄、赤芍、牡丹皮、茜草、生地榆，或加服安脑牛黄片，每次 2片，每日 3 次。气不摄血型治以益气摄血，选用炙黄芪、潞党参、全当归、茜草、仙鹤草、炙甘草。脾肾阳虚型治以温补脾肾，药选淫羊藿、菟丝子、补骨脂、巴戟天、炙黄芪、全当归、女贞子、桑椹、仙鹤草、茜草，另服肉苁蓉片（每次 5 片，每日 3 次）、鹿角粉（每次 3g，每日 2 次）。治疗期间除原泼尼松按常规递减外，停用一切抗贫血及辅助药物。结果，有效率分别为 88.9%、100%、94.44%[2]。

周霭祥等按四型论治。①血分实热型：多由热毒入血、迫血伤络，治宜清热解毒、凉血止血，用犀角地黄汤加味。犀角用水牛角代，用至 20g，先煎 20min，再下他药。清热解毒药用金银花、连翘，凉血止血药用白茅根、侧柏叶、墨旱莲、茜草，剂量宜大，常用 20~30g。②阴虚血热型：多为久病伤阴，内热由生，迫血伤络，治宜滋阴清热、凉血止血。用三甲复脉汤合茜草散加减，凉血止血药同上。③脾气虚寒型：因久病脾虚气弱，统摄血液无权，或阴损及阳，血寒不与气俱行。治疗上，寒象不重者，用归脾汤加减，止血药宜用藕节、仙鹤草、紫珠草之类，剂量宜用 20~30g；虚寒重者，可用温养下元法，加鹿角胶、巴戟天、杜仲、炮姜炭，脾肾双补，亦可加灶心土温经止血。④瘀血型：用化瘀止血法，药用当归、赤芍、丹参、鸡血藤、益母草、血余炭、三七、蒲黄炭、花蕊石，煎服，三七粉适量冲服。还可根据阴虚、气虚、肾虚辨证增加药物[3]。

黄振翘等用健脾补肾泻火方药生血灵的四种糖浆制剂治疗本病 154 例，分别用于四种证型：血热络伤型，脾虚失统型，脾虚阴亏型，脾肾阳虚型。生血灵的药物组成如下：

Ⅰ号生血灵：水牛角、生地黄、赤芍、牡丹皮、墨旱莲、棕榈、茜草、大青叶、紫苏梗、甘草等。

Ⅱ号生血灵：黄芪、党参、当归、牡丹皮、仙鹤草、大青叶、紫苏梗、甘草等。

Ⅲ号生血灵：黄芪、党参、当归、牡丹皮、仙鹤草、大青叶、紫苏梗、甘草、生地黄、熟地黄、墨旱莲等。

Ⅳ号生血灵：黄芪、党参、当归、牡丹皮、仙鹤草、大青叶、紫苏梗、甘草、生地黄、熟地黄、墨旱莲、淫羊藿、菟丝子等。

上述药物的糖浆制剂每次给药 20mL，每日服 3 次，饭前用开水冲服。治疗 3 个月，显效 5 例，良效 77 例，进步 58 例，无效 14 例，总有效率 90.9%；治疗 6 个月，显效 14 例，良效 66 例，进步 16 例，无效 7 例，总有效率 93.20%。与泼尼松对照组比较，患者出血症状均见改善，治疗 3 个月后血小板逐步上升，血小板寿命均明显延长，血小板相关抗体（PAIg）明显下降，两组总有效率分别为 90.9%、85%（$P > 0.05$），说明生血灵与泼尼松有相似的治疗作用和近期效果，但生血灵组随着疗程的延长，疗效逐步提高，治疗 6 个月的两组总有效率分别为 93.2%、56.25%（$P < 0.01$），生血灵远期疗效稳定持久，优于泼尼松。作者认为，其作用机制是：①抑制 PAIg；②调节细胞免疫；③促进巨核细胞分化成熟[4]。

孙成美等以化瘀止血汤（仙鹤草、茜草、益母草、紫草、红花）为基本方治疗 ITP，血热型加生地黄、牡丹皮、赤芍、水牛角，热甚加石膏、知母，阴虚型加玄参、生地黄、麦冬、阿胶、牡丹皮、白芍、墨旱莲，气虚型加党参、黄芪、白术、当归、熟地黄、甘草，治疗 10 例，治愈 4 例，显效 4 例，好转 1 例，无效 1 例[5]。实验研究表明，活血化瘀类中药可抗变态反应，抑制抗体形成，调节抑制性 T 细胞和辅助性 T 细胞的平衡。药理研究亦表明，活血化瘀类中药有降低毛细血管脆性和通透性，加强其抵抗力的作用。临床研究证实，活血化瘀类中药能使 ITP 患者血小板增多，PAIg 降低，具有免疫抑制作用，所以，可在各证型中灵活加用，以提高疗效[6]。

二 专方专药

ITP 是一种独立的疾病，其病因病机及治疗有其自身的规律性，很有必要将辨证与辨病有机地结合起来[7]。为了探寻更高效的药物，单方验方研究日渐增多。

王加元等以牛西西注射液治疗 61 例 ITP 患者，药物组成为羊蹄根、茜草、鹿茸草、甘草。将之制成注射液，肌内注射，每日 2 次，每次 4mL，半个月为 1 个疗程，疗程之间间隔 7 天，一般不超过 3 个疗程，儿童酌减。结果治愈 13 例（21.3%），显效 17 例（27.9%），好转 25 例（41%），无效 6 例（9.8%）。住院时间最短 6 天，最长 78 天，平均 25.5 天。作者认为，牛西西注射液具有增加血小板数量、改善毛细血管脆性、缩短出凝血时间等作用[8]。

邓有安等以活血化瘀中药（川芎、当归、红花、鸡血藤、赤芍、益母草）治疗 31 例 ITP 患者，每日 1 剂，总有效率达 90.3%。他们对患者的骨髓巨核细胞形态进行观察，并与正常骨髓巨核细胞对比，发现活血化瘀中药确实能解除骨髓巨核细胞的病理性损伤，并促进其增殖、分化、成熟及血小板的释放[9]。

杨进自拟陆鹤消癜汤（制商陆、仙鹤草、生地榆、西党参、漂白术、山萸肉、紫丹参、黄芪、制首乌、玄参、熟地黄、生甘草），治疗 ITP 50 例，痊愈 38 例，好转 10 例，无效 2 例，总有效率为 96%。作者认为，重用制商陆、仙鹤草，有加速凝血、增加血小板、改善骨髓造血的作用。商陆有毒，宜制用、久煎并佐以甘草解毒[10]。

陈信义等自拟"血宁Ⅱ号"治疗 ITP 38 例，总有效率为 89.4%。血宁Ⅱ号药物组成为：黄芪、茯苓、生地黄、熟地黄、墨旱莲、当归、侧柏叶等，制成浓缩糖浆，每次服 25mL，每日 2 次，总疗程 3 个月。作者认为此方的作用机理可能为调节免疫、改善血管功能、影响凝血机制、升高血小板数[11]。

专药方面的研究也有可喜的苗头。朱令元等以肿节风为主，研制出血康口服液，治疗 ITP 128 例，有效率达 85.9%，并与口服氨肽素者做对照（38 例），后者有效率为 58%（$P < 0.01$）。肿节风为金粟兰科植物草珊瑚的干燥全草，主要化学成分为黄酮苷类，大剂量有免疫抑制作用，小剂量有免疫增强作用，其对 ITP 的治疗作用可能与免疫调节有关[12]。

王会仍以绞股蓝冲剂、口服液分组治疗 ITP 60 例，其中冲剂组 24 例，每次 1 包（含人参皂苷 40mg），每日 3 次，口服液组 36 例（每支含人参皂苷 20mg），每次 1 支，每日 3 次，均口服，15 天为 1 个疗程，连用两个疗程。总有效率分别为 83.3%、83.4%。绞股蓝为葫芦科多年生攀缘草本植物，又名七叶胆，药理研究证明本药含有人参皂苷及多种人体所必需的氨基酸和微量元素，具有抗细胞衰老、抗疲劳、抗溃疡、抑制癌细胞增殖、降低血脂、护肝降酶及镇静安神等多种作用，且有与人参相似的免疫增强作用。作者认为，本品升高血小板的作用极其显著（$P < 0.01$）[13]。

张氏以紫癜清（中草药鹿茸草提炼制剂）治疗 ITP 45 例，有效率为 44.44%[1]。何氏用中药灵芝露治疗 ITP 14 例，显效 7 例，有效 2 例，进步 1 例，无效 4 例[1]。

三 基础研究

对 ITP 体液免疫机制的深入研究证明，本病的发病机制与血小板相关抗体（PAIg）有关，为一种免疫性疾病[14]。国内外文献报道，ITP 不仅有一种以上的抗血小板抗体增高，血小板计数与 PAIg 有显著的负相关性，还表现为辅助性 T 细胞（Th 细胞）下降，抑制性 T 细胞（Ts 细胞）增高，Th/Ts 降低，T_4^+、T_8^+ 增多，NK 细胞减少，免疫调节细胞（Th、Ts）是决定机体内环境稳定的中心环节，故 ITP 发病机制可能与机体免疫内环境平衡紊乱有关[15]。

王氏认为，ITP 自身抗血小板抗体的多样性和抗体作用部位的多样性提示 ITP 是一种多因素"杂源性"综合征。故目前尚无一种理想疗法可治疗全部 ITP 患者[16]，为探讨 ITP 中医证候分型与免疫学改变的关系，不少学者做了许多有益的探索。

杨宇飞等应用碱性磷酸酶-抗碱性磷酸酶（APAAP）桥联酶标技术和双抗夹心酶联免疫吸附分析（ELISA）法，测定 66 例 ITP 与 53 名健康对照者外周血 T 淋巴细胞亚群（T 亚群）、成熟 B 淋巴细胞、NK 细胞、血小板相关抗体（PAIg）和血浆抗血小板膜糖蛋白自身抗体，分析了它们与中医辨证分型、年龄、血小板计数、病程和免疫球蛋白间的关系。结果显示：① ITP 患者外周血淋巴细胞亚群与正常人比较，T_8（Ts）上升，T_4/T_8 减低，T_4^+、T_8^+ 双标记阳性细胞增多（$P < 0.001$），NK 细胞减少，但 T_{11} 与成熟 B 淋巴细胞无明显改变。②不同中医证型间 T 亚群有明显改变。按血热妄行型→气血两虚型→脾肾阳虚型→肝肾阴虚型→阴阳两虚型顺序，T_8 依次增高，T_4/T_8 依次降低。在血热妄行型和气血两虚型中，T_4/T_8 虽降低但不倒置，从脾肾阳虚往后各型，T_4/T_8 倒置并逐渐加重；在脾肾阳虚型中，T_4 下降最为显著，但肝肾阴虚型反之，T_4 下降不明显，以 T_4^+、T_8^+ 增多和 NK 细胞减少最为显著，同时 T 亚群明显升高。③ ITP 患者 PAIg 和正常人相比显著增高（$P < 0.001$）。中医各证型按气血两虚型→血热妄行型→脾肾阳虚型→肝肾阴虚型顺序，PAIgA、PAIgM、PAIgG 渐次增高。但在阴阳两虚型中，除 PAIgA 外，PAIgM、PAIgG 与正常对照组无统计学差异，显示出此型的特殊性。④ ITP 患者血浆抗血小板膜糖

蛋白自身抗体 GPⅡb、GPⅢa、GPⅠb 均增高，按脾肾阳虚型→气血两虚型→血热妄行型→阴阳两虚型→肝肾阴虚型顺序渐次增高，但组间无统计学差异。⑤ 56 例 ITP 患者外周血血小板计数与 PAIg 有显著负相关性（$P < 0.001$）。病程和年龄按血热妄行型→气血两虚型→脾肾阳虚型→肝肾阴虚型→阴阳两虚型顺序逐渐递增。以上结果说明 ITP 患者血小板相关抗体、T 淋巴细胞亚群与中医辨证相关，也提示中医辨证论治有其客观物质基础。阳虚组的各项免疫学指标改变较阴虚组轻，说明阳损及阴时，机体的免疫机能改变更为显著，符合"阳虚易治、阴虚难调"的理论。而阴阳两虚组的免疫学指标改变最为严重，提示此型治疗难度大，预后较差。作者认为，T 淋巴细胞亚群与血小板相关抗体的变化，可作为 ITP 中医辨证分型中有价值的参考依据[15]。

詹文彦等在对 ITP 辨证分型与血小板相关抗体及 T 淋巴细胞亚群的关系的研究中发现，本病主要抗体 PAIgG 在脾肾阴虚型中的含量明显高于脾虚失统型（$P < 0.001$），T 淋巴细胞亚群的 T_8^+ 值亦是脾肾阴虚型显著高于脾虚失统型（$P < 0.01$），T_4^+/T_8^+ 比值则明显低于脾虚失统型（$P < 0.05$），提示脾肾阴虚型的免疫损伤程度较脾虚失统型严重。临床发现，PAIg 值越高，出血程度相对越重。由此推测，PAIg 可能属于中医理论"血中伏火"的物质基础，它既可灼伤血络，又可耗伤阴血，血小板属阴血成分，因此其可致血小板下降而造成出血[17]。

1991 年 11 月在上海召开的第三届全国中西医结合血液病学术会议上，不少作者就 ITP 的中医分型与免疫学关系方面做了交流。上海第二医科大学附属新华医院治疗 ITP 60 例，分补气活血法组、泼尼松组、辅酶A + DNA 组，有效率分别为 75%、82%、35%，其中 PAIgG 和触珠蛋白（HP）在治疗前后的变化，均提示补气活血法用药能纠正患者的免疫混乱状态[18]。岳阳医院在研究了 103 例 ITP 患者的中医辨证分型与免疫学的关系后认为，实证组与虚证组各型 PAIgG 与血小板均呈负相关，T 淋巴细胞亚群的 T_3 值明显低于正常组（虚证组），T_4、Th 偏低，T_8、Ts 增高，Th/Ts 降低，作者认为这些项目可作为 ITP 急、慢性分期与辨证分型的量化指标[18]。北京市中医院的柯薇君等对 64 例 ITP 患者进行了甲皱微循环检查，发现阴虚血热型与脾肾阳虚型表现有明显不同，可用以指导辨证。他们对 ITP 患者全血、血浆 5-羟色胺（5-HT）含量的测定结果显示：阴虚内热型低于脾肾两虚型，且与阴虚内热型组血小板数量的减少相平行[19]。

这些研究表明，进一步加强对 ITP 免疫机理的研究，探讨其与中医辨证的内在联系，辨证与辨病相结合，充分发挥中医药调控免疫功能的作用，可能是提高 ITP 中医疗效的可靠途径之一[7]。

根据慢性 ITP 的中医病机以气虚不摄、阴虚血瘀为主的特点，并参考现代药理研究的成果，冯钊采用健脾气、滋肾阴和活血化瘀的药物，如黄芪、党参、生地黄、熟地黄、牡丹皮、赤芍、当归、山萸肉等组成紫癜灵，治疗慢性 ITP 22 例，结果显示：显效 3 例，良效 13 例，进步 4 例，无效 2 例，总有效率为 90.9%；22 例患者治疗前血小板均数为 39.35 × 10^9/L，治疗后升至 73.55 × 10^9/L（$P < 0.01$）；血块退缩试验治疗前退缩不良为 90.9%，治疗后降至 27.3%；IgG 治疗前较正常值略高，均数为 20.63g/L，治疗后降为 14.18g/L（$P < 0.01$），其中阴虚血热型和气虚不摄型的效果较好。以上结果提示紫癜灵有提升血小板、改善血小板功能、调节免疫的作用。该方同时兼顾了慢性 ITP 患者气虚、阴虚、血瘀的复杂病机，可以最大限度地兼顾各种证型的患者[19]。

笔者认为，从 ITP 免疫内环境平衡紊乱这一基本病理出发，全国不少学者把研究的目光移向免疫机制与中医辨证的互相关系上来，其路子是对的，但针对临床研究现状，似还应注意以下几点。

第一，多学科协作攻关。以往不少研究单位未能较好地将临床与基础研究结合起来，造成研究分散、重复、针对性不强的情况，这与我们现行的科技体制管理现状不无关系。在今后的研究中，这方面应给予足够的重视，进行多学科协作，协作组内部各个研究环节要互相配套，不断加以调整，尽可能少走弯路。

第二，加强对药物筛选的研究。补气养阴、活血化瘀药在调控免疫、抑制 PAIg、减少血小板破坏诸方面的研究有了可喜的苗头。任何一种成功的治法都必须体现在有效的药物上。药理、药效研究与临床研究密切配合，筛选有效药物，进行剂型改革等亟须加强。

第三，建立 ITP 动物模型，促进临床研究。有人用免疫抑制剂（如环磷酰胺等）造成小白鼠骨髓抑制，建立血小板减少的模型，但似乎与 ITP 发病机制相距较远。我们尝试将 ITP 患者的血清，经过一些特殊处理后，注射到动物身上，以期出现抗血小板相关抗体，模拟 ITP 的发病机制。无疑，ITP 动物模型的建立，对 ITP 发疗机制、药物筛选、免疫调控等研究将大有裨益。

（陈志雄）

参考文献

［1］黎得清. 原发性血小板减少性紫癜的中医研究概况［J］. 中医药研究，1989（2）：42-43.

［2］姚乃中，祝冰，万丽娟. 68 例原发性血小板减少性紫癜的临床总结［J］. 上海中医药杂志，1986（3）：8-10.

［3］潘澄濂，吴翰香，张亭栋，等. 紫癜证治［J］. 中医杂志，1985（9）：9-12.

［4］黄振翘，周永明，姚楚芳，等. 原发性血小板减少性紫癜的临床研究［J］. 中国医药学报，1993，8（2）：11-14.

［5］孙成美，文宏词. 活血化淤治疗血小板减少性紫癜10例［J］. 辽宁中医杂志，1992

（2）：29.

［6］姚乃中，周霭祥，柯微君，等. 免疫性血小板减少性紫癜的诊治［J］. 中国中西医结合杂志，1992，12（5）：304-306.

［7］陈志雄. 原发性血小板减少性紫癜中医治疗之探讨［C］∥全国中医血证学术研讨会. 全国第二届中医血证学术研讨会论文选集，1992：74.

［8］王加元，王淑兰，王启. 牛西西注射液治疗61例原发性血小板减少性紫癜［J］. 辽宁中医杂志，1992（2）：28-29.

［9］邓有安，袁光桂，颜维仁，等. 活血化瘀中药对血小板减少性紫癜患者巨核细胞形态影响的观察［J］. 中国中西医结合杂志，1984，4（6）：349-351，324.

［10］杨进. 陆鹤消癜汤治疗血小板减少性紫癜50例［J］. 陕西中医，1987，8（4）：150-151.

［11］陈信义，乐兆升. 血宁Ⅱ号治疗原发性血小板减少性紫癜38例疗效总结［J］. 北京中医学院学报，1990（1）：17-18.

［12］朱令元，万阜昌，方铝，等. 血康口服液治疗血小板减少性紫癜148例近期疗效观察［J］. 中华血液学杂志，1990，11（4）：210.

［13］王会仍，张丽珍，马寿思. 绞股兰治疗血小板减少症的临床观察［J］. 浙江中医学院学报，1991（2）：29-30.

［14］张源慧. 原发性血小板减少性紫癜的发病机理［J］. 中华血液学杂志，1990，11（4）：214-216.

［15］杨宇飞，周霭祥，麻柔，等. 免疫性血小板减少性紫癜免疫学改变与中医证候分型的关系［J］. 中国中西医结合杂志，1992，12（5）：263-266，259.

［16］王兆钺. 血小板研究进展：第十二届国际血栓与止血学术会议论文综述［J］. 中华血液学志，1990，11（4）：216-218.

［17］詹文彦，魏福玲，黄振翘，等. 免疫性血小板减少性紫癜辨证分型与血小板表面相关抗体及T淋巴细胞亚群的关系［J］. 中国中西医结合杂志，1992，12（5）：283-284，261.

［18］吴正翔. 第三届全国中西医结合血液病学术会议纪要［J］. 中国中西医结合杂志，

1992，12（5）：319-320.

［19］冯钊. 紫癜灵治疗慢性原发性血小板减少性紫癜22例疗效观察［D］. 广州：广州中医学院，1993.

原发性血小板增多症的中医辨治思考

●●●

一 病名的思考

中医学认为，由于各种疾病的病因、症状、病机、病程各异，应对某种特异性疾病，赋予某特异性名称，以代表其本质和特征，这就是病名。因此，具体病名是对该病全过程的特点（如病因、病机、主要临床表现等）与规律（如演变趋势、转归预后等）所做的病理性概括与抽象，是对该病的本质性认识。根据病名，临床上辨病在先，以病为纲。从病辨证，在诊断思维上可起到提纲挈领的作用。如朱肱《南阳活人书》所说："因名识病，因病识证，如暗得明，胸中晓然，无复疑虑，而处病不差矣。"

在血液系统的疾病中，由于历史的原因，与现代医学病名相对应的中医病名失于笼统，不能反映该病的中医特征和本质。

原发性血小板增多症（ET）中医病名的提出，要考虑下面两方面问题。第一，如何看待血液自身的质变。中医传统理论认为，血证的出血瘀血症多归于血热迫血妄行、气虚血失统摄、外伤出血、阴络伤血内溢或脉道瘀阻。《素问·刺腰痛》曰："衡络之脉令人腰痛，不可以俯仰，仰则恐仆，得之举重伤腰，衡络绝，恶血归之。"《丹溪心法》指出瘤块为"疾与食积死血而成也"之恶血，死血是指瘀血，亦称坏血。但对血液的自身质变，少有古籍提及。而血液系统疾病中的恶性血液病，主要是指血液成分的异常性恶性病变，属血质的败坏，与传统的出血、瘀血有着质的不同。我们根据原发性血小板增多症的发病性质和特点，将其中医病名写为"髓毒血癥"。"髓毒"是指骨髓受毒邪侵害而致血液生化失常，"血癥"之名取自《素问·阴阳应象大论》之"血实宜决之"，是指血分兼见寒热等邪实之象，以瘀血、蓄血、出血及痛肿为见证者。癥是泛指积聚病的有形者，《金匮要略》中的"癥瘕"是指腹中结块。

第二，给某种血液病定出相对应的中医病名，必须从该病的发病特征和发展趋势来考虑。原发性血小板增多症的临床特点为：①以血小板增多、出血或血栓形成，脾肿大为主症；②起病隐匿，早期轻者可有疲劳、乏力，或有胁痛、头昏、视朦、肢体麻木和烧灼感，病情进展可见出血，以齿衄、鼻衄、皮肤紫癜、便血为常见，或肢体麻木、瘀肿、疼痛、溃烂，甚至坏疽、胸胁胀痛、胁下瘤块等；③本病属骨髓增生性疾病，相当比例的患者（50%以上）可检测到络氨酸激酶的激活突变（JAK2V617F），与真性红细胞增多症、慢性粒细胞性白血病关系密切，可转化为急性粒细胞性白血病而导致患者死亡。从上可以看出，在该病中，髓毒是发病基础，血实与癥瘕是病情演变产物，故以髓毒血癥作为病名是切合临床本质和特征的。

二　辨证分型要基于症状体征

要归纳 ET 的辨证分型，应该以 ET 症状体征的出现与变化转归为思考依据，前面讲到，要以病为纲，从病辨证，"病"既是中医的病，也是西医的病。依据上述 ET 的临床特点，我们提出以下四型。

1. 肝郁脾虚

症见起病隐匿，轻者可见易疲劳，乏力，四肢困倦，头痛眩晕，视

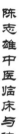

朦，肢体麻木、痹痛或烧灼感，胁下胀闷不适，舌质淡红，苔白，脉沉细或沉弦滑。

2. 肝郁血热夹瘀

症见眩晕头痛，面红目赤，胸胁胀痛或胁痛，急躁易怒，口干苦，舌红暗，齿衄，鼻衄，皮肤紫癜，便血（黑便），大便秘结，小便黄赤，舌红暗，苔少，脉弦数或弦滑数。

3. 脾肾两虚夹瘀

症见头痛眩晕，体倦乏力，气短懒言，胸闷心悸，胁下积块，腰膝酸软，畏寒肢冷，便溏，小便清长，夜尿频多，手足麻痹，肢体瘀胀或溃烂坏疽，口淡，纳呆，舌淡胖、暗或有瘀点，苔白滑，脉沉细虚或沉细涩。

4. 肝肾阴虚夹瘀

症见头痛头晕，视朦，耳鸣，肢体麻痹不仁、瘀胀，或半身不遂，口眼歪斜，言语不利，胁下积块，五心烦热，口干咽燥，失眠多梦，潮热盗汗，或皮下紫癜，牙衄，鼻衄，舌暗红或光红少苔、有瘀斑，脉弦细涩数。

从上述四个辨证分型可以看出，分型的基本依据是 ET 症状体征归转变化的时间先后，从中医四诊的分类归纳来辨证，要尽可能从病辨证，力求思路清晰，提纲挈领，中西互参，避免笼统牵强。

三 如何看待肝郁、血瘀

ET 的起病隐匿，病因不明，髓毒致病之由不清。建议从 ET 发病特征来思考病机特点。从症状体征来看，该病起病缓慢，早期多无症状，患者除有疲劳、乏力等脾气虚的表现之外，尚有头晕痛、视力模糊、肢体麻木、胁下胀闷不适等肝郁表现，多因血小板增高、脾大而就医确诊。随着病情演变发展，可出现出血、血栓和栓塞、脾大，后期少数病例会转变成急性白血病。从中医辨证分析，肝郁与血瘀是本病始终存在的病机特征，髓毒是发病基础，肝郁气滞、筋脉失养、瘀血癥瘕是病情转变的病理产物。因此，解郁化瘀是辨证论治的基本立足点。

四　标本虚实与用药经验

ET以髓毒为本，郁瘀为标。髓毒渐积，精髓受损，血液生化逆乱，则血质恶变。虚实会随着病情进展、患者体质禀赋不同、药毒干预等各种因素而发生变化。上述分型指出了其辨证概要。

在用药上，该病属少见病，临床病例积累缺乏大样本，用药经验尚显不足。对于辨证分型的治法选方，业内已有共识，不再赘述。以下为个人心得。

ET初起，大多以易疲劳、乏力、胁下时胀闷、头晕痛、肢体麻木为主症，以肝郁脾虚夹瘀型多见。笔者常用逍遥散加减治疗，以解郁疏肝、健脾益气，但要随证加减。见口干苦、视力减退、目赤者，去干姜，加栀子、牡丹皮、白蒺藜、谷精草，以清肝泄热、明目。见肢体麻木，或筋脉抽搐疼痛、腰痛、下肢乏力，兼见肝肾精血亏虚之象，可用黑逍遥散，方中赤芍（可用30g）、炙甘草可缓急止痛、柔筋，加熟地黄、何首乌、山萸肉以补益肝肾，加蜈蚣、全蝎以搜风通络、止痛解痉。血瘀是本病的病理产物，贯穿病程始终，且脾虚气郁常致痰浊内生、痰瘀气结，因此方中宜加用活血祛痰之品，可加莪术、桂枝、桃仁、大黄、法半夏、橘核、茯苓等，这便是逍遥散加桂枝茯苓丸，可化痰散结消癥，并不限于治疗子宫肌瘤。桂枝茯苓丸是张仲景的活血化瘀方。大黄、桂枝、桃仁三味药可下瘀血。《金匮要略》中的下瘀血汤（大黄、桃仁、䗪虫）、中成药大黄䗪虫丸由此化裁而成。这些组合是张仲景活血化瘀用药的经典组合，临床上疗效确切。

髓毒血癥的治疗，在辨证分型的基础上，要始终着眼于髓毒和血癥，标本关系上面已谈及。在血癥治标上，处方中可效法张仲景的用药组合，我们也常常使用大黄䗪虫丸、黄黛片、自拟清毒片，解毒抗癌药要在辨证基础上选择，不宜只考虑从西医病名对病用药，要有正虚邪实、标本缓急的整体观，以免伤正，或导致 ET 恶化。

（陈志雄）

中医药治疗血液高凝状态

一　概　念

血液高凝状态是指体内止血与抗血栓机制平衡失调，血管内皮细胞、血小板、凝血系统、抗凝血酶系统及纤溶系统相互作用引起的病理性血液凝固性增高，出现血液流变学异常改变、易于形成血栓的倾向。正常人体内有四种抗凝机制以调节凝血过程，保证血液能够在血管内正常流动。这些机制是抗凝血酶系统、蛋白质 C 系统、组织因子途径和纤溶系统。由于遗传相关因素或某些疾病，如高龄、肥胖、肿瘤、雌激素服用史、血栓病、高脂血症、心力衰竭、肾病综合征、糖尿病、血液高黏滞状态、阵发性睡眠性血红蛋白尿、人工心脏瓣膜等，血液中抗凝机制失调，则患者有可能处于高凝状态[1]。

二　病因病机

（一）现代医学的病因病机

高凝状态的病因及发病机制十分复杂，迄今尚未完全阐明，尚缺少专门系统论述，只是在血栓性疾病、出凝血相关疾病、弥漫性血管内凝血（DIC）等疾病中有所涉及。目前一般认为其发生发展主要与以下 6 种因素有关[2]。

（1）血管内皮损伤。当血管内皮细胞因机械（如动脉粥样硬化）、化学（如药物）、生物（如内毒素）、免疫及血管自身病变等因素损伤时，可致血管内皮细胞和单核细胞表达组织因子（TF），或抑制内皮细胞表达凝血酶调节蛋白（TM），引起高凝状态。

（2）血小板数量增加，活性增强。各种导致血小板数量增加、活性增强的因素，均有诱发、促进高凝状态，导致血栓性疾病发生的可能，如血小板增多症及机械、化学、免疫因素导致血小板破坏加速等。

（3）血液凝固性增高。在多种生理及病理状态下，人体凝血活性可显著增强，如妊娠，高龄，创伤、感染等导致的应激反应，高脂血症，恶性肿瘤等。

（4）抗凝活性降低。生理性抗凝活性降低是高凝状态的重要条件。常见原因为：①抗凝血酶（AT）减少或缺乏；②蛋白质 C（PC）及蛋白质 S（PS）缺乏；③由因子 V（FV）等结构异常引起的活化蛋白质 C 抵抗（APC-R）现象。

（5）纤溶活力降低。临床常见：①纤溶酶原结构或功能异常，如异常纤溶酶原血症等；②纤溶酶原激活剂（PA）释放障碍；③纤溶酶活化剂抑制物过多。这些因素均可导致人体对纤维蛋白的清除能力下降，出现高凝状态、血栓形成。

（6）血液流变学异常。各种原因引起的血液黏滞度增高、红细胞变形能力下降等，均可导致全身或局部血流瘀滞、缓慢，而呈现高凝状态，如高纤维蛋白原血症、高脂血症、脱水、红细胞增多症等。

近来发现，多种药物与高凝状态、血栓形成有密切关系，如口服用避孕药、重组活化的凝血因子Ⅶ（rFⅦa）、促血小板生成素（TPO）。

（二）中医的病因病机

高凝状态多表现为血液的浓、黏、凝、聚，应属中医学的血瘀证范畴。中医学认为，凡离开经脉的血液，未能及时排出或消散，而停留于某一处，或血液运行受阻，壅积于经脉或器官之内，呈凝滞状态，失却生理功能者，均属瘀血。由瘀血内阻而产生的证候，称为血瘀证[3]。

血瘀证主要表现为疼痛，状如针刺、刀割，痛处不移，夜间加重，体表青紫，或腹内出现肿块，坚硬推之不移（癥积），皮下出血紫斑，黑便，面色黧黑，或唇甲青紫，肌肤甲错，或腹部青紫显露，或丝状红缕，妇女可见经闭、血崩、漏下，舌质紫暗，或有紫斑、紫点，或舌下脉络曲张，或舌边有青紫色条状线，脉细涩、结代或无脉。

临床上也要注意痰证的影响。痰证是肺、脾、肾三脏功能失调，体内水液输布运化失常，停积于某些部位的一类病证。可表现为有形之痰，也可表现为痰的特异症状。痰之已成，留之体内，随气升降，无处不到，易引起气滞。痰属湿邪，其性黏滞留着。

血瘀证的主要病因病机如下：

（1）外伤跌扑。外伤跌扑，或其他原因造成体内出血，离经之血未能及时排出或消散，蓄积体内则成瘀血。

（2）气机阻滞。气为血帅，血在脉中的循行靠气的推动。气机郁滞，则血行失畅，气滞血瘀，脉络瘀阻，形成瘀血。

（3）气虚致瘀。常见于心脾气虚。心气虚衰则鼓动血脉无力，脾气虚则运化失健，水谷之气不充，致气虚无力推动血行，以致血脉瘀阻、血行欠畅而为瘀血。

（4）寒凝血脉。寒主收引，寒气入脉则凝涩不通，以致血流失畅、寒凝脉络而成血瘀。

（5）血热伤津。热入血分，血液受热煎熬，津液耗伤，则血行壅聚而成血瘀。

（6）痰湿阻络。湿性黏滞留着，脉络不通，导致血液运行不畅而形成瘀血。

血瘀与气滞可互为因果，或相兼为病，为气滞血瘀证或血瘀气滞证。血瘀可与痰、热、寒等合并为病，为痰瘀互结、瘀热互结或寒凝瘀阻等证。瘀血既成，阻碍新血生化，可出现血虚夹瘀。血瘀而致气滞，阻碍气化，影响水液的输布，可成血瘀水停证。

三 诊断

（一）西医诊断

目前对血液高凝状态尚无明确的诊断标准和诊疗指南。基于高凝状态是血栓形成、DIC 的重要病理基础，可考虑参考 DIC 前期（Pre-DIC）的诊断标准（表3、表4）。

表3　日本 DIC 研究委员会建议的 Pre-DIC 诊断标准[4]

指标	状态
组织因子（TF）活性	阳性
可溶性纤维蛋白单体（SFM）	阳性
纤维蛋白 A（FPA）	>2pmol/mL
凝血酶-抗凝血酶复合物（TAT）	>4μg/mL
纤溶产物 β15-42	>1pmol/mL
纤溶酶-抗纤溶酶复合物（PAP）	>1mg/L

续上表

指标	状态
D-二聚体（D-Dimer）	＞3mg/L
抗凝血酶Ⅲ（ATⅢ）	＜60%
数天内血小板或血浆纤维蛋白原急剧减低，纤维蛋白降解产物（FDP）剧增	
血栓弹力图（TEG）见 γ、κ、Ma 改变	
部分凝血活酶（APTT）缩短	
用肝素治疗上述症状改善以至恢复正常	

注：符合上述指标中的 3 项即可诊断为 Pre-DIC。

表 4　全国血栓与止血学术会议制定的 Pre-DIC 标准[4]

指标	状态
易致 DIC 的基础疾病	有
临床表现：①皮肤黏膜栓塞，灶性缺血性坏死、脱落及溃疡形成；②原发病不易解释的微循环障碍，如皮肤苍白、湿冷及发绀等；③不明原因的肺、肾、脑等轻度或可逆性脏器功能障碍；④抗凝治疗有效	至少有 1 项
实验指标异常：①凝血指标异常，PT 缩短 3s 以上，APTT 缩短 5s 以上；②血浆血小板活化分子标志物 β-TG、PF4、TXB2、P-选择素含量增加；③凝血激活分子标志物 F1 + 2、TAT、FPA、SFM 含量增高；④抗凝活性降低，包括 AT-Ⅲ、PC 活性降低；⑤血管内皮细胞受损伤分子标志物ET-1、TM 增高	3 项以上异常

诊断标准建议：①上述 2 个标准主要用于 Pre-DIC，不少指标已超出了高凝状态的病理改变范围，有必要进行精简；②可考虑加入高脂血症、血液流变学的相关内容。

（二）血瘀证中西医结合诊断标准

2010 年 11 月，在武汉召开的第八次全国中西医结合血瘀证及活血化瘀研究学术大会上，中国中西医结合学会活血化瘀专业委员会制定了《血瘀证中西医结合诊疗指南》（修订稿）。现援引血瘀证中西医结合诊断标准如下[5]：

（1）舌质紫暗或舌体有瘀斑、瘀点，舌下静脉曲张瘀血。

（2）面部、唇、齿龈及眼周紫黑。

（3）肌肤甲错（皮肤粗糙、肥厚，鳞屑增多），有不同部位的静脉曲张、毛细血管扩张。

（4）有固定性疼痛、刺痛或绞痛。

（5）有出血后引起的瘀血、黑粪、皮下瘀斑或空腔脏器的积血和积液。

（6）月经紊乱，痛经，色黑有块。

（7）肢体麻木或偏瘫。

（8）精神、神志异常。

（9）脉涩或结代，或无脉。

（10）腹部有抵抗感或压痛等，复诊阳性。

（11）脏器肿大，有新生物、炎性或非炎性包块，组织增生。

（12）影像学检查显示血管狭窄、闭塞或血流阻滞，抑或血小板聚集性或血液流变性等理化指标异常，提示循环瘀滞。

凡具有上述依据两项以上（包括两项）者可以诊断为血瘀证。

（三）血瘀证类型诊断标准[5]

全国中西医结合学会活血化瘀专业委员会组织专家对 1978—2009 年

发表于核心期刊有关血瘀证的 1275 篇文献进行了研究，并结合《实用血瘀学》（1999 年，人民卫生出版社）、《中医诊断学》（2002 年，中国中医药出版社）相关内容，通过专家论证，在明确血瘀证诊断基础上，确立了血瘀证的 6 个中医类型。

（1）气虚血瘀证。临床表现：神疲乏力，气短，少气懒言，汗出，舌质淡暗，苔薄白，舌体胖大有齿痕，脉细、结代。

（2）血虚血瘀证。临床表现：口唇、指甲、黏膜颜色淡白，面色萎黄无华，头晕，心悸，失眠，舌淡，脉细数。

（3）气滞血瘀证。临床表现：胸胁、脘腹胀闷或疼痛，乳房胀痛、刺痛，心烦易怒，舌暗，舌质暗红，脉弦。

（4）寒凝血瘀证。临床表现：畏寒肢冷，四肢厥冷，遇冷加重，面色苍白，舌淡暗，苔白，脉沉、紧、迟、弦。

（5）痰浊血瘀证。临床表现：有痰涎，胸脘满闷，眩晕，嗜睡，舌暗，苔白腻，脉短滑或弦或沉滑。

（6）热毒血瘀证。临床表现：发热，尿黄赤，口臭，口苦，口干，便秘，舌暗红，苔黄厚，苔腻，苔薄黄，脉数滑。

四　治疗

（一）现代医学治疗

现代医学对高凝状态的治疗可参考血栓性疾病的相关基础性治疗，如抗血小板药物治疗。

（1）阿司匹林，常用量为 75～300mg/d，主要用于血栓病的预防。

（2）硫酸氢氯吡格雷，75mg/d，口服。本药为特异性血小板聚集抑制剂。

（3）双嘧达莫注射液，500mg/d，置入200mL液体中，静脉滴注，每日1次，连用3～5日。本品通过抑制磷酸二酯酶或增加腺苷环化酶活性，提高血小板内cAMP水平而抑制血小板聚集，还有增加血管前列环素（PGI_2）生成及抑制血小板血栓素A_2（TXA_2）生成的作用。

（4）双嘧达莫片，剂量0.2～0.4g/d，口服。可抑制血小板磷酸二酯酶，使cAMP增多。

（5）噻氯匹定（Ticlid），剂量1～2片/次，餐时同服。为血小板膜稳定剂，具有抑制血小板聚集、阻止血栓形成的作用。

（二）中药治疗

总体治则：早治防变，治病求本，调理气血。

根据血瘀证各类型选择方药。

1. 气虚血瘀证

治法：益气活血。

方剂：补阳还五汤加减。药用黄芪、党参、当归、赤芍、川芎、地龙、桃仁、红花、炙甘草等。

2. 血虚血瘀证

治法：养血活血。

方剂：桃红四物汤加减。药用熟地黄、当归、赤芍、川芎、桃仁、红花、丹参、鸡血藤等。

3. 气滞血瘀证

治法：理气活血。

方剂：血府逐瘀汤加减。药用熟地黄、当归、川芎、赤芍、桃仁、红花、柴胡、枳壳、牛膝、桔梗、甘草。

4. 寒凝血瘀证

治法：温通活血（散寒活血）。

方剂：当归四逆汤加减。药用当归、赤芍、桂枝、细辛、炙甘草、大枣、鸡血藤、川木通。

5. 痰浊血瘀证

治法：祛痰活血。

方剂：瓜蒌薤白半夏汤加减。药用瓜蒌、薤白、法半夏、丹参、川芎、白酒。

6. 热毒血瘀证

治法：清解活血。

方剂：桃核承气汤加减。药用桃仁、大黄、桂枝、芒硝、甘草。

7. 中成药治疗

（1）复方丹参滴丸，10粒，每日3次。

（2）复方丹参注射液，20～40mL，加入100～200mL葡萄糖溶液中，静脉滴注，每日2次，连用3～5日。

（3）三七末，3g，每日2次。

（4）血栓通注射液。

（5）大黄䗪虫丸，每次1丸，每日2次，口服。

（6）云南白药，0.5g，每日2次，口服。

（7）丹田降脂丸，每次1～2g，每日2次，半个月为1个疗程。

（8）血塞通注射液：肌内注射100mg，每日1～2次；静脉注射，200～400mg＋5%葡萄糖溶液250mL，缓慢静脉滴注，每日1次。

（陈志雄）

参考文献

［1］张之南. 血液病学：上、下册［M］. 北京：人民卫生出版社，2003.

［2］陆再英，钟南山. 内科学［M］. 7 版. 北京：人民卫生出版社，2008.

［3］朱文峰. 中医诊断学［M］. 上海：上海科学技术出版社，1997.

［4］郑洋，孙霈，董青，等. 恶性肿瘤高凝状态发病机制与诊断标准探讨［J］. 中国医刊，2014，49（5）：16-20.

［5］中国中西医结合学会活血化瘀专业委员会. 血瘀证中西医结合诊疗指南：修订稿［C］∥第八次全国中西医结合血瘀证及活血化瘀研究学术大会论文集，2010.

用内经理论指导治疗多发性骨髓瘤骨痛、蛋白尿

多发性骨髓瘤（MM）是浆细胞异常增生的恶性肿瘤，占血液恶性肿瘤的 10% ~ 15% ，临床以骨痛、蛋白尿、贫血等为主要表现，多见于中老年人，男性多于女性。目前中西医尚无理想的治疗方法，放疗、化疗、自体干细胞移植等虽能延长生存期，但仍难彻底治愈，且患者生存质量较差。近年来，笔者运用内经理论指导治疗多发性骨髓瘤骨痛、蛋白尿取得了较好的疗效。

一 理论依据

多发性骨髓瘤属中医"骨痹"范畴。对于本病之名，《灵枢·刺节真邪》指出："虚邪之中人也……其入深，内搏于骨则为骨痹。"《素问·长刺节论》谓："病在骨，骨重不可举，骨髓酸痛，寒气至名曰骨痹。"对于本病的病因病机及预后，《素问·痹论》记载尤详，其谓："风寒湿三气杂至合而为痹也，其风气胜者为行痹，寒气胜者为痛痹，湿气胜者为著痹。……其有五者何也？以冬遇比者为骨痹……病久不去者，内合于其合也，故骨痹不已内舍于肾。……凡痹之客五脏者，肾痹，善胀，尻以代踵，脊以代头。……其入脏者死，其留连筋骨者痛久，其留皮肤间者易已。"结合多发性骨髓瘤临床病理演变及症状表现特点，上述文献中对骨痹、肾痹的描述与多发性骨髓瘤顽固性骨痛、蛋白尿等极为相似，因此我

们推测：多发性骨髓瘤骨痛系肾精亏虚、邪毒内侵、痰瘀阻络、气血运行不畅所致，蛋白尿系邪毒伤肾、肾不藏精所致。

二　多发性骨髓瘤的辨治

1. 骨痛

MM 患者约 87% 首发即表现为骨痛，甚者疼痛贯穿疾病全程。概因本病初起之时正气内虚，骤感外邪，邪客肌腠而发病，正虚是发病的基础，外邪是发病的原因。笔者认为：先天禀赋不足或年老肾亏或久病体虚，肾精内耗，风寒湿毒之邪或风湿热毒之邪侵袭导致气血运行不畅，痰瘀内生、痰瘀邪毒相互搏结，痹阻经络，经脉痹阻不通则发为骨痛。其病位初起在皮肤肌腠，内传至经脉筋骨，久治不愈，内舍于肾。治疗首当辨别虚实之主次，依据以肾虚为主抑或邪毒为甚而决定扶正与祛邪药物的君臣佐使。我们的经验是邪在肌表，疼痛游走，痛无定处者选独活寄生汤加减；邪在表不解，内传经脉筋骨，疼痛固定不移、疼在关节者选活络效灵丹加减，疼在胸背者选血府逐瘀汤加减。

以肾虚为主者，还要依据肾虚的阴阳偏属而灵活选药，偏于肾阳虚者加淫羊藿、巴戟天、鹿角霜、细辛等温补肾阳，偏于肾阴虚者选熟地黄、山萸肉、鳖甲、龟甲等滋养肾阴，阴阳偏属不明显者选桑寄生、杜仲、千年健、狗脊等强腰壮脊。对于以邪实为主者尚需辨别邪毒的性质以及是否有因邪毒引起的痰凝、血瘀阻络等，偏于湿毒者选羌活、独活、草豆蔻、绵茵陈等化湿解毒，偏于热毒者选白花蛇舌草、山慈菇、半枝莲、石上柏等清热解毒，偏于痰凝者选制南星、白芥子、僵蚕、全蝎等化痰通络，偏于血瘀者选土鳖虫、姜黄、川牛膝等活血化瘀，对于疼痛剧烈者加露蜂房、制马钱子通络止痛。

2. 蛋白尿

蛋白质是人体的精微物质，宜藏不宜泻。笔者认为，MM蛋白尿产生的主要原因是邪毒在经脉筋骨不解，内传伤肾所致。肾主封藏，肾虚不能摄藏而使精微外泄，故治疗当以固肾为主，兼顾祛邪，也可根据体质状况，固肾与祛邪并重。如大量蛋白尿而无浮肿者，用六味地黄汤加桑螵蛸、金樱子摄精，加山慈菇、石上柏解毒。如大量蛋白尿伴双下肢浮肿者，用真武汤加益母草、漏芦温阳利水，加白花蛇舌草、重楼解毒祛邪。

此外在蛋白尿治疗过程中，还要注意固肺、补脾、化瘀。这是因为肺主治节，肺司有权，金水相生，固肺就间接保护了肾的封藏功能，可促使蛋白尿减少。笔者固肺常用黄芪、玉竹、桔梗、北杏仁、紫苏叶、蝉蜕、防风、薄荷等，一般选一两味，不论初病久病，不论偏寒偏热，皆可提高疗效。脾为后天之本，肾为先天之本，脾气健运，升清统摄，则肾气得充，精关乃固，蛋白质等精微物质才不致漏泄于尿。因此补脾不可偏废，临床常健脾、补肾两法同用，从而达到先天生后天、后天助先天、脾摄肾固之目的。另外，MM蛋白尿患者在治疗过程中常出现因气虚不能运血导致的瘀血症状，见腰痛、舌暗红有瘀斑等，瘀血可使尿中蛋白质经久不消、缠绵难愈，临床可选用益母草、赤芍、三七等补血活血，祛瘀生新。

三　病案举例

病案一：周×，男，58岁，2003年11月7日以"左侧肋骨间歇性疼痛3个月"收住骨科病区，肝功能检查示：球蛋白升高，白球比例倒置。请血液科会诊，经免疫球蛋白固定电泳、血/尿β2-微球蛋白、骨髓细胞形态加活检等检查确诊为多发性骨髓瘤。转血液科治疗，症见肋骨及腰椎疼痛，痛有定处，自觉头重头晕、困倦乏力，纳差，大便每日1次，偏烂，舌暗红，苔白腻略黄，脉濡略数。X 线片示左第三肋骨近中段局部膨大，第四、五腰椎椎体压缩性骨折。血沉 160mm/h。球蛋白 43g/L，IgG 56g/L。骨髓穿刺涂片示骨髓瘤细胞 18%。治疗方面，西药予 MP 方案化疗：第一至四天，口服马法兰 12mg/d；第一至五天，口服泼尼松 90mg/d。中医辨证为湿毒与痰瘀相互搏结，痹阻经脉筋骨。治以祛湿解毒、通络止痛，方用活络效灵丹合独活寄生汤加减：乳香 10g，没药 10g，丹参 30g，当归 15g，独活 15g，木瓜 30g，茯苓 15g，赤芍 15g，川芎 10g，党参 30g，防风 15g，苍术 15g，川牛膝 15g，绵茵陈 30g，麦芽 30g，壁虎 3 条。每日 1 剂，加水 500mL，煎取 300mL，分两次服。患者服 7 剂后症状减轻，连用 MP 方案 4 个疗程、改良 M2 方案 2 个疗程，中药守上方加减 126 剂，病情完全缓解。后坚持门诊中药治疗，间断复查骨髓 3 次，均未找到骨髓瘤细胞，观察 33 个月病情未反复。

病案二：赵×，男，71 岁。因反复腰痛 1 年，面色苍白，双下肢浮肿 2 个月收住血液科。患者于 2002 年无明显诱因出现腰痛，呈针刺样，某医院按肾虚治疗，予六味地黄丸等，腰痛时轻时重。2 个月前无明显诱因出现面色苍白，头晕乏力，双下肢浮肿，纳尚可，夜尿多，每晚 4 ~ 5 次，舌暗淡有瘀点，苔白略腻，脉细弱。查红细胞 $2.9 \times 10^{12}/L$，血红蛋白 89g/L，白细胞 $4.1 \times 10^9/L$，血小板 $108 \times 10^9/L$；免疫球蛋白检查 IgG 48.60g/L，Lambda 轻链 12.67g/L，血清免疫固定蛋白电泳发现单克隆蛋白 IgG-Lambda 型，尿检蛋白（＋＋＋＋）。X 线片示第三、四腰椎体虫蚀溶骨样改变。骨髓涂片示红细胞呈串钱状排列，骨髓瘤细胞 30%。B 超示肝稍大。诊断为多发性骨髓瘤Ⅲ期。治疗予改良 M2 方案化疗，环磷酰胺（CTX）1.2g（第一天），长春新碱（VCR）2mg（第一天），马法兰（MEL）6mg（第一至第七天），泼尼松（Pred）90mg（第一至第五天）。中医辨证属邪毒伤肾、封藏失司，治以温阳利水、益气养血、化瘀通络，

陈志雄中医临床与传承

方用真武汤加减：熟附片 15g，白芍 15g，茯苓 15g，白术 15g，生姜 3 片，党参 30g，熟地黄 20g，山萸肉 20g，桑螵蛸 30g，鹿角霜 20g（先煎），益母草 30g，三七 10g（先煎），蝉蜕 10g，白花蛇舌草 30g。每日 1 剂，加水 500mL，煎取 300mL，分两次温服。服中药 50 剂、M2 方案化疗 2 个疗程后，患者腰痛、双下肢浮肿消失，面色苍白好转，复查尿蛋白（＋），骨髓瘤细胞 6%。又连续予改良 M2 方案 4 个疗程，VAD 方案 2 个疗程。中药用上方加减连服 260 剂，诸症消失，多次复查血红蛋白 95～106g/L，尿蛋白（-～＋），骨髓瘤细胞 0～1.5%。患者自觉无明显不适，以后坚持门诊中药治疗，观察 46 个月，仍健康生存。

四　体会

MM 骨痛、蛋白尿是浆细胞异常增生，浸润骨骼和软组织，产生大量 M 蛋白，使骨骼破坏、肾功能损害所引起的。因此积极治疗 MM 骨痛、蛋白尿是提高患者生活质量、延长生存期的关键。一般而言，疼在皮肤肌腠者重用威灵仙、木瓜通络止痛，疼在经脉筋骨者重用乳香、没药活血止痛，疼在骨髓者重用三棱、莪术化瘀止痛，疼痛剧烈难止者选露蜂房、制马钱子解毒止痛。蛋白尿无浮肿者选金樱子、桑螵蛸固肾涩精，蛋白尿伴浮肿者选熟附子、山萸肉、益母草、三七温阳利水、化瘀通络。在临床上，我们根据"痹，其入脏者死，留恋筋骨间者疼久，其留皮肤间者易已"的理论，治疗 MM 初起予 MP 方案化疗，配合中药独活寄生汤加减。治疗复发性 MM 予改良 M2 方案化疗，配合中药活络效灵丹加减。对于难治性 MM 予 VAD 方案化疗，配合中药六味地黄汤加减。实践证明，上述治疗方案不但副反应小、治疗反应好，而且疗效持久稳定。

（陈志雄　于天启）

多发性骨髓瘤的中西医结合治疗

一　现代医学治疗

多发性骨髓瘤（MM）的现代医学治疗，对所有新诊断者，可采用诱导、巩固治疗（含造血干细胞移植）以及维持治疗，达到好转（MR）及以上疗效时可用原方案继续治疗，直到获得最大程度的缓解。不建议对治疗有效的患者变更治疗方案。未获得 MR 的患者，应变更治疗方案。对适合自体造血干细胞移植的患者，应尽量采用含新药的诱导治疗＋造血干细胞移植，诱导治疗中应避免使用干细胞毒性药物（如烷化剂和亚硝基脲类药物）。

MM 化疗的基本方案包括：硼替佐米＋地塞米松±沙利度胺（BD±T）、硼替佐米＋地塞米松＋阿霉素（BDA）、硼替佐米＋环磷酰胺＋地塞米松＋沙利度胺（BC＋T）、来那度胺＋硼替佐米＋地塞米松（RVD）、来那度胺＋地塞米松（RD）、沙利度胺＋地塞米松（TD）、沙利度胺＋阿霉素＋地塞米松（TAD）、沙利度胺＋环磷酰胺＋地塞米松（TCD）、长春新碱＋阿霉素＋地塞米松＋沙利度胺（VAD±T）。

对于复发患者，治疗原则为：缓解后半年复发，可以使用原诱导缓解的方案或换用以前未用过的新方案；条件合适者进行自体或异体基因造血干细胞移植。

对于难治性患者，治疗原则为：换用未用过的新方案，如能获得部分缓解（PR）及以上疗效者，应视条件尽快行自体造血干细胞移植。

MM 造血干细胞移植的建议：大剂量化疗之后跟进自体造血干细胞移植是 65~70 岁 MM 患者的标准治疗。难治或自体移植后复发的相对年轻患者可考虑异基因移植，联合化疗的标准诱导治疗 3~6 个疗程之后，约 1/3 的患者可以达到完全缓解（CR），这是接受自体造血干细胞移植的最佳时机。

二　补肾解毒方治疗多发性骨髓瘤的临床疗效及实验机制研究

多发性骨髓瘤属于中医的"骨痹""骨蚀"范畴，其基本病机是肾虚毒盛。肾虚既有先天禀赋不足导致的肾精虚亏，又有后天失养、肾精不能及时得到后天之精充养，且因感受各种毒邪戕害，损精伤肾而成者。毒盛的外因是六淫之邪侵袭，内因是寒热痰瘀、气郁失疏等。毒盛则伤及精髓、蚀骨合肾，终成肾虚毒盛之证。

（一）临床研究

2015 年 1 月至 2016 年 2 月，选择符合多发性骨髓诊断标准的初诊患者 60 例，随机分为实验组和对照组各 30 例，对照组给予西医单纯化疗，选用含有硼替佐米为主的化疗方案。大于 65 岁者用改良 M2、VAD 方案，所有患者皆在化疗中加用沙利度胺，每晚 100mg。实验组在上述化疗的基础上，用补肾解毒方（熟地黄、山萸肉、怀山药、补骨脂、骨碎补、续断、莪术、白花蛇舌草、石上柏、山慈菇、半枝莲）根据辨证加味，兼气虚者加黄芪、党参，兼阳虚者加熟附子、肉桂，兼血虚者加黄芪、当归、枸杞子，每日 1 剂，用 21 天后停服 1 周，4 周为 1 个疗程，连续观察 3 个疗程。

结果：实验组对比对照组有较高的有效率（90%：73.3%）（$P < 0.05$）；治疗后生存质量评分与对照组相比有统计学差异（$P < 0.05$）；证候积分评价，两组治疗前后及组间比较均有统计学差异（$P < 0.05$），提示补肾解毒方可能对化疗有减毒增效作用。在各亚型分析中发现，IgG 型骨髓瘤的治疗效果最好。实验组高危患者与对照组高危患者疗效的对比有统计学差异（$P < 0.05$），说明可能对高危型骨髓瘤患者来说，加入补肾解毒方比单纯化疗更有效。实验组治疗前后比较，调节性 T 细胞水平的下降有统计学差异（$P < 0.05$），提示补肾解毒方可能具有调节 MM 患者免疫的作用。

（二）实验研究

（1）通过用 QT-PCR 检测补肾解毒方含药血清对伴侣分子 GRP78 扩增基因 mRNA 的表达的影响，结果显示补肾解毒方能下调 GRP78 基因的表达，由此推断，该方抗骨髓瘤作用的机制之一可能是通过下调 GRP78 基因，使内质网应激、未折叠蛋白（UPR）活化加强，从而介导骨髓瘤细胞凋亡。

（2）用蛋白质印迹法（Western blotting）检测 AKT、FOXO3α 磷酸化水平及蛋白表达水平的剂量效应。结果显示，补肾解毒方能下调 AKT、FOXO3α 的表达，同时上调 BIM 的表达，并呈量效关系。这提示该方可能通过干预 AKT/FOXO3α/BIM 信号转导，从而干扰细胞生存通路 P13K/AKT/BIM，拮抗 NF-κB，起到使骨髓瘤细胞凋亡、抗骨髓瘤的效应。

我们认为，补肾解毒方宗六味地黄丸之意，取其善补脾、肝、肾之阴精，是三脏相关为用之最佳配伍。补骨脂、川续断、骨碎补能补肾壮骨、续骨止痛，以救骨蚀；白花蛇舌草、石上柏、半枝莲、山慈菇起清热解毒、化痰散结的作用；莪术善于活血化瘀，且有抗肿瘤的作用。合方共起到补肾益髓、壮骨消蚀、解毒抗瘤、化痰祛瘀的作用。

MM 是本虚标实之证，且本虚标实贯穿疾病的始终。该病易复发，难以根治。在中医辨治中，要始终坚守中医辨治的特色和优势，审因求证，随证治之。祛邪解毒也要贯穿整个治疗过程，但不能不结合毒邪的性质。湿热者，要清热祛湿以解毒，方选甘露清毒丹、三黄解毒汤、蒿芩清胆汤、藿朴夏苓汤等加减；寒湿者，宜温化寒湿、扶阳解毒，方选真武汤、实脾饮、苓桂术甘汤、茵陈术附汤等加减；痰瘀互结者，要祛痰化瘀解毒，选用二陈汤、小陷胸汤、清气化痰汤等，选加莪术、三七、桃仁、红花、丹参、乳香、没药等药；气滞血瘀者，选用柴胡疏肝散、活络效灵丹、失笑散合王清任诸逐瘀汤辨证运用，同时要随证选用抗癌解毒的中草药或中成药，如黄药子、山慈菇、石上柏、胡黄连、重楼、白花蛇舌草、莪术及六神丸、黄黛片、犀黄丸等，中西医结合治疗时常可收到增效减毒的效果。

在正虚方面，肾精亏虚、筋骨失荣是基本病机。但不同患者或同一患者处在化疗的不同阶段，其本虚的阴阳属性和轻重程度也有所不同。因此，在考虑正邪相争、虚实夹杂、标本缓急等问题上，中医更具全局性，能更客观、个体化、有针对性地考量每位患者，以求理法方药的精准。

在化疗间期或缓解期，应注重扶正培补疗法，其对减少化疗的毒副反应、调节机体免疫平衡、增强体质和抗病能力均有较好的临床获益。具体治法包括补益气血、健脾养肝、补肾壮骨等。由于本病自始至终存在着正邪相争、虚实夹杂，因此应对每位患者的具体病情做细心分析，精确辨证，把握其标本缓急，制定相应祛补配伍。配合化疗时，在化疗前期，由于邪盛，中医治疗以解毒、化痰瘀、活血止痛为主；在化疗期间，要健脾和胃、降逆止呕、益肾护髓；在化疗间歇期或缓解期，以健脾滋肾、补髓壮骨为主，兼清余毒。上述治法可作为选方用药的依据。

对于骨质破坏、骨折、骨痛的处理，可采取内外合治的方法，辨证给药，或补肾续骨、化瘀止痛，或解毒祛湿、通痹止痛，或温通散寒、活血通络，外敷通络止痛药膏，如跌打镇痛膏（701 跌打镇痛膏）、麝香风湿膏及院内制剂双柏油膏、摩腰膏、祛风通络散等，或用芬太尼透皮贴剂等，以加强止痛效果。

（陈志雄　蓝海）

建中汤类方的临床运用

建中汤类方首见于张仲景的《伤寒杂病论》，是指以温补脾胃阳气为主，适用于中焦虚寒诸证的一类方剂，包括小建中汤、黄芪建中汤、大建中汤等方。其中小建中汤证属脾之阴阳两虚偏于阳虚证；黄芪建中汤证属脾之阴阳两虚偏于气虚证；大建中汤证属中焦虚寒甚者，虚的程度和寒的程度都较重，其温阳益气、散寒止痛作用更强，余在临床上喜用，辨证准确、药对证者，疗效满意。

一　小建中汤

1. 经典条文

《伤寒论》第 102 条云："伤寒，阳脉涩，阴脉弦，法当腹中急痛，先与小建中汤，不差者，小柴胡汤主之。"第 105 条云："伤寒二三日，心中悸而烦者，小建中汤主之。桂枝三两（去皮），甘草二两（炙），大枣十二枚（擘），芍药六两，生姜三两（切），胶饴一升。上六味，以水七升，煮取三升，去滓，温服一升，日三服。呕家不可用建中汤，以甜故也。"《金匮要略·血痹虚劳病脉证并治》第 13 条云："虚劳里急，悸衄，腹中疼，梦失精，四肢酸疼，手足烦热，咽干口燥，小建中汤主之。"

综合上述三条条文可知，小建中汤即桂枝汤倍芍药加饴糖而成，变解表之方为建中温养之方。方中饴糖为主药，甘温补中；倍芍药，有酸甘化阴、养营益血、缓急止痛之意，与桂枝相伍，通心脾之阳。饴糖、甘草、大枣之甘可建中缓急，桂枝、生姜之辛可通阳调卫，芍药之酸可和营止痛，故全方能温中健脾、补虚缓急，从阴引阳，从阳引阴，则阴阳调、气血和，组方严谨，法规井然。

《伤寒论》第102条中，"阳脉涩，阴脉弦"是指脉浮取而涩为气血不足，沉取而弦是病在少阳，亦主虚、痛。见此脉，可知腹中急痛乃气血不足、中焦虚寒之故。小建中汤可治疗多种胃脘痛证属脾胃气血不足、虚寒致筋脉失养（不荣则痛）者，临床应用十分广泛，在上、下消化道疾病中较多用。

《伤寒论》第105条介绍了伤寒里虚、悸而烦的证治。病机为脾气先虚，心脾不足，气血双亏，复被邪扰。辨证的关键在于伤寒者虚证见里虚、悸而烦者。曾治一妇人，年五十许，发热四天，恶风寒，鼻塞，流清涕，喉痒，咳嗽，有少许白痰，时汗出，疲乏，胸闷心烦，心悸，活动后更甚，口淡，舌尖淡红，苔白，脉浮缓，重按无力。前医曾用复方感冒灵、抗病毒口服液、桑菊饮等治疗未效。余辨为太阳中风、风寒闭肺、心脾两虚，投小建中汤加白前、百部、紫菀，两剂而愈。

在临床上，要注意悸而烦的鉴别诊断，以免误事。如桂枝甘草汤证之心下悸，为伤寒发汗过多，损伤心阳，"其人叉手自冒心，心下悸，欲得按者"，没有心烦。小建中汤证的悸而烦，是正虚不足、邪欲入内。炙甘草汤之心动悸，为心阴心阳两虚，兼见脉结代，不烦。心阴不足，则心失所养，心阳不振，心脉鼓动无力而见脉结代。桂枝甘草龙骨牡蛎汤证之烦躁者，乃伤寒误用火疗复下之，因烧针烦躁，致心阳虚损、心神浮越，以烦躁为主症，故于桂甘中加龙牡潜镇心神。栀子豉汤证之胸中烦热懊憹，为汗、吐、下误治后，有形之邪已去，而余热未尽，留扰于胸膈以致虚烦不得眠，心中懊憹，甚至反复颠倒。栀子豉汤证中，没有同时出现心脾两虚所致之心悸与烦。上述方证在临床上宜注意抓主证，明病机，互相参考，才不至有误。

《金匮要略·血痹虚劳病脉证并治》第13条所讲之证是阴阳两虚而失调，致寒热错杂。其病因在脾胃，脾胃虚气血不足，枢机升降失常。偏于热，则为衄血、手足烦热、咽干口燥；偏于寒，则为里急、腹痛。心营不足则心悸，阳虚阴不内守则梦遗精，气血两亏不能营养四肢则酸疼。对于气血亏虚、阴阳失调，不可简单地"寒者热之，热者寒之"，而应和其阴阳。唯有用甘温之剂，恢复脾胃健运之功能，则气血生，升降常，寒热调和，正如《金匮要略心典》所说"欲求阴阳之和者，必于中气，求中气之立者，必以建中也"。脾虚所致的内伤发热，可用"甘温除热"法治之，这对后世影响深远，如李东垣的补中益气汤就是基于此原理创制的。

由上可知，小建中汤能治太阳中风之悸而烦。调和气血，可使正胜邪却而退热、止悸烦；温中缓急，可治脾胃虚寒之胃脘痛；甘温补脾，可恢复脾胃健运功能，调和阴阳使寒热错杂之证自然消失。把握要领，思过半矣。

2. 病案举例

病案一：张×，男，46岁，2014年8月16日因胃痛3年余，反复发作而就诊。胃镜检查示慢性浅表性糜烂性胃窦炎，十二指肠球部溃疡。前医曾用法莫替丁、加味胃炎消（某医院内部制剂）、三九胃泰胶囊，以及中药小柴胡汤加延胡索、川楝子、蒲公英、藿香等治疗未效。细问患者，胃脘胀痛在空腹及饭后均较明显，伴胀闷不舒，饭后更甚，或夜间疼痛，自觉腹中有凉感，口淡，舌淡胖，苔微黄，脉沉弦细，证属脾胃虚寒、血气不足、脉络失养，方用小建中汤加木蝴蝶、白及、黄芩、春砂仁，三剂痛止。加黄芩、春砂仁，是因脾失健运，餐后胀痛，苔微黄，有寒热夹杂之象。

病案二：李×，女，32岁，因急性髓细胞性白血病（M_{2a}）于2014

年 7 月入院治疗。用 DA 方案（阿霉素 + 阿糖胞苷）化疗 5 天。化疗后第三天出现高热（38.5 ~ 40.5℃），查白细胞 $0.7 \times 10^9/L$，血小板 $16 \times 10^9/L$，用亚胺培南西司他丁钠、左氧氟沙星等药不效。

给予粒细胞集落刺激因子（G-CSF）、输血、输血小板等支持疗法，高热时给予对乙酰氨基酚，或地塞米松静脉注射，药后热可退，但数小时后发热依旧，1 周未退。中医查房，症见发热 39.5℃，面色、唇甲苍白，神疲懒言，时微恶风，微汗，咳嗽，有少许白痰，纳呆，脘腹时微痛，大便烂，口淡，舌淡，苔薄白，脉浮大而数，重按无力，证属脾胃虚弱、气血亏虚、虚劳里急，治以"甘温除热"法，用小建中汤、补中益气汤加补骨脂、黄精、鸡血藤，方中重用黄芪50g，1 剂热减，3 剂热退未反复。此方用于化疗后高热不退，证属虚寒者，疗效显著。

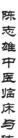

二　黄芪建中汤

1. 经典条文

《金匮要略·血痹虚劳病脉证并治》云："虚劳里急，诸不足，黄芪建中汤主之。于小建中汤内加黄芪一两半，余依上法。气短胸满者加生姜，腹满去枣，加茯苓一两半，及疗肺虚损不足、补气加半夏三两。"

条文中，"里急"是指腹中拘急，"诸不足"是指气血阴阳俱虚，故以小建中汤加黄芪补中缓急。中焦虚寒见气虚明显者用之。其补虚气力更强。在临床上，要抓住主要病机，对兼夹证宜辨证加减。如痰多胸闷、脘腹不舒，可加二陈汤；泛酸、呃气，可加乌贼骨、佛手、茜草、生牡蛎、瓦楞子等；纳呆脘胀，可加陈皮、春砂仁、鸡内金、麦芽；虚寒甚，腹泻便烂，手足冷者，可加理中汤或附桂理中汤，对于胃肠道疾病应用较广；若兼血虚，加入当归，以加强补血之力，如《千金翼方·卷六》之当归建中汤。

2. 病案举例

朱×，女，57 岁，2015 年 11 月 2 日就诊。患者因胃痛来就诊，时症见胃脘、左肋及左下腹时痛，以下半夜为明显，伴嗳气，痰多，头晕心悸，无恶心、泛酸，口淡，胃纳、睡眠尚可，舌淡暗，舌白略腻，脉沉细，证属中焦虚寒、心脾两虚，夹痰湿，用黄芪建中汤加味：黄芪 30g，桂枝 10g，白芍 20g，炙甘草 20g，大枣 20g，佛手 15g，两面针 15g，生龙骨 30g（先煎），生牡蛎 30g（先煎），法半夏 10g，陈皮 10g，茯苓 20g，麦芽糖 30g（冲服）。3 剂，水煎服。

二诊：2015 年 11 月 12 日。患者自诉胃脘腹痛已愈大半，痰减少，心悸明显减轻，但夜尿增多，每晚 2 ~ 3 次，舌淡，苔薄白，脉沉细。守上方，去二陈汤，加缩泉丸，以巩固疗效。

三 大建中汤

1. 经典条文

《金匮要略·腹满寒疝宿食病脉证治》云："心胸中大寒痛，呕不能食，腹中寒，上冲皮起，出见有头足，上下痛而不可触近，大建中汤主之。蜀椒二合（出汗），干姜四两，人参二两。上三味，以水四升，煮取二升，去滓，内胶饴一升，微煎取一升半，分温服；如一炊顷，可饮粥二升，后更服，当一日食糜，温覆之。"

大建中汤主要用于中焦阳气不足，阴寒上乘之腹痛或蛔厥证，表现为疼痛剧烈，部位广泛，因剧痛而拒按，不可触近，且上下游走不定，寒气上冲，故呕不能食，可知阴寒里虚较甚，非实证痛而不移，满而不减，或减不足言，按之反剧。临床上宜注意鉴别。

运用大建中汤也要注意与治寒饮逆满的附子粳米汤、赤丸相鉴别。《金匮要略·腹满寒疝宿食病脉证治》云："腹中寒气，雷鸣切痛，胸胁逆满，呕吐，附子粳米汤主之。附子一枚（炮），半夏半升，甘草一两，大枣十枚，粳米半升，上五味，以水八升，煮米熟，汤成，去滓，温服一升，日三服。""寒气厥逆，赤丸主之。茯苓四两，半夏四两（洗），乌头二两，炮细辛一两，上四味，末之，内真朱为色，炼蜜丸如麻子大，先食酒饮下三丸，日再夜一服；不知，稍增之，以知为度。"

附子粳米汤用于腹满痛而呕吐泄泻之阳虚挟湿证，主症为腹中雷鸣（湿聚于肠，与气相激），故用附子温中散寒止痛，半夏逐饮降逆止呕，粳米、甘草、大枣扶脾。赤丸治寒气厥逆，病机为脾肾虚寒，水饮上逆，寒凝肢冷，其脉沉弦，故以乌头、细辛温寒辛发，治沉寒痼冷之腹痛肢冷，半夏、茯苓化饮止呕，朱砂为衣，重镇安神定悸，故名赤丸。附子粳米汤、赤丸均有附子配半夏，属"十八反"禁忌，临床宜小心。

2. 病案举例

患者邓×，男，34岁，因"确诊骨髓增生异常综合征（MDS）半年余，发热伴腹痛、腹泻10日"由门诊拟"MDS、腹痛查因"于2013年5月14日步行入院。

患者于2012年5月因"面色苍白、皮肤瘀斑10余年，再发1周"于外院治疗，骨髓穿刺诊断为MDS。10日前患者无明显诱因出现发热，右下腹痛，伴有腹泻，体温最高40℃，诊断为急性阑尾炎，予抗感染等处理后症状好转出院。后食用鱼、青瓜等食物后再次出现腹痛、腹泻、发热，当地医院考虑为MDS转恶性淋巴瘤，PET/CT结果示："1. 全身未见明显高代谢恶性病变征象。2. 全身骨髓及脾脏代谢弥漫性轻度增高，考虑与贫血有关。3. 心腔密度普遍减低，请结合临床。4. 咽喉部炎症，心包腔少量积液。5. 前列腺钙化。6. 全身其他部位 PET/CT 显像未见明显异常。"

入院后患者反复出现发热，体温可至 39.5℃，晨起热退，下午两三点钟再次出现发热，偶有寒战，夜间热自退，腹痛呈持续性脐周疼痛，腹泻每日 3 次，呈青黑色，肠镜提示："溃疡性结肠炎，考虑 MDS 并发肠道改变。" 症见神清，精神一般，发热、恶寒，解 3 次大便，色青，质稀，不成形，右下腹隐痛，腹胀，面色苍白，胸闷胸痛，无皮疹，无皮下出血，声音嘶哑，无咳嗽咳痰，无心慌心悸，无头晕头痛，口干口苦，纳眠一般，小便量多，色黄，腥臭，舌淡苔白滑，脉紧。近 1 个月体重减轻约 5kg。

主治医师认为患者属于中医"痢疾"范畴，主要病机为脾虚不能运化，清浊不分，导致湿热毒邪结聚肠腑，从而下痢脓血，当以健脾利湿、行气止血为法，以熟党参补益脾气，白术、苍术健脾燥湿，茯苓、薏苡仁健脾利湿，黄连、黄芩清热燥湿，木香行气疏肝，柴胡、黄芩和解少阳，法半夏燥湿化痰，白及、地榆收敛止血，益母草活血，鸡内金、麦芽消食导滞，具体处方：熟党参 15g，白术 10g，苍术 10g，茯苓 20g，薏苡仁 30g，黄连 5g，木香 10g，柴胡 20g，黄芩 15g，法半夏 15g，白及 20g，地榆 20g，益母草 15g，鸡内金 10g，麦芽 30g。共 4 剂，每日 1 剂（复煎），水煎煮至 100～150mL，饭后一次温服。药后患者腹泻稍有减缓，但仍有反复发热，腹痛进行性加重，蔓延至全腹，以剑突下为主。

二诊时延余诊治。余认为患者腹痛明显，且转移至心胸下，当不是肠痛，应为心胸中寒痛。由于患者患 MDS，长期白细胞低下并贫血，中气大虚，阴寒内盛。面色苍白，胸闷胸痛，苔白滑，脉伏紧，大便溏薄为虚寒之象。而口干口苦，纳眠一般，小便量多、色黄、腥臭皆为假热之象。此为真寒假热，应急投大辛大热之品急救阳气，方选大建中汤，处方：黄

建中汤类方的临床运用

225

芪 40g，党参 30g，花椒 5g，干姜 10g，附片 10g（先煎），黑枣 15g。3剂，每日 1 剂，水煎 150mL，饭后一次温服。患者服用 1 剂腹痛立减，3剂发热、腹痛减缓，5 剂腹泻停止，症状消失。

建中汤类方使用注意事项：阴虚内热者不宜，湿阻呕家及夹湿、湿从热化者不宜，因饴糖甜，甘能中满助湿。胶饴，又名饴糖，为米、大麦、小麦或玉蜀黍等粮食经发酵糖化而成。其质胶黏，故名胶饴，性味甘温，归脾、胃、肺经。功能补脾益气、缓急止痛、润肺止咳。单服本品，也可用于粘裹异物，如鱼骨鲠喉，误吞稻芒、银环及钗者。用 30～60g，入汤剂分两三次冲服，也可熬膏或为丸服。现多以麦芽糖代之，市面上有售。

（陈志雄）

养心与五脏关系

谚语有云"一个篱笆三个桩，一个好汉三个帮"，说的是任何事物都不宜单打独斗，要互相支持，彼此制约。心脏与人体的其他脏腑也是这样的关系，互相依托共存。五脏之间的关系如何？要说得清楚，就会涉及人与自然、天人合一、阴阳五行、生克乘侮、亢害承制、五脏相关等许多深奥的专业理论问题。在这里只是简要说明养心与五脏的基本关系，养心不是单独注重心脏的病变，而是综合考虑其他脏腑对心脏的影响。这就是中医的整体观，既见树木，也见森林。

脏腑，是内脏的总称，包括五脏六腑和奇恒之腑。心、肝、脾、肺、肾合称五脏。胆、胃、大肠、小肠、膀胱、三焦合称六腑。奇恒之腑包括脑、髓、骨、脉、胆、女子胞，"奇"作异字解，"恒"则是常的意思。脑、髓、骨、脉、胆、女子胞的生理功能有异于正常的腑，故称"奇恒之腑"。在脏腑相配上，中医以脏象（内脏表现在外的征象）学说（也称脏腑学说）与阴阳表里理论来说明脏腑的相关作用，如心与小肠相表里，心为阴、为里，小肠为阳、为表。余四脏同此，即肝与胆、脾与胃、肺与大肠、肾与膀胱相表里。相表里的组合为一脏一腑，一阴一阳，其生理功能互相配合，并由经脉互为络属来构成。那么"三焦"被孤立出来，无相关脏相配，如何解释？"焦"字的含义历代医家认识不一：有的认为"焦"当作"膲"，是体内脏器，有形之物；有的认为"焦"字从火，为无形之气，能熟腐水谷；有的认为"焦"为"樵"，槌、节之意，是人体的三个部位，即上焦、中焦、下焦的合称。总之，中医认为三焦是"孤腑"，有主持诸气、总管人体气化的作用，为通行元气和水谷运行的道路。用于人体部位的划分时，横膈以上为上焦（心、肺），横膈以下到脐为中焦（脾、胃），脐以下为下焦（肝、胆、肾、大肠、小肠、膀胱）。

五行学说认为，宇宙间的一切事物都可以归纳为木、火、土、金、水五种物质的运动和相互作用变化。中医借用五行学说来说明人体脏腑的生理、病理及其与外在环境的相互关系，来指导疾病的诊断、治疗。五行学说主要是用生克乘侮来说明五行之间的相互关系，相生即互相资生、助长，相克是相互制约和克制，这是正常的资助克制过程，犹如汽车的油门和刹车，是制动关系。乘侮是反常现象，乘即乘虚侵袭，侮是恃强凌弱。乘是相克太过，侮是"反克"，例如木克土，若木气过亢，便会乘土，使土更虚。又如金克木，若木气过亢，或金气不足，木就会反过来侮金，故称"反克"，所以五行之间必须互相协调，有助有制，这才是自然的正常变化运行规律。五行相生为木生火、火生土、土生金、金生水、水生木，以次资生，往复无尽。五行相克为木克土、土克水、水克火、火克金、金克木，彼此克制，如环无端。如图1：

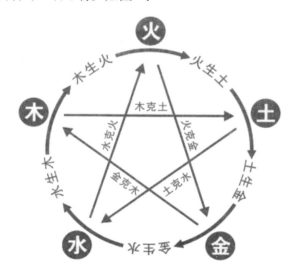

图1　五行生克关系

在人体脏腑中，肝属木，心属火，脾属土，肺属金，肾属水。肝喜条达疏泄，木有生发的特点，故肝属木；心阳有温熙作用，火有阳热特征，故心属火；脾为生化之源，可熟腐水谷，土有生化万物的特性，故脾属土；肺主肃降，金有清肃、收敛特性，故肺属金；肾主水藏精，水有润下的特征，故肾属水。这样我们会明白，肝（木）藏血以济心，心（火）以热温脾，脾（土）化生水谷精微以充肺，肺（金）清肃下行以助肾，肾（水）以精养肝，五脏互相资生为相生。五脏互相制约体现如下：肺（金）清肃下降，可以抑制肝阳上亢；肝（木）条达疏泄，可以疏通脾土的壅郁；脾（土）的运化可以制止肾水的泛滥；肾（水）的滋润，可以防止心火的亢烈；心（火）的阳热，可以制约肺金清肃太过。每个脏都有资生者，也都有制约者，使人体犹如一部精密机器，通过正常运转，来完成人体生长壮老已的全过程。其实人体比机器还复杂，还精密得多，许多人体奥秘尚未揭开，不能不感叹造物主之伟大。

上面讲了五脏的关系，那如何用这些关系来养心呢？

中医认为，心位于胸中，心包络裹护于外，主要功能是主血脉，藏神。心主血脉是指心脏可以推动血液在脉管里运行，推动力是心气。气为血的统帅，心气旺盛，血脉通畅，则面色就会显得红润而有光泽，即"其华在面"。若面色青紫，或面色㿠白、唇白，脉搏细弱或沉涩结代（脉来不畅、心律失常），可认为是心气血不足或心脉瘀阻。

心藏神是指心主管神志，即人的精神思维活动。现代医学认为人的精神思维是大脑所主，因此也有中医人士认为脑主神明。但传统中医将精神思维归于心的生理功能（具体不同的学术观念这里不展开）。《黄帝内经》认为"心为君主之官，神明出焉"，"心为五脏六腑之大主，心动则五脏六腑皆摇"，"所以任物者谓之心"（任是担任、接受的意思），而心气血旺盛是神志活动的物质基础。心气血充盈，则神志清晰，思维敏捷；心气血亏虚，可出现失眠、多梦、健忘、神志不宁等症状；如果血热扰心，可见谵妄、狂躁、昏迷、不省人事等症状。

明白了这些道理，我们会明白养心时，除了关注心脏本身的病变外，也要重视其他脏腑对心的影响，针对病因调摄养生治病，才会取得较满意的疗效。

下面以失眠、心悸为例，谈谈五脏相关的认知和得失，以冀举一反三。

失眠、心悸在心系疾病中十分常见。如果单纯用安神助眠的中药或西医的安眠药，虽然睡眠能暂时好转，但身体导致失眠、心悸的病因得不到改善，就会终生依赖安眠药。中医对因辨证用药是其精华，但只有医术精湛、细心体察的医生才能达到。如失眠、心悸，兼见面色苍白无华，稍劳更甚，唇甲苍白，头晕，乏力，难以入眠，易醒，梦多，胃纳欠佳，或便溏，口臭，舌质淡，脉沉细无力，证属心脾两虚、气血不足，可用归脾汤治疗，以补益心脾。脾（土）可生化水谷精微，是生血之源。脾（土）生肺（金），肺（金）生肾（水），故脾气壮旺，则肺之气充足，肾精可以得到补充，促进肾（水）生肝（木），肝血旺，肝（木）生心（火），肝藏血能济心血不足，从而起到补益心气的作用，便能治愈失眠、心悸。在用药上，人参（或西洋参）、黄芪、鹿茸、五味子、当归等有补益心气、精益补肝的功效。人参与五味子是生脉散的主药，但五味子能安神定悸。鹿茸与五味子为伍，可补肝血、益肾精、滋肾涩精、益气生津、宁心敛汗。黄芪、当归配伍，名为当归补血汤，是补血首方，但黄芪的量是当归的五倍，体现了"气为血帅"的组方原则。

如果心悸、失眠是肝阳上亢、肝火旺引起的，就会出现心胸烦渴、面红目赤、头晕胀痛、口干苦、急躁易怒、胁肋灼痛、便秘、尿黄、舌红苔黄、脉弦数，这是木生火太过，相火（肝火）干扰君火（心火），使心火亢盛而致失眠、心悸，此时便要清心肝之火。可用导赤散合龙胆清肝汤治疗，属实证治法，慎用补气益血药物。

又如失眠、心悸是由肾阴虚火旺引起的，兼见腰膝疼痛、眩晕耳鸣、失眠多梦，男子阳强易举、遗精，女子经少闭经或崩漏不止，形体消瘦，潮热盗汗，五心烦躁，咽干，舌红、少津少苔，脉细数等肾阴虚火旺症状，则由五行上水克火可知，肾水充足，就能上济心火，使心火不亢旺，若肾阴虚，肾水不足，虚火亢旺，则不但不能克制心火，反因相火上亢，而使心火更旺，此"火"属虚火，不能用清实火的方法，要用滋阴降火、育阴潜阳的治法，可选用知柏地黄丸、大补阴煎、黄连阿胶汤等方加减。火降则心神宁，便能安眠止悸。大补阴煎中熟地黄、龟甲、黄柏、知母清肾中虚火，滋养肾中阴精。在临床上，我们可师其意，选用具有相同功效的药物配伍，也能达到较好疗效。如西洋参、麦冬、五味子、石斛、冬虫夏草在清补气阴、生津止渴的基础上，均有如此功效，生龙骨、生牡蛎、龟甲、鳖甲等镇潜之品也可重镇安神、育阴潜阳，临床上可灵活运用。

上述失眠、心悸还有其他不同证型，需要采用不同的治法和方药，不再一一举例。此例旨在借用五脏相关、五行生克理论，来说明治病养生要有整体全局观念，不可头痛治头、脚痛医脚。

（陈志雄）

心气虚与心阳虚的关系及防治

　　心脏能够推动血液在脉管内运行，供应给全身脏腑器官、四肢百骸，其动力全赖于心气的作用，这心气就是《素问·平人气象论》中所说的"心藏血脉之气"。书中还谈到宗气和营气。宗气主要推动肺的呼吸和心血运行，营气是水谷精微中比较富有营养的物质，分布在血脉之中，作为血液的组成部分而营运全身，发挥营养作用。心气主要是由宗气和营气体现出来的。心气旺盛时，全身供血便正常，人会感到精神饱满，动作有力，面部红润而富光泽。久病体虚、暴病伤伐正气、体质禀赋不足，或年事已高、脏腑功能逐步衰退等因素可引起心气亏虚。临床表现常见心悸，心慌，心神不宁，胸闷不适，短气懒言，精神疲倦，活动后加重，面色淡白或㿠白、无光泽，或易汗出，活动时明显，舌质淡白，舌苔白，脉细弱无力，或出现早搏（心律失常）。这些症状都是胸中宗气运转无力、营气亏少、血脉欠充盈所引起的。心阳虚是在心气虚的基础上出现虚寒症状，由于气虚损及阳气，心阳受损，不能温煦肢体，故兼见畏寒肢冷，阳虚生寒，阴寒会使血脉凝涩，心脉痹阻不通，造成胸闷加重，心前区疼痛大多比较剧烈，或心痛持续时间较长，舌淡胖较心气虚更明显，舌苔白滑，好像水分较多，严重者伸舌头时可见口水滴出，脉微细或结代（心律失常）。心阳虚往往由心气虚发展而成。如果心阳虚再进一步加重，就会出现心阳暴脱的症状，如突然冷汗淋漓，四肢厥冷，呼吸微弱，面色苍白，口唇青紫，神志模糊或昏迷。这是由于心阳衰亡，宗气大虚，营气外泄，既不能温煦肢体，也不能推动血脉运行，且由于宗气、营气外泄，冷汗淋漓，心血瘀阻，全身经脉瘀滞，出现神志模糊或昏迷。此属病情垂危，必须大力抢救。

上面已谈了心气虚与心阳虚的起因和相互关系。虚损的形成，大多是日久积累，平时调补不够，逐步加重的。因此要有相关的保健知识，了解自身的体质寒热偏胜，或请有经验的医生诊断，养生保健用药要有的放矢，合理防治。补益心气最基本的方药是独参汤或四君子汤。独参汤就是红参或西洋参单味炖汤，一般可用10g，严重者可用30g，单味炖服或加猪瘦肉、鸡肉、鸽子肉等血肉有情之品炖服。为了方便，可将人参制成人参粉，每次3g，每日1~2次冲服。或平时含服红参片，亦可起到补益心气的作用，且简单、方便、有效。四君子汤由党参（或红参）、白术、茯苓、炙甘草组成，是健脾益气的基本方。脾健则水谷精微生化旺盛，宗气、营气便能充足，心气自能充盛。在用药上，因"气为血帅，血为气母"，气血互相依存，故加上补血药效果更佳，可加当归补血汤（黄芪、当归）、龙眼肉、四物汤（熟地黄、当归、白芍、川芎），使气血并补。补气血时，要注意补血药有滋腻、影响脾胃运化的副作用，因此可在方中加鸡内金、石斛、山楂等养胃消导药，帮助药物消化吸收。

心阳虚是在心气虚的基础上发展而来的，因此在用药上也要在补气的基础上加上温阳祛寒、通经行痹的温阳散寒药。临床上因心阳虚衰症状明显，急则治标，故在组方用药上会更注意温阳散寒，麻黄附子细辛汤（炙麻黄、熟附子、细辛）、桂甘龙牡汤（桂枝、炙甘草、煅龙骨、煅牡蛎）、参附汤（红参、熟附子）、当归四逆汤（当归、赤芍、桂枝、细辛、炙甘草、木通、大枣）等是最常用的有效方剂。平素温阳，须做到日常生活中注意保暖，预防风寒侵犯，慎食生冷蔬果、冰冻饮料等食品，还可应用以下简单的保健方法：①以红参5~10g、鹿茸5~10g炖猪瘦肉服，每周1~2次。红参是补气首选药，鹿茸可补肾阳、益精血，两者是心阳虚的食疗最佳配伍。若食后口干，可将红参改为西洋参；②取肉桂 1～2g、藏红花 1～2g、红糖适量，开水泡服，可起到温阳、养血、活血的作用；③艾灸足三里、关元、内关等穴，可有温阳通经强壮作用。

大家平时保健治疗，要根据自己的体质禀赋，生活起居要有规律，注意饮食、睡眠，服用合适的中药或食疗方，适度运动，避免过度劳累，适当晒晒太阳，多些户外活动，增强机体的活力，以起到补益心阳的作用。

若心阳衰竭，出现心痛、四肢厥冷、大汗淋漓、神志模糊或昏迷的危重症，要立即中西医结合抢救，不能耽误时间。若患有冠心病或其他心脏病，则要多加留意，但平日也不必过多忧心，宜乐观，谨慎重视便可。

（陈志雄）

补益心气，为何要重视补肺健脾

$\cdot$ $\cdot$ $\cdot$

大家都会注意到，补益心气的方子，如归脾汤、生脉散、独参汤等，都会用到人参、黄芪、白术、茯苓、炙甘草等补肺健脾益气的药物。但为什么补肺健脾会使心气壮旺？其作用机制如何？如何选择药物才能达到补益心气的效果？要回答这些问题，便要了解什么是气，气的作用是什么，以及心、肺、脾三脏的相生相克关系。

古代中国哲学认为，气是构成世界的最基本物质，一切事物都是气的运动变化产生的。人是物质的，是靠天地之气生养的。中医学所说的气有两个含义：一是指构成人体和维持人体生命活动的精微物质，如水谷之气、呼吸之气；二是指脏腑组织的生理功能，如脏腑之气、经脉之气等。

气因不同的来源和功能特性而有不同的名称。

（1）元气，又称原气、真气，是父母先天之精化生而来的，又得后天水谷精气的滋养补充，是人体生命活动的原动力。

（2）宗气，由肺吸入的清气与脾胃化生的水谷之气结合而成，聚集于胸中，《灵枢·邪客》说："宗气积于胸中，出于喉咙，以贯心脉，而行呼吸焉。"宗气的强弱，可从虚里（左乳下心跳部位）跳动的强弱来观察，《素问·平人气象论》说："出于左乳下，其动应衣，脉宗气也。"宗气的主要功能是推动肺的呼吸和心血运行。清末民初时的医家张锡纯将之称为大气，以示重要。

（3）营气，是水谷精气中富有营养的物质，营气与血分布于血脉中，故常"营血"并称，对全身起营养作用。

（4）卫气，主要由水谷精气化生，是人体阳气的一部分，又称"卫阳"，其功能是护卫肌表，抗御外邪入侵，控制汗孔的开合，调节体温，温煦脏腑，润泽皮毛。卫气运行于经脉之外，不受脉管约束，因肺主皮毛，卫气与肺气共同护卫肌表，故"肺卫"并称。

从上述可以看出，气的生成来源，不外乎肾中的先天精气、脾胃运化的水谷之气、肺吸入的自然界清气，这三种气互相依赖、互相济生、共同壮旺。肾、肺、脾三脏功能正常是气正常的根本保证。其中，脾胃运化水谷精微的功能尤其重要。所以《灵枢·五味》说："故谷不入半日则气衰，一日则气少矣。"

对于心气而言，宗气、营气最为重要，宗气、营气的源头是肾中之先天精气，但与肺之呼吸、脾胃健运息息相关。所以，补益心气必须从补肺健脾入手，其道理十分显明。

肺脏位于胸中，其功能是主气，司呼吸，主宣发肃降，通调水道，出入于喉咙，开窍于鼻，与皮毛相应，又称肺主皮毛。肺气与卫气护卫肌表，是防御外邪的门户。肺气弱则卫气弱，卫外功能差，则人易受六淫外邪侵袭而感冒。感冒时，当然要分清风寒、风热、暑热、夹湿等证型而治疗，但经久不愈的感冒、鼻塞、咳嗽，或似发热恶寒退而又发者，往往是因为肺气虚、卫气弱，这时要适当补肺气，如加用玉屏风散（黄芪、白术、防风）、四君子汤（党参、白术、茯苓、炙甘草）、补中益气汤（黄芪、当归、党参、白术、炙甘草、陈皮、升麻、柴胡）等方，肺气壮旺才能祛邪外出。常服玉屏风散有预防感冒的作用，能提高免疫力、抵抗力。补肺气的中药，当首选人参（或西洋参），人参是补肺、健脾、益气的第一要药。肺气虚，易疲乏，气短懒言，口淡舌淡者，可用人参炖猪瘦肉，或用开水泡人参代茶饮，或含服人参片。黄芪善于走表，有益气固卫的作用，对肺虚卫气失固者十分适宜。冬虫夏草亦为补肺良药，但由于种种原因，价格奇贵。冬虫夏草为麦角菌科真菌冬虫夏草菌寄生在蝙蝠蛾科昆虫幼虫上的子座和幼虫尸体的干燥复合体。主产于四川、青海、西藏、甘肃等地。夏初在积雪尚未融化时上山采集，此时子座多露于雪面，过迟则积雪融化，杂草生长，不易找寻，且土中虫体枯萎，不合药用。其味甘，性平，归肺、肾经，既补肺阴，又益肾阳，兼有止血化痰的作用，可用于肺气阴耗伤，久咳虚喘，肺痨咳血，也可治肾阳不足，腰膝酸痛，或病后体虚，自汗畏寒等症。服用时用 3~5g（8~10 根，因价格昂贵，不宜浪费，可少量缓补），用猪瘦肉、鸡肉炖服，或研粉服，也可用冬虫夏草 3~5 根、枸杞子 10g，开水泡代茶饮，日久可见效用。

　　益气还需健脾胃，脾胃健运，则脾气不虚，水谷精微生化正常，便能补充卫气、营气和宗气，心肺之气自然充盈。健脾补气，人参是首选，可用红参和西洋参。红参性温，宜用于脾胃虚寒者，西洋参性微寒，可益气生津，用于气阴两虚者，要注意根据寒热偏性来用。四君子汤是健脾益气的首选方，其中党参健脾益气，白术燥湿健脾，茯苓渗湿运脾，炙甘草益气和中、调和诸药，全方配伍组合精当。小儿脾虚厌食，用四君子汤加陈皮（异功散）；脾虚痰湿内阻者，用四君子汤加陈皮、法半夏（陈夏六君子汤）；兼脘腹胀痛、消化不良者，用四君子汤加砂仁、木香（香砂六君子丸）；气血亏虚者，用四君子汤加四物汤（熟地黄、当归、白芍、川芎），即八珍汤，再加黄芪、肉桂，便是十全大补汤，补血作用更强；心脾两虚者，用归脾丸（四君子汤 + 当归补血汤 + 养心安神药）。

　　从上述方药可以看出，补心气要从补肺脾入手，还要加上培土生金法。所谓培土生金法，就是健脾益气（培土）以达到补益肺气（生金）的治法。此法在临床上常用。为应对肺虚、痰浊咳喘等症，也可在健脾的基础上，用百合、沙参、北杏仁、贝母、法半夏、紫菀、款冬花、五味子、灵芝、丹参、海马、蛇胆等药，对证选用数味，以加强治肺效果。

（陈志雄）

益气活血法对冠心病的预防保健作用

循环系统包括心脏、血管和血液循环的神经体液调节装置。其主要功能是为全身组织器官运输供应血液，通过血液将氧、营养物质和激素等供给组织，并将组织代谢废物运走。其中心脏是将血液输送给组织器官和回收至肺进行氧交换的主要器官，起到动力"泵"的作用，但心脏本身也需要血液供应，冠状动脉是为心脏供血的主要动脉。如果冠状动脉发生粥样硬化，管腔狭窄或阻塞，或冠状动脉发生功能性改变（如痉挛），导致心肌缺血或缺氧或坏死引起心脏病，就称为冠状动脉粥样硬化性心脏病，简称冠心病。本病多发于 40 岁以上者，男性早于女性，我国发病率比欧美国家低些，约为 10.2‰，但有逐年升高的趋势。

冠心病的发病症状因类型不同而不同，如：稳定型心绞痛主要表现为胸骨体中、上段之后，可波及心前区的发作性胸痛，或者放射到左肩、左臂内侧或颈、咽、下颌部；不稳定型心绞痛与上述症状相似，但发病频率增加、程度加重、诱发因素变化，或较轻活动即可诱发；心肌梗死在发病前可有乏力、心悸、烦躁、心绞痛等前驱症状，发病时疼痛较重，持续时间可达数小时或更长，含服硝酸甘油片多不能缓解，伴有烦躁不安、汗出、恐惧或濒死感，全身症状可有发热、心动过速、白细胞升高等，或伴有恶心、呕吐、上腹胀痛等胃肠道症状，可出现心律失常，甚至低血压、休克、心力衰竭等，要及时就医抢救。

冠心病发病率高，发病时病情危重，变化多，可出现猝死。因此，平时的预防保健十分重要。相关方法很多，以下仅从中医的益气活血法进行讨论。

益气就是补益心气，中医称"气为血帅"，心气壮旺则心主血脉的推动力就旺盛，就可以保证心血运行的动力。活血是活血化瘀，即疏通血脉、祛除瘀血。益气活血法可理解为补益心气、疏通血脉、祛除瘀血的治疗方法。该法在冠心病的预防保健中起重要作用，是维持心脏冠状动脉通畅、保证心脏得到有效的血液供应的有效方法。

在临床上，益气活血法所选用的中药很多，但用得最多、患者最能接受、疗效较好的主要有人参、三七、丹参、山楂等中药。如何根据不同体质和药物耐受性选择使用是保证疗效的关键。

人参：人参居于补气药之首。补气药主要用于气虚证，气虚是指机体活动能力不足，补气药最适用于脾气虚和肺气虚。心气主要来源于脾气和肺气的供应滋养。人参为五加科植物人参的干燥根和根茎，野生者称野生参，栽培者称园参，主产于我国东北、朝鲜半岛及俄罗斯西伯利亚等寒冷湿润地区。其味甘、微苦，性温，归脾、肺经，具有大补元气、补脾益肺、生津止渴、安神增智等功效，可用于气虚、脉微欲绝，脾虚，肺气虚，气津两伤之口渴，消渴症，气血双亏、神志失养等。服食人参时，不宜吃萝卜、喝茶，以免影响疗效。《本草新编》云："莱菔子（萝卜的种子）最解人参。……故尔，服人参胀闷者，用莱菔子适量煎汤服可解。"因人参性温热，尤其高丽参明显，故若有口干热燥感，可配生地黄、麦冬、天冬，为防胀气，可配少许陈皮、砂仁。

西洋参：为五加科植物西洋参的干燥根，原产于北美洲，以美国威斯康星州所产为佳，故有西洋参、花旗参之名，在我国也有栽培。其味微甘、微苦，性微寒，归心、肺、肾经，可补气养阴、清火生津，适用于气阴虚而有虚火之证，如阴虚火旺、喘咳痰血、气阴两伤、烦倦口渴、口干舌燥及阴虚肠热便血等。本品寒凉，阳气不足、胃寒湿者忌服，同样萝卜可解西洋参。

三七：又称田七、参三七，为五加科植物三七的干燥根和根茎，主产于云南、广西等地。其味甘、微苦，性温，归肝、胃经，具有活血祛瘀、止血、消肿止痛的作用，可用于各种血证、外伤出血、跌打外伤、瘀血肿痛等。在众多的活血祛瘀药中，只有三七具备活血和止血的双重功效。

丹参：为唇形科植物丹参的干燥根和根茎，其味苦，性微寒，归心、肝经，功能活血通经、凉血消肿、清心除烦，可用于瘀血阻滞，肿痛疮毒，风湿热痹，热入心营，心烦不寐。中医有"一味丹参，功同四物"的说法，即丹参可活血化瘀，具有如同四物汤一样的功效。

山楂：为蔷薇科植物山里红或山楂的干燥成熟果实。其味酸，性微温，归脾、胃、肝经，功效为消食化积、破气散瘀，可用于食积不消、产后瘀阻腹痛等。山楂善化肉食之积。

对于冠心病的预防、保健、治疗，上述药物具有良好的作用和功效，是组成益气活血方的基本药物，笔者在临床上自拟的参丹散便由人参、三七、丹参、山楂组成，其中人参益气、补脾肺，三七、丹参活血化瘀，借人参补气之力，促进心血流通，佐以山楂消食导滞，山楂善化脂肪，与祛瘀活血药合用，对冠状动脉粥样硬化的脂肪沉积有消除作用。该药为散剂，服用方便，每服 5g，每日 2 次，坚持服用，便可日渐显效。在服用时，还要注意个体的体质禀赋。脾虚体寒者，如常见面色苍白、疲倦乏力、气短懒言、大便稀溏、口淡等症状，则选用人参（高丽参或吉林红参）；阴虚有热者，如有口干舌燥、心烦疲倦、口渴、不耐燥热、舌质嫩红等症状，则选用西洋参，以补气生津、清火。其余药物不用更改。

参丹散除可平时用于预防保健外，对于已诊为冠心病，或冠心病已行介入治疗，如做了搭桥手术或放了支架，证属气虚血瘀者，也可服用。

（陈志雄）

冠心病患者如何防猝死

猝死是指没有外来原因自然发生的意料不到的突然死亡。心脏性猝死是指由心脏原因所引起的突然死亡，世界卫生组织多数专家认为，心脏性猝死是指心脏急性症状发作后1h内发生的以意识突然丧失为特征的、由心脏原因引起的自然死亡。在心脏性猝死中，约有80%是由冠心病及其并发症所引起的，而这些病例中，约有75%曾有心肌梗死病史。因此冠心病猝死的预防及抢救极受医学界的重视。

然而冠心病猝死常突然发生，往往难以预测。从医学上说，此过程可分为四个时期：前驱期，有些患者在数天或数月前出现胸痛、气促、心悸、疲倦乏力等症状，但部分患者无前驱症状，容易被忽视；终末事件期，是指心脏状态急剧变化至瞬间骤停的时期，这段时间通常定为1h之内，但临床上往往只有数分钟不等，给抢救带来极大的困难；心搏骤停期，心脏停搏后脑血流量会急剧减少，导致意识突然丧失，伴有局部或全身性的抽搐，接着呼吸停止，瞳孔散大；生物学死亡期，心搏骤停后4～6min内开始出现不可逆的脑损害，随后数分钟进入生物学死亡。这是冠心病猝死（其他类型心脏病引起的猝死也是如此）的四个阶段，它们发生急骤，转变迅速，在心搏骤停后立即进行心肺复苏、尽早去除心室纤颤是避免生物学死亡的关键。但是由于发生时间和发生地点不可预测，及时有效的抢救较难实施，所以生存率很低，在5%～60%之间。

冠心病猝死可能随时随地发生，且难以感知。了解有关常识，普及心肺复苏的抢救知识，对于发现猝死立即就地抢救具有重要意义。

大家知道，冠心病大多发生于中老年人，即使已经确诊，且平常也按医嘱服药的患者，有时出现一些较轻的非特异性的症状，如乏力、胸闷不适等，也不容易引起患者和医生的警惕（因为平时也可能出现这些症状，休息或服药后便会消失）。正因为猝死的发生都很突然，难以预测，所以平时更应该注意如下几个问题。

（1）冠心病猝死好发于冬季等寒冷季节。中医认为"寒主收引"，血脉遇寒则涩滞不通畅，在寒冷的刺激下，可诱发心肌梗死，冠状动脉痉挛或栓塞，心肌缺血，心电生理紊乱，心律严重失常（如心室颤动），从而导致猝死。因此要注意保暖，户外活动时注意避风寒。平素心阳不足、四肢不温、畏寒、口淡、便溏烂、胸闷痛的患者要适时就医。可用红参、三七、鹿茸炖猪瘦肉服，或研为细末冲服，每次 3g，每日 2 次，可起到祛寒补气、温肾壮阳、活血通脉的作用，简单而有效。

（2）适当活动，不能过劳。冠心病患者不宜静居久坐，要适当活动，使人体四肢百骸、筋骨肌肉得到锻炼，气血流通，在利于消化吸收的同时，也可对心血管起到保健作用。但凡事要适度，度的掌握，要因人而异。若觉得疲乏、气短、心悸胸闷，则应休息放松，或服用随身带的改善心肌供血的药物，或按压双手内关穴。平时可用红参（气阴不足者用西洋参）、三七、灵芝、鹿茸、五味子、丹参、海马等药研为细末，开水冲服，每次 3g，每日 2 次，可起到补心气、益肝肾、活血化瘀、养心安神等作用。此方寒热配伍得当，可经常服用，大部分冠心病患者可受益。

（3）注意情绪调节。中医认为，大怒伤肝，过喜伤心，过思伤脾，过忧伤肺，过惊伤肾。过度的情志刺激，尤其是过怒过喜对心脏影响较大。临床上不少因大喜、狂怒、情绪烦躁或受打击而诱发冠心病发作的病例，要引以为戒。中老年人经历了许多生活的酸甜苦辣，遇事多了，心情应豁达些，凡事想开些，且注意生活起居的规律性，这样对病情的康复有利。平时可交益友、品茗茶、习书画、闲敲棋，心旷则神怡。

（4）饮食宜忌。民以食为天，饮食是后天水谷精微的主要来源。但如何饮食，对于冠心病患者来说，要有所注意。一般来说，应戒烟，酒及辛辣刺激性食物应尽量慎食或少食，怡情即可。冠心病患者大多有血压、血脂、胆固醇、尿酸的增高，因此高能量、高脂肪、油腻、煎炸食品不宜多食，也不宜过食生冷。饮食以清淡、有营养、种类稍杂为宜，不宜过饱，以免加重肠胃负担。尤其要注意保持大便通畅。若便秘，除选用合适的通便药或请医生诊治之外，千万不能过度努力排便，否则腹压增高，易诱发冠心病发作或猝死，这类情况时有发生，要引以为戒。有便秘的冠心病患者，如厕时，建议常备开塞露，以应不时之需，且不宜锁厕所门，虚掩较宜，以便于发生不测时及时抢救。

（陈志雄）

复发性上消化道出血的临床防治思路

· · ·

临床中上消化道出血反复多次发作的病例较多，1987—1993 年，笔者对 203 例复发性上消化道出血病例进行临床观察，并针对其发病特点，在防治思路上做了初步探讨。

一　临床资料

（1）一般资料。全部病例均为住院患者，其中男 166 例，女 37 例。发病年龄：19～35 岁者 72 例，36～60 岁者 99 例，61 岁及以上者 32 例。出血次数：3 次者 82 例，4 次者 54 例，5 次者 48 例，6 次及以上者 19 例。出血方式：吐血者 62 例，黑便者 203 例。病种：胃溃疡 59 例（其中多发性溃疡 38 例），十二指肠球部溃疡 83 例（其中多发性球部溃疡 61 例），复合性溃疡 42 例，糜烂性出血性胃炎 19 例。以上病例均经入院后纤维胃镜确诊。

（2）发病诱因。主要由外感加药物（服用解热镇痛等退热药）者 31 例，伤食者 48 例，劳倦者 34 例，情志因素者 28 例，诱因不明显者 20 例，三种诱因者 42 例。

（3）发病时间。冬季发病者 79 例（34.9%），春季发病者 68 例（33.5%），夏季发病者 19 例（9.3%），秋季发病者 37 例（23.3%）。冬春季发病率明显比夏秋季高（$P < 0.01$）。

二 审因明理，重在预防

从临床资料来看，复发性上消化道出血的复发大多可查及诱因。外感时，服用某些解热镇痛药、抗生素等，造成上消化道黏膜的损伤，或原发溃疡病灶受损，可引起出血。伤食者多为过食辛辣煎炸之品，如辣椒、油条、炒花生、酒、火锅或狗肉等。盖辛热温燥之品能助火生热，致胃热炽盛。若工作紧张、睡眠不足、劳倦太过，可致阳气因烦劳而鸱张亢盛，或因情志抑郁或喜怒不节，致肝郁化火。这些诱因，均可能使体内处于功能亢奋状态，交感神经-肾上腺髓质的机能活动增强。火热内生，以致熏灼脉络，迫血妄行，血溢脉外而出血，因此，患者应注意避免上述诱因，以尽可能减少病情反复发作的机会。

在发病时间上，该病大多见于冬春寒冷季节（占总例数的68.4%），这与其他报道相一致。同时，我们注意到，出血的发生，与当时气温骤冷骤热有关。如寒潮到来之前，日平均温差较大时的发病例数较气温相对稳定时明显为多。祖国医学认为，季节、气候之变化，对人体脏腑、经络、气血均有一定的影响。《素问·八正神明论》认为："天温日明，则人血淖液，而卫气浮，故血易泻，气易行；天寒日阴，则人血凝泣，而卫气沉。"现代医学研究认为，寒冷的刺激可造成人体抗病能力下降，使人体交感神经兴奋，儿茶酚胺分泌增多，易造成血小板聚集而引起血栓。由于寒温骤变，超过人体的耐受程度，影响内环境的自稳状态，"人血凝泣"，气血运行不畅，瘀血留滞，郁而生热，火热内生，热灼胃络，迫血妄行，"阴络伤则血内溢"，从而引起出血反复发作。

从原发病种可以看出，绝大部分患者有胃溃疡或十二指肠球部溃疡的病灶（占总例数的90.6%）。溃疡病的周期性变化也多发生在冬春、夏秋之交，此时寒热转变陡剧，处于由阴出阳、由阳入阴的天时阴阳转换之际，不似秋冬、春夏之交那样由阴至阴、由阳至阳的渐变过程，节气的陡变造成了溃疡灶局部血管舒缩状态的急剧变化，使血管痉挛，局部缺血，供能不足，易诱致宿疾复发。天气寒温变化因素对溃疡病的复发和溃疡出血的复发的影响是一致的。

三 治病求本，消除隐患

在复发性上消化道出血的中医治疗上，笔者受唐容川"止血、祛瘀、宁血、补血"治血四法的启发，将其含义加以演绎、扩充，用于指导临床。

1. 止血

在急性上消化道出血期间，首务为止血。这里所说的"止血"，是指在具体治疗用药时，应按唐氏治血四法的思路用药，本文的意旨在于血止后预防复发，而不是单纯止血。

2. 消瘀

许多临床和实验资料表明，急性上消化道出血的病理实质是"瘀血留滞为患"，复发性上消化道出血的原发病绝大多数为消化性溃疡，溃疡基底及周围的血管血流不畅，导致局部营养、血液循环障碍，这是溃疡发生、发展和复发的重要原因。强调活血化瘀，在防止溃疡复发方面有实际价值。不言而喻，控制溃疡复发、修复病灶，事实上便解决了绝大部分的溃疡出血问题，因此，在用药上，要辨证与辨病相结合，目的在于调和气血、化瘀疏浚和愈合病灶。消瘀法具体包括下列法则：

（1）清热消瘀法：主要适用于有热象、瘀象的活动性溃疡、糜烂性胃炎或幽门螺杆菌阳性者，方选清胃散加制大黄（便结、溺黄者，后下）、花蕊石、生蒲黄等。

（2）行气消瘀法：用于肝胃不和、气滞血瘀者，方选柴胡疏肝散加莪术、丹参等。

（3）益气消瘀法：适用于脾气虚弱、中气下陷、因虚致瘀者，方选补中益气汤或四君子汤加丹参、红花、莪术等。黄芪一药，益气走表，在血止初愈之时，不宜过早使用，以防因黄芪鼓动之力，受损之脉络再度出血。若用于平时调理，则十分相宜。盖黄芪益气行血，能加强胃黏膜及溃疡周边之血液循环，改善局部病灶的营养，同时，能协同活血祛瘀之药，加强祛瘀生新之功，也可防祛瘀药物耗气。

（4）养阴消瘀法：用于胃阴不足、瘀血内留者，方选玉女煎或养胃汤加丹参、葛根、三七等药。

3. 宁血

该法含义较广泛，凡能使血液妄行、血躁不宁的状况归复于平和，使血循常道者，均属于宁血法的范围。尤其是在发生外感、劳倦、伤食、气温骤变、情志过极及服用某些药物等诱因时，重视宁血，及时加以调整，保持人体内环境的相对稳定更为重要。在临床上，我们常提醒患者，要时刻注意避免上述诱因，将病时辨治与平时调理结合起来。

我们曾对上消化道出血的"火热"病机进行研究，做过较系统的临床观察，结果显示，上消化道出血时"火热"病机的实质可能是机体在内外环境、饮食、劳倦、精神等因素的影响下，处于功能亢奋状态，交感神经-肾上腺髓质的机能活动增强，火热内生，以致熏灼血脉，迫血妄行，血溢脉外而成血证，这与祖国医学的血证病机"唯火唯气""气盛火旺者十居八九"之说一致。因而，在寒温骤变、烦劳、饮食不节、燥热内生之时，笔者常用清胃散合四逆散加减治疗，方中常去温燥行血的当归，酌加生地黄、牡丹皮、茜草等凉血之品，热盛便秘者加大黄（后下），烦躁失眠者加木通、淡竹叶，胃痛者加郁金、救必应，泛酸增加者加吴茱萸、生牡蛎、珍珠层粉等药，常能起清热泻火、疏肝和胃、凉血之功，使火清气畅，气血归复平和。

4．补虚

有文献指出，脾胃虚寒证在消化性溃疡，尤其是在十二指肠球部溃疡中占有的比例至少超过70％，且"虚寒"这一基本病理和体质状态，可能是溃疡复发的温床，本文观察的复发性上消化道出血的原发病中，溃疡病占了90.6％，因此，消除溃疡病复发的潜在因素，也是解决出血复发的根本方法，我们根据溃疡病发病的主要病机是脾胃虚弱，且常反复发作、缠绵难愈、久病多虚的临床特点，以补益脾胃、温中散寒为基本治法，用小建中汤、黄芪建中汤、四君子汤为基本方进行治疗，药用黄芪、桂枝、赤芍、炙甘草、生姜、大枣、党参、白术、饴糖等。若痛较剧，痛处喜温喜按，口淡，舌苔白腻，或脘闷属寒湿者，饴糖、赤芍宜少量应用，加高良姜、香附，以苍术易白术。若在溃疡活动期，或烦劳，或寒温骤变之时，胃痛往往由原来的隐痛变为胀痛，或灼热痛，或痛连两胁，伴脘腹胀闷，口苦，口干，心烦易怒，眠差，小便黄，大便干结，舌尖边红，苔黄，脉弦等，证属肝郁化火、肝胃不和、胃中积热，应加强疏肝泻热。上方去黄芪、桂枝、生姜、大枣，酌加蒲公英、夏枯草、木贼、珍珠层粉、黄连，同时也要注意选加清热凉血之品，如大黄、生地黄、牡丹皮、仙鹤草、紫珠叶等，以防热灼胃络，待肝火胃热诸症基本消失后，再以健脾温中为主巩固治疗。若久病不愈，兼腰膝酸软、大便稀溏、小便清长、夜尿多，或畏寒、性欲减退，证属肾阳不足者，可酌加淫羊藿、益智仁、沉香，以肉桂易桂枝，甚者加熟附子、鹿角霜。

总之，该病的反复发作，与外感、用药、饮食、劳倦、情绪等诸因素及冬春季节寒温骤变关系密切。在预防上，要注意平时调补与消除临时诱因相结合。在临床上，消瘀、宁血、补虚要互相渗透，互相补充，因证、因时施治，辨证与辨病结合。治疗溃疡病与预防溃疡出血相结合的防治思路，在临床上常能获得良好的效果。

（陈志雄）

复发性上消化道出血 196 例的临床研究

为探讨急性复发性上消化道出血与初次上消化道出血各自的临床特点，我们对 1991—1996 年收治的急性复发性上消化道出血患者 196 例及同期的初次上消化道出血患者 261 例进行临床对照观察，探讨其异同，以便提高防治水平。

1. 临床资料

全部观察病例均为住院患者，均经入院后纤维胃镜检查而确诊（少数在入院前不久经胃镜检查确诊）。

观察组 196 例中，男 152 例，女 44 例；13～18 岁者 2 例，19～35 岁者 48 例，36～59 岁者 101 例，60～82 岁 45 例。对照组 261 例中，男 187 例，女 74 例；7～18 岁者 6 例，19～35 岁者 70 例，36～59 岁者 133 例，60～88 岁者 52 例。

出血方式：观察组中呕血＋黑便 44 例，黑便 152 例；对照组中呕血＋黑便 54 例，黑便 207 例。两组资料大致相同，具有可比性。

观察组 196 例中，出血 2 次者 29 例，3 次者 60 例，4 次者 41 例，5 次者 39 例，6 次及以上者 27 例。

2. 观察结果

（1）发病时间。观察组中，冬季发病者 69 例（35.2%），春季发病者 65 例（32.8%），夏季发病者 18 例（9.5%），秋季发病者 44 例（22.5%）；对照组中，冬季发病者 91 例（34.9%），春季发病者 89 例

（34.1%），夏季发病者23例（8.8%），秋季发病者58例（22.2%）。两组病例在发病时间上比较无显著性差异（$P > 0.05$）。

（2）发病诱因。结果见表5。

表5　两组发病诱因比较

诱因	观察组（$n = 196$）	对照组（$n = 261$）
无明显诱因	111（56.6%）	156（59.8%）
食误	32（16.3%）	38（14.6%）
药误	17（8.6%）	26（9.8%）
劳倦	26（13.3%）	26（9.8%）
情志	1（0.5%）	2（0.8%）
饮酒	9（4.6%）	13（5%）

注：组间各项比较 $P > 0.05$。

（3）病种。458例住院患者中，入院后行纤维胃镜检查者计有365例，病种见表6。

表6　两组纤维胃镜检查结果比较

病种	观察组（$n = 154$）	对照组（$n = 211$）
胃溃疡	36（23.4%）	56（26.5%）
十二指肠球部溃疡	83（53.9%）	92（43.6%）
慢性胃炎或十二指肠球炎	12（7.8%）	21（10%）
复合性溃疡	10（6.5%）	28（13.2%）
食管下段或胃底静脉曲张	13（8.4%）	14（6.7%）

注：组间各项比较 $P > 0.05$。

（4）辨证分型。严格按国家中医药管理局血证急症研究协作组制定的标准分型，结果见表6。

表6　两组辨证分型比较

证型	观察组（$n = 196$）	对照组（$n = 261$）
肝火犯胃	21（10.7%）	29（11.1%）**
胃热壅盛	80（40.9%）	147（56.3%）**
脾虚不摄	95（48.4%）	85（32.6%）*

注：*$P < 0.05$，**$P > 0.05$。

3. 讨论

复发性上消化道出血对患者的健康有很大的影响，且其出血再发往往猝不及防，若不加注意，接诊时仅顾一时之止血，未能做出相应之防范措施，则有后患[1]，有鉴于此，我们在以往观察之基础上，进一步将初次及反复多次上消化道出血患者的临床情况加以对照研究，以示其异同。

在发病时间上，两组病例均大部分发生于冬春寒冷季节，其中观察组为68%，对照组为68.5%，两组无显著性差异，与我们的既往报道相符[2-3]。这表明，季节、气候之变化可影响具有相同病理基础之机体，使体内产生相应的病理变化，如寒冷的刺激可造成人体抗病能力下降，使人体交感神经兴奋，儿茶酚胺分泌增多，易使血小板聚集而引起血栓，同时也可使血管进一步收缩，加重胃肠局部循环障碍，进而损害胃肠黏膜的完整性，引起 H^+ 逆扩散等一系列生理病理变化，使局部血管易损害而出血[4-6]。

在发病诱因方面，两组对比无显著性差异。但我们曾对不明诱因的324例反复上消化道出血病例进行过统计[2]，冬、春季节出血占82.1%，农历每月十五前后出血占67.28%，而在有诱因可查的194例中，冬、春季节出血占 45.36%，农历每月十五前后出血占 38.14%，两组分别对比，均有显著性差异（$P < 0.05$），说明不明诱因的发病与季节气候变化、月廓盈亏密切相关，盖因"人与天地相参也，与日月相应也，故月满则海水西盛，人血气积……至月廓空，则海水东盛，人气血虚"（《灵枢·岁露》），故可认为月满时，因气血积滞经脉，郁而化火或积瘀，血不循经而出血。

在原发病种的分布构成比例方面，两组对比无显著性差异。

在中医辨证分型上，按照国家中医药管理局血证急症研究协作组制定的标准，可分为肝火犯胃型、胃热壅盛型、脾虚不摄型。根据疾病寒热两大属性的区分原则，本文将肝火犯胃型与胃热壅盛型合为火热伤络型分析。

统计表明，两组中初次出血者以火热伤络型居多，脾虚不摄型较少，而反复出血者则脾虚不摄型有增多之趋势，这在临床上必须加以区别。大凡反复出血者，必脾气日损，统摄失权，在各种诱因（包括不明诱因之气候季节、月廓盈亏等因素）的刺激下，更易再度发病，如此形成恶性循环，故必须对其原发病进行治疗，在引起上消化道出血的病种中，消化性溃疡占绝大部分（本文为 83.5%）。有文献指出，脾胃虚寒证在消化性溃疡，尤其是在十二指肠球部溃疡中占有的比例不少于 70%[7]。因此，加强补益脾胃、温中散寒以固本复原，方能提高疗效，减少出血机会。

（陈志雄　杨洪涌　陈志练　薛恺睿　邓卫红）

参考文献

[1] 丘和明，杨明均. 血证要览[M]. 上海：上海中医学院出版社，1989：223.

[2] 陈志雄. 复发性上消化道出血的临床防治思路[J]. 湖北中医杂志，1996，18（4）：30-31.

[3] 周晓燕. 胃、十二指肠溃疡或炎症反复出血原因分析[J]. 广州中医药大学学报，

1997，14（1）：19-22.

[4] 周祖文，于皆平. 急性胃粘膜病变的研究近况［J］. 新医学，1987，18（8）：436-438.

[5] 沈丹. 实验性胃溃疡大鼠胃粘膜血流的研究［J］. 中华医学杂志，1989，69（3）：163-165.

[6] 祖毅，张成芳，王丕龙，等. 消化性溃疡的病因研究［J］. 国外医学（内科学分册），1989，16（2）：57-60.

[7] 江杨清. 抗消化性溃疡复发的临床思路与方法［J］. 中医杂志，1992，33（4）：48-50.

陈志雄中医临床与传承

下消化道出血的中医辨证

一 概念和病名

下消化道出血，是指屈氏韧带以下至直肠的肠道出血。由于空肠和回肠出血的病变相对较少，因此下消化道出血主要来自结肠。

下消化道出血的病因复杂，主要以恶性肿瘤如结肠癌、直肠癌，以及肠息肉、肠道炎症性病变最为多见，其次是痔、肛裂、肠血管畸形、小肠平滑肌瘤、缺血性肠炎、肠憩室、肠套叠、肠寄生虫病等。尚有全身性疾病及中毒性疾病可致下消化道出血，如血液病、结缔组织病、急性传染病、药物及食物中毒、尿毒症及维生素缺乏等。

便血是下消化道出血的主要症状，可以表现为急性大出血、慢性少量出血、间断出血或隐性出血，以柏油便、果酱色便、暗红色便或鲜红色便为特点，有的则仅为隐血试验阳性。全身症状与出血量、出血速度及病因或并发症有关。

下消化道出血属于中医学便血范围。凡血自大便而下，或血便夹杂而下，或在大便前（后）下血，或单纯下血，均称为便血。在中医古籍中，便血有血便、下血、泻血、结阴等称谓。根据出血部位的不同，有远血、近血之分，按血色的鲜浊，又有肠风、脏毒之别。

在中医学的便血里，应该包括了上消化道出血和下消化道出血。在古代论述的文献中，上、下消化道出血的内容比较庞杂，容易造成辨病欠清、人云亦云的状况。对其进行梳理有助于辨病认证。现择其要者，简述于下。

便血之名，首见于《黄帝内经》。《素问·阴阳别论》曰："结阴者，便血一升，再结二升，三结三升。"《灵枢·百病始生》曰："阴络伤则血内溢，血内溢则后血。"张仲景在《金匮要略·惊悸吐衄下血胸满瘀血病脉证治》中说："下血，先便后血，此远血也，黄土汤主之。""下血，先血后便，此近血也，赤小豆当归散主之。"

宋代严用和在《济生方》中首先将便血分为肠风、脏毒，其指出：肠风、脏毒"皆有饮食过度，房室劳损，坐卧当风，恣餐生冷，或啖炙煿，或饮酒过度，或营卫气虚，风邪冷气，进袭脏腑"。其病机是热迫血络，使"血性疏散，积热壅遏，血渗肠内"。具体区别为"血清而色鲜者肠风也，浊而黯者脏毒也"，治疗上"风则散之，热者清之，寒者温之，虚者补之"。元代朱震亨的《丹溪心法·下血·肠风脏毒》在治疗上提出"不可纯用寒凉，必于寒凉药中加辛味为佐；久不愈者，后用温剂，如兼升举药中加浸炒凉药。凡用血药，不可单行单止"。

明代张介宾在《景岳全书·便血证治》中指出了远血、近血的区分："血在便前者其来近，近者或在广肠，或在肛门；血在便后者其来远，远者或在小肠，或在于胃。"在临床上，以血在便前还是便后来分辨出血部位的远近并不可靠，在不少情况下，血和大便是混杂而下的。便血的颜色却可作为判断出血部位远近的参考。一般而言，便血色鲜红，其来较近，便血色紫暗，其来较远。

清代李用粹以便血之颜色来辨其病机。《证治汇补·便血》中以血色鲜红者为热，色黯者为寒，色黑者为瘀。清代《疡医大全》曰："林氏曰初起谓之肠风，盖因方中多用荆芥、防风、升麻诸祛风药升举清阳之气，遂疑为外感之风也。即使是风，亦血热所化之风，岂外风能入于大肠也哉！至于脏毒，因肠风日久，气血两虚，虚陷之七日甚，而大肠之湿热蕴积日深，手阳明大肠为积血之处，其势必随气下陷，从粪之前后而来，来虽不痛，而其色多黑暗成块，故有毒之名，而实无痔漏、肠痈、脓血疼痛之毒也。若其病久远，气血愈亏，则脾胃之元气必先亏，不能统运周身血脉，使之流行无碍，亦随陷于大肠而成结阴便血之证……是证应分为三，轻曰肠风，甚者脏毒，重则结阴也。"

二　病因病机

历代医家的论述表明，便血可有多种原因，如六淫所伤，或过食辛辣燥烈、醇酒肥甘厚味，滋生火热，致使肠道积热，灼伤阴络，络破血溢或血热妄行，血溢肠中；亦有起于忧思劳倦过度，损伤脾胃，以致脾虚失于统摄，血溢于脉外，出于肠道引起者。

本病的病位在肠。基本病机不外火盛与气虚两端，又或气滞血瘀，阻于脉络，血溢脉外而发生便血。本病初期多以邪实为主，若便血量大、失治误治，则很快可由实证转为气随血脱证。久病则以气虚为主，常见虚实夹杂。

三　辨证论治

（一）辨证与辨病

1. 辨便血的颜色与性状

《证治汇补·便血》曰："纯下清血者，风也；色如烟尘者，湿也；色黯者，寒也；鲜色者，热也；糟粕相混者，食积也；遇劳频发者，内伤元气也；后重便溏者，湿毒蕴滞也；后重便增者，脾气下陷也；跌伤便黑者，瘀也。"

便血颜色暗红，或黑而量多，与大便混杂而下，其病位多在胃及小肠；便色鲜红，或大便中带有血液，其病位多在大肠、直肠。

2．辨病性之寒热

属于热者，一般多实，常见胃脘胀闷作痛，口干而渴，喜冷畏热，舌红，脉数有力。属于寒者，一般多虚，常见倦怠乏力，脘腹隐痛，饮食减退，怯寒肢冷，舌淡，脉细。

3．确诊原发病

诊断时应排除上消化道出血，胃镜及血尿素氮、肌酐检查对区分上、下消化道出血有帮助。结肠镜、小肠镜、X线钡餐造影及选择性动脉造影等特殊检查能明确诊断。详细询问病史，认真做体格检查及直肠指检尤为重要。约70%的直肠癌能通过直肠指检被触及，该方法可靠简便，但常常被忽视。结肠癌见脓血者，易误诊为痢疾或溃疡性结肠炎。此类患者治疗欠佳时，应怀疑癌症的可能。

（二）治疗

1．一般处理

大出血的患者应绝对卧床休息，保持情绪稳定，暂禁饮食，密切观察神色脉象及四肢冷暖变化，注意记录血压、脉搏、出血量及尿量。大出血止后和少量出血者，可进流质饮食，少量多餐，忌食辛辣及刺激之品，戒烟酒，避免不良情绪刺激。

2．应急治疗

出现急性大出血，症见面色苍白、头晕心悸、烦躁不安、冷汗淋漓、脉细数或浮大虚数者，可急用独参汤、参附汤、参附注射液、生脉针等补气摄血，力挽危难。其他疗法：白及、三七、大黄等量为末，每日 3～4 次，每次 5～6g；白及粉 30g、云南白药 2g，加入紫地合剂 50～100mL，灌肠；云南白药 1～2g，每日 3～4 次；橄榄核烧存性，研末，每服 6g，米饮下，治肠风下血。

3. 分证治疗

（1）热毒内结证：

症状：便血量多而鲜红，腹痛酸胀，肛门灼热，口干口臭，渴喜冷饮，或小便短黄，舌红苔黄，脉滑数。

治法：清热解毒，凉血止血，通腑祛瘀。

处方：泻心汤加味。药用生大黄、黄芩、黄连、槐花、地榆、生地黄、金银花、仙鹤草、茜草、三七片。恶心呕吐者，加代赭石（包煎）、竹茹；腹痛甚者，加白芍、延胡索；口渴甚者，加沙参、知母。

（2）湿热蕴阻证：

症状：突然大便下血，量较多，但血色不鲜，或紫黑如赤豆汁，腹部隐痛不适，胸膈痞满，食少纳呆，口干不欲饮，舌红苔黄厚腻，脉滑数或濡数。

治法：清化湿热，凉血止血。

处方：地榆散加减。药用地榆、薏苡仁、冬瓜子、茯苓、葛根、黄芩、黄连、木香、赤小豆、仙鹤草、槐花、侧柏叶。便血夹脓者，加金银花、红藤、马齿苋；脘腹满、苔厚腻者，加苍术、藿香。

（3）脾胃虚寒证：

症状：慢性少量出血，血色淡红或紫暗，缠绵不断，或只有大便隐血阳性，面色㿠白，腹部时隐痛，纳呆食少，形寒怯冷，四肢不温，舌淡苔白润，脉细弱。

治法：温中健脾，益气摄血。

处方：黄土汤加减。药用灶心黄土、熟附子、白术、阿胶、生地黄、黄芩、甘草、炮姜炭、地榆炭、槐花炭。神疲乏力者，加党参或红参（另炖服）；腹中胀满作痛者，加木香、延胡索、白芍。

（陈志雄）

肾系疾病之尿血的中医辨证治疗

一　概念

尿血又称溺血、溲血、小便血或小便出血，是小便中混有血液甚至血块的一种症状。随着出血量多少的不同，小便颜色可呈淡红色、绛红色或淡酱油色（包括镜下血尿）。

本文讨论的尿血主要涉及肾系疾病出现的血尿，如常见的肾及泌尿道结石、肾盂肾炎、急慢性泌尿道感染、肾结核、急慢性肾炎、肾病综合征、过敏性紫癜性肾炎、肾血管异常，以及肾、输尿管、膀胱、前列腺肿瘤等疾病出现的血尿。

血尿的判别应注意如下内容。

1．确定真假血尿

（1）血尿要与月经或子宫、阴道、痔疮出血等导致的尿液污染相区别。

（2）血尿要与血红蛋白尿相区别：血尿的红色可绛可暗，每呈混浊，振荡时可呈云雾状，放置后可有少量红色沉淀，镜检可见多量的红细胞。血红蛋白尿一般呈均匀暗红色，含大量血红蛋白时可呈酱油色，振荡时不呈云雾状，放置后无红色沉淀，镜检无红细胞或仅发现少量红细胞，而联苯胺试验呈阳性。

（3）血尿要与卟啉尿相鉴别。吡咯新陈代谢障碍所致的血卟啉病或铅中毒可产生大量卟啉而形成卟啉尿。卟啉尿放置或太阳晒后变为红色或棕红色或葡萄酒色，均匀不混浊，镜检无红细胞，联苯胺试验阴性，尿卟胆原试验阳性。

（4）血尿要与某些药物、染色试剂如安替比林、山道年、大黄、酚磺酞、磺溴酞钠等所致的红色尿相区别。此类红色尿镜检无红细胞，联苯胺试验阴性。

2. 判断出血的部位及确定病变的部位

做尿三杯试验可大概了解血尿的来源：如第一杯尿（即前段尿）呈血色或镜下有较多红细胞，表示病变位于尿道；如第三杯尿（即后段尿）呈血尿或血尿较明显或镜下有较多红细胞，表示病变在膀胱颈和膀胱三角区或后尿道等部位；如三杯尿均是均匀红色，表示病变在上尿路或膀胱。

显微镜检查：肾小球性出血的红细胞形态多种多样或畸形，非肾小球性出血则没有这种情况。

（1）肾脏病变血尿特点：肾脏病变血尿为全程性，均匀，颜色常为暗棕色，尿蛋白含量多。常伴肾区钝痛或肾绞痛。血块每呈条状（输尿管铸型）、三角形，有时可发现红细胞管型或其他管型。一般无明显排尿不适症状，伴有膀胱病变时可出现排尿不适症状，当血块堵塞尿道时，可发生排尿困难。

（2）膀胱或膀胱颈部病变血尿特点：常伴有排尿不适症状，但如为肿瘤出血也可无排尿不适。血尿颜色较鲜红，则可能为终末血尿，血块也不规则。

（3）前列腺、尿道病变血尿特点：血尿呈鲜红色，前列腺及后尿道出血为终末血尿。前尿道出血可呈尿道滴血或初血尿。多伴尿频、尿急、尿痛及排尿困难等症状。

3．血尿伴随症状

（1）疼痛：肾绞痛，沿输尿管向同侧下腹部、同侧大腿的内侧、同侧阴部放射，是肾、输尿管结石的特征；排尿时痛，尿液突然中断或排尿困难，为膀胱或尿道结石的症状。

（2）尿频、尿急、尿痛等膀胱刺激症状：如病程较长、起伏，但症状始终未能清除者，泌尿系统结核或膀胱肿瘤的可能性大；如病程短，两次发作间症状完全缓解者，多为非特异性膀胱炎、前列腺炎等；如同时伴有高热、寒战、腰痛，则应考虑肾盂肾炎。

（3）浮肿、高血压：应考虑肾炎、高血压性肾病。

（4）肾脏肿块：如肾肿块为单侧性，应考虑肾肿瘤，肾囊肿，输尿管肿瘤，肾结石、肾结核所致的积水，肾下垂及异位肾等；如为双侧性，则多考虑为先天性多囊肾。

（5）合并有生殖系统结核（如附睾结核）者：提示肾小球性出血的可能性，尤其是活动性肺结核者。

（6）伴有身体其他部位的出血：应考虑血液病、感染性疾病及其他全身性疾病。

（7）合并乳糜尿者：应考虑丝虫病，尤其在丝虫病高发地区更应该注意。要结合病情，做必要的实验室特殊检查。

二　历史沿革

《素问·气厥论》曰："胞移热于膀胱，则癃，溺血。"《金匮要略·五脏风寒积聚病》曰："热在下焦者，则尿血，亦令淋泌不通。"《诸病源候论·小便血候》曰："心主于血，与小肠合，若心象有热，结于小肠，小便血也。"宋代陈无择以疼痛的有无作为鉴别血淋、尿血的要点。朱丹溪认为尿血多属热。明代李梴的《医学入门·血类·溺血》说："溺血纯血全不痛，暴热实热利之宣，虚损房劳兼日久，滋阴补肾更无疑。"清代李用粹的《证候汇补·溺血》认为："溺血未有不本于热者，但有各脏虚实之不同耳。"清代唐容川在《血证论·尿血》中提出对部分尿血从肺论治的新观点："尿血治心与肝而不愈者，当兼治其肺，肺为水之上源，金清则水清，水宁则血宁，盖此证原是水病累血，故治水则治血。"唐氏以导赤散加味治"心经遗热"之尿血，以龙胆泻肝汤加味治"肝经遗热"之尿血。

三　病因病机

尿血发生的部位在肾与膀胱，病因多为热伤脉络，热蓄肾与膀胱是尿血的主要病机，而心、小肠、肝等脏腑之火热，亦能下迫肾与膀胱，损伤脉络，使血溢水道而形成尿血（尿血亦属血证范畴）。部分尿血是由于气血亏虚、脾肾不固，或气滞血瘀、络阻血溢所致。

1. 热迫膀胱

《灵枢·热病》曰："热病七日八日，脉微小，病者溲血。"

2. 火毒迫血

火毒迫血妄行，肾与膀胱脉络受损，火毒之邪，热盛势急，还常伴衄血、便血、紫癜等血热妄行症状。

3. 心火内盛

《诸病源候论·小便血候》曰："心主于血，与小肠合，若心象有热，结于小肠，故小便血也。"

4. 阴虚火旺

阴伤，相火妄动，虚火灼伤肾与膀胱脉络则尿血。

5．痨伤气阴

痨伤于肾，损伤精血，耗散气阴，阴虚火旺，迫血妄行而成尿血。

6．脾肾不固

久病亏虚或失治误治，脾肾亏损，下元空虚，封藏失职，血液失统而为尿血。

7．气滞血瘀

气滞或痰凝，壅塞脉络，或久瘀络破血溢，血渗膀胱而成尿血。

四 鉴别诊断

尿血应重点与石淋、血淋相鉴别：血淋、石淋以小便短涩频数，滴沥刺痛，欲出不尽，小腹拘急，或痛引腰腹为共同特征。石淋表现为尿中有砂石，或排尿突然中断，或腰腹绞痛难忍。小便时痛与不痛是尿血与石淋、血淋鉴别要点。《证治要诀·小便血》云："痛者为血淋，不痛者为尿血。"

五 辨证论治

（一）辨证要点

除要辨外感内伤外，还要注意尿血的颜色。出血量少者，尿色微红；出血量大者，尿色较深。尿中带血丝、血块者，当属瘀血内停。火热迫血者，一般血色鲜红；气血亏虚、气不摄血者，一般血色淡红。

（二）分类辨证

1．热迫膀胱

症状：初起多有恶寒发热，遍身骨节酸楚，口渴喜饮，少腹作胀，或腰酸腰痛，小便血色多鲜红，舌红苔黄，脉浮数。

治法：清热利水，凉血止血。

处方：加味导赤散。药用生地黄、木通、淡竹叶、甘草等。

2．火毒迫血

症状：初起多见恶寒发热，继则高热，口渴欲饮，头晕头痛，骨节酸痛，烦躁，口干唇燥，神倦乏力，尿血血色鲜红，并可见有衄血、便血、皮肤紫斑等，舌红苔黄腻，脉弦数。

治法：泻火解毒，凉血止血。

处方：黄连解毒汤、犀角地黄汤加减。药用黄连、黄柏、黄芩、栀子、水牛角、生地黄、赤芍、牡丹皮等。

3．心火内盛

症状：小便热赤，尿血血色鲜红，心烦，夜寐不安，口渴而苦，或面赤，口舌生疮，舌尖红，脉数。

治法：清心泻火，凉血止血。

处方：小蓟饮子加减。药用小蓟、蒲黄、藕节、滑石、当归、栀子、生地黄、木通、淡竹叶、甘草等。

4．阴虚火旺

症状：小便色赤带血，头晕目眩，口渴欲饮，耳鸣心悸，神疲易怒，腰膝酸软，舌质红少苔，脉细数。

治法：滋阴清火，凉血止血。

处方：大补阴丸合阿胶汤加减。药用黄柏、知母、熟地黄、龟甲、阿胶、黄芩、生地黄、甘草等。

5. 痨伤气阴

症状：小便频急，尿血血色鲜红，腰脊酸痛，或潮热，手足灼热，盗汗，口燥咽干，神疲乏力，面色潮红或萎黄，舌淡红，苔白薄，脉细数。

治法：益气养阴，凉血止血。

处方：生脉散合车前叶汤加减。药用人参、麦冬、五味子、车前叶、茜草、黄芩、阿胶、地骨皮、红花等。同时合并肺痨者用月华丸，药用天冬、麦冬、熟地黄、山药、百部、沙参、川贝母、茯苓、阿胶、三七、獭肝、桑叶、菊花等。

6. 脾肾不固

症状：久病尿血，血色淡红，面色苍白，精神困顿，体倦食少，头晕目眩，耳鸣心悸，腰膝酸软，或兼衄血、便血、皮肤紫斑，舌质淡，脉细弱。

治法：补益脾肾，益气摄血。

处方：脾虚为主者，用补中益气汤加减，药用黄芪、当归、党参、白术、陈皮、炙甘草、升麻、柴胡、阿胶、仙鹤草、三七片、小蓟、墨旱莲等；肾阴亏虚为主者，用无比山药丸加减，药用山药、肉苁蓉、熟地黄、山萸肉、茯神、菟丝子、五味子、赤石脂、巴戟天、泽泻、杜仲、牛膝等。

7. 气滞血瘀

症状：尿血，血色较黯，少腹刺痛拒按，或可触到积块，时有低热，舌质紫暗或有瘀点、瘀斑，苔薄，脉细涩或沉细。

治法：行气化瘀，养血止血。

处方：茜草散合蒲黄散加减。药用茜草、当归、甘草、贝母、侧柏叶、羚羊角骨、瓜蒌、红花、生地黄、蒲黄、郁金等。

（陈志雄）

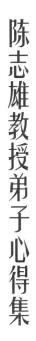

第二部分

陈志雄教授弟子心得集

陈志雄教授岭南血证学术思想
及临床经验研究

———— ●●● ————

　　陈志雄教授是广东省名中医，广州中医药大学第一附属医院血液内科学科带头人，中华中医药学会血液病专业委员会副主任委员，广东省中医药学会血液病专业委员会主任委员。他祖籍广东化州，为土生土长之岭南人，生于斯而学成于斯。他长期致力于岭南血证研究，对岭南血证辨治有丰富的临床经验。笔者现将自己跟随陈志雄教授学习时的所得总结归纳，试对陈志雄教授的学术思想和临床经验做出初步总结，以利于以后更进一步地深入研究和发扬光大。

一　学术思想研究

　　陈志雄教授出生于岭南书香世家，从小接受了崇德好学的岭南粤西文化的熏陶，勤奋好学，成绩优异。因亲身经历和目睹了中医药在医疗保健中所起的重大作用，遂立志投身中医药事业。1977 年，他以第一志愿考上了广州中医学院五年制本科医疗专业。本科学习期间，他潜心岐黄之术，研读经典，扎根临床。1982 年，又以优异的成绩考取了岭南血证名家丘和明教授的研究生，主修血证的中医药研究。研究生毕业后，陈志雄教授在血证领域不断创新，逐渐成为中医血证领域的领军者。

　　从 1984 年起，丘和明教授带领团队主持全国中医血证协作研究。陈志雄教授跟随丘和明教授，重点开展对紫癜、衄血、咳血、咯血、吐血、便血、尿血等各种血证的古今防治资料搜集和自我实践经验探索，收治了大量血证病例。在对各种血液病如缺铁性贫血、溶血性贫血、巨幼红细胞性贫血、再生障碍性贫血、骨髓增生异常综合征、过敏性紫癜、血小板减少性紫癜、白血病、骨髓瘤等的临床科学研究中，研究团队着重在中医基本理论指导下选择探索中医诊治的理法方药，发挥中医优势，发掘岭南血证特点，形成初步思路，又参与研发临床有效的治疗方法和药物，开发了紫癜灵、清毒片、养正片、紫地合剂、紫地凝血散等多个有效的、有岭南特色的中成药制剂，获得了国家科学技术研究成果奖励。在研究实践中，作为血证协作组主要骨干，陈志雄教授还带领团队组织科研项目、培养研究生，取得了教学、科研、临床多方面成就。在临床科研教学工作中，陈志雄教授参与编写各种著作，使丘和明教授的学术思想逐步系统化、理论化，丘和明也成为中医血证界公认的学界泰斗。

陈志雄教授的血证学术思想以中医基础理论为根据，结合了历代医家对血证的理论论述和临证经验，并通过自身临床实践的验证，去伪存真，继承发扬，形成了一套完整的血证临床思想体系，涵盖岭南血证的基本病因病机、辨证方法、治则治法以及预后判断等方面，其特点主要包括以下几个方面。

（一）以"火、风、湿"立论，阐述岭南血证的主要病机

血证论治中，历代名医不离"火、气、瘀"三端，张景岳指出："血动之由，惟火惟气耳。"《素问·热论》曰："今夫热病者，皆伤寒之类也。"《素问·至真要大论》所论及的十九条病机中属于火热病机者有九条之多。刘完素、朱丹溪等医学大家也从火热论述血证的病因病机。刘完素提出了"六气皆从火化"和"五志过极皆为热甚"的观点，认为风、湿、燥、寒诸气在病理变化过程中皆可转归为火热。同时包括脏腑功能失

调所产生的风、湿、燥、寒、痰、热、毒等病理产物，也多郁而化热生火，形成火热病证。在"五志过极皆为热甚"论中，他说："五脏之志者，怒、喜、悲、思、恐也。……若志过度则劳，劳则伤本脏，凡五志所伤皆热也。"说明情志过度会损伤相关脏腑，从而化热生火。在"火热论"基础上，刘完素创制了辛凉宣泄法、清热解毒法、通腑泄热法、养阴抑阳法等治疗热病大法。他认为五行之中木、土、金、水各一，唯火可析为君相二火。其《素问玄机原病式》说："手少阴君火之热，乃真心小肠之气也……手少阳相火之热，乃心包络三焦之气也。"提出了"养肾水，胜退心火"的治疗法则。朱丹溪在《格致余论》中说："相火易起，五性厥阳之火相扇则妄动矣……无时不有煎熬真阴，阴虚则病，阴绝则死。"强调相火为病，应滋阴降火以治相火妄动。朱氏认为"诸火病自内作"，多是相火为病，他主张以补阴为主，但补阴又有补阴精和补阴血之分，凡阴精虚而相火旺者，用大补阴丸滋阴精降虚火，而阴血虚相火旺者，则用四物汤加炒黄柏补阴血降虚火。

陈志雄教授指出，"相火"确实在岭南血证中占有很重要的位置。中医学强调三因制宜。所谓"一方水土养一方人"，岭南独特的气候及地理环境，造就了岭南人群的特殊体质。岭南南濒海洋，北靠五岭，以大庾岭、骑田岭、都庞岭、萌渚岭、越城岭为自然屏障，与中原内地阻隔，形成了一个不同于中原的、独特的地理环境，造成当地人的体质、生活习惯与中原大不相同[1]。岭南气候炎热，容易煎熬阴精，使相火妄动。血证中的再生障碍性贫血、难治性特发性血小板减少性紫癜、白血病等恶性血液病多以发热、出血、肝脾淋巴结肿大为表现，发病急骤，变化急剧，变证繁多，病情危重，符合火热致病的病理特征，如火性燔灼、暴烈、炎上、变动不居，或燔灼津液，伤津耗气，或生风动血，或火热内炽，生痰成瘀，日久不散，聚结成积。故陈志雄教授认为，这些血证的发生都应该从六气化火、五志化热、相火妄动加以分析概括。

另外，陈志雄教授指出，许多岭南血证患者的贫血久治不愈或化疗后难以恢复，是因为"脾胃易损"。岭南气候炎热，居民嗜好凉茶汤水，好吃海鲜。世易时移，现在新移居岭南者众。所谓"新客家人"，已经深受岭南气候、饮食、文化影响，其体质亦已同化。嗜好生冷荤腥之品容易阻遏脾胃之运化，助生"内湿"，湿性黏腻，所谓"湿胜则阳微""浊邪害清"，久之容易损伤脾阳，抑遏气机。岭南人之脾胃易损不是一般的脾气受损，而是李东垣所说的"中气受损"。所谓"中气不足，阴气下流，相火上扰"，此病机容易导致患者上热下寒，寒热错杂，不耐寒凉或温补，如贫血之患者食欲不振，同时兼有胸闷气短、乏力自汗，但却手足心热，舌红苔少，脉细弱，膝软颧红，故单纯以归脾、四君之类方不显效。

除了"火热"，陈志雄教授还发现岭南血证多有"伏暑"特点。岭南长夏悠长，暴晒之下，现代人喜居于空调之室，乘凉饮冷，导致暑气难解，容易郁结，从而耗血动血。正如《素问·阴阳应象大论》所言："阳盛则身热、腠理闭，喘粗为之俯仰，汗不出而热，齿干而烦冤，腹满，死。"而"伏暑"发病多为从血分逆传，病情变化快而凶险，耗血动血极为严重。如患急性白血病、重型再生障碍性贫血、重型血小板减少性紫癜，一发病即高热不退，甚至脑出血导致"神识昏蒙，其人如狂"，或出现"夜热早凉，斑疹隐隐""大热口渴，脉大洪数"等"血—营—气"之传变，或气血、气营两燔之兼证，所以治疗应急投大剂甘寒之白虎、清瘟败毒以救急存阴，直折火势，并投以安宫牛黄以开窍，佐用生地黄、牡丹皮、赤芍、茜草等以凉血止血。

但是，从临床实践看，陈志雄教授认为，单纯从"火热"论治岭南血证仍然不够，应该从三因制宜的角度看待岭南血证，特别是湿邪致病不可忽视。

岭南地域自古多山岚瘴气，山林险峻、植物繁茂，瘴疠蛇虫袭人。其气候属于亚热带、热带季风气候，夏长冬暖，多风多湿。如《素问·异法方宜论》所载"南方者，天地所长养，阳之所盛处也。其地下，水土弱，雾露之所聚也"，宋代岭南名医陈昭遇编撰的《太平圣惠方》论曰："岭南土地卑湿，气候不同，夏则炎热郁蒸，冬则温暖无雪，风湿之气易伤人。"[2]可见，自古岭南多湿。陈志雄教授认为，湿邪应区分"外湿"与"内湿"。气候、地域之湿属于"外湿"，岭南居民之饮食起居造成的体质之"湿"属于"内湿"，如习惯夜卧早起，运动后容易出汗，又喜好乘凉饮冷——吹空调喝冷饮，而冬天气候湿冷时又无供暖。夜卧早起，炎热汗多则耗气伤阴，乘凉饮冷、过用凉茶清热泻火则复伤脾胃之阳气，冬冷阳气难以潜藏而外泄。所以，"湿"不足以全面概括岭南人群的体质特点，要分清"内湿"与"外湿"。陈志雄教授总结岭南人群之体质特点为：脾胃易损，湿邪内阻；风火相煽，气阴易伤，寒热错杂。

　　因此，受岭南气候、地域、人之禀赋影响，岭南血证患者多表现为"火热为首，夹风夹湿"。单纯苦寒清热容易冰伏邪气，导致湿邪胶结，缠绵难愈，故应以叶天士之法"透风于热外，渗湿于热下"。如陈志雄教授在治疗急性特发性血小板减少性紫癜（ITP）时，在清热凉血的同时，兼顾祛风除湿。其选用犀角地黄类方时，加用苍耳子、蝉蜕、防风等清灵宣透之品以疏风，并以茵陈、茯苓、滑石之属淡渗利湿，往往疗效立显。

　　再者，治疗急性白血病、再生障碍性贫血、骨髓增生异常综合征等血液病时，往往会大量运用激素、环孢素，并运用化疗药物，容易导致"变证丛生"。在诊治这类患者时，在整体辨证的基础上，应该参以机变。如运用激素后，岭南患者容易阴虚火旺并从湿热化，表现为面红如妆，身热不扬，口干苔腻；化疗的毒副作用会导致消化道反应、骨髓抑制、心肌损害，岭南患者主要表现为脾虚气耗、肾亏髓枯、痰瘀阻络等证候特点。

如运用大剂量阿糖胞苷化疗后，会出现白细胞下降、恶心呕吐、不欲饮食、乏力嗜睡、头晕心悸，甚至高热难退、脉数苔少之象，心肌损害则表现为气虚痰瘀内阻等，分别应从"火、风、湿"解释。

（二）创立"参三因、补脾肾、调寒热"岭南血证临床理论实践体系

1. 重视三因参机变

陈志雄教授结合多年诊治岭南血证的体会，深感岭南血证本虚标实，变化多端，传变迅速，其证候不一而足，所以应该因时、因人、因地制宜。如陈志雄教授治疗血小板减少性紫癜，急性期多运用凉血祛风法，选用犀角地黄类方，加用苍耳子、蝉蜕、防风等清灵宣透之品，而慢性期则多以补肾为第一要务，多选用六味之属，并加用巴戟天等以"少火生气"，此谓因时制宜。很多年轻医生容易偏执一派理论，如认为辨病高于辨证，弃中医的理法方药于不顾，以西释中，认为"火热邪毒"就是"炎症"，"清热解毒"就是"抗感染"等，陈志雄教授则强调因人制宜、因地制宜，强调辨证论治。如在治疗再生障碍性贫血过程中，他注重脾肾双补，益肾填精，并兼顾环孢素引起的血压升高、面红、手足心热等阴虚火旺的症状，注重岭南人易从湿热化的特点，以茵陈、茯苓、滑石之属淡渗利湿，往往疗效立显。他清热不忘存阴，经常投以生地黄、玄参、沙参，选方如甘露饮，化湿兼以益气，敢投黄芪、红参之属。

2. 补脾益肾治根本

岭南血证患者脾胃易损，阴火下流，相火易动。由于气阴易耗，长期应用激素则阴火易亢，化疗后则肾亏髓枯，粒细胞缺乏后大量运用抗生素则损脾耗气，湿邪内生。

治疗恶性血液病，西医主张化疗[3]。化疗是一种药毒，有多种临床并发症，中医药可以增效减毒。化疗早期，主要损伤脾胃，表现为恶心呕吐，不欲饮食，岭南患者脾胃易损，故治法当以健脾和胃、开胃纳食。选方多以六君子属，兼以山楂、麦芽、鸡内金之品；化疗后期，药毒主要引起骨髓抑制，表现为肾精亏虚，髓枯源竭，故补肾填精为根本。若肾精不足，可选用六味地黄丸、龟鹿二仙丹加减；肾阳虚，可选用右归丸、金匮肾气丸；肾阴虚者，可选用大补阴煎、六味地黄丸加减。总之补益脾肾应贯穿化疗始终。

又如辨治岭南人之再生障碍性贫血，脾肾双补为主要大法，治疗上陈志雄教授自拟"补髓益血汤"，内含人参、黄芪、熟地黄、黄精、鸡血藤、巴戟天、补骨脂、菟丝子、淫羊藿等。但他强调应该结合西药，参岭南人之体征而变化用药。如应用激素时间长的患者，多从阴虚火旺考虑，加知母、黄柏以滋阴降火；应用环孢素之患者，脾阳易伤，多从寒湿化，应以附子理中汤加减治疗；气阴两虚者易从湿热化，多兼以藿朴夏苓汤治疗。

3．调适寒热复平和

岭南血证患者由于气阴易亏，阳气难潜，所以上热下寒、寒热错杂、寒热真假在临床上很常见。此类患者不耐寒凉或温补。临床辨证若不全面，一叶障目不见泰山，执一证而失偏颇，如认为口干就是伤阴、恶寒就是伤阳等，往往疗效不佳；如辨证准确，但投鼠忌器，不敢投以寒凉或温补，以致用药"四平八稳"，则亦会影响疗效。陈志雄教授主张透过现象，抓住本质，抓住"寒热"之主纲，以辨证论治为生命线，贯穿诊病始终，治病求本。所谓"观其脉证，知犯何逆，随证治之"，谨守阴阳以调之，以平为期。

陈志雄教授认为岭南不忌辛温，北方不忌寒凉，关键在于辨证。有时对于真寒假热、真热假寒等证候，予寒因寒用、热因热用反能收奇效。岭南地处热带、亚热带地区，气候温和潮湿，温热病较为常见。金元名家刘河间创立"火热论"，提倡用寒凉药治疗外感热病，克服了当时滥施麻桂辛温之弊。清代叶桂等人创立了温热病学说，寒凉更是广泛运用于临床。特别是在岭南地区，杏林中人把叶氏学说奉为圭臬，辛温药的使用逐渐减少，甚至发展到盲目迷信"热病误用热药，下咽立毙"的地步，畏辛温药如虎狼，把其列为禁忌之品。其实在临床上，只要精心探求经义，详证察候，明辨病机，辛温药大可以用。然而很多医生认为血液恶性肿瘤多属本虚标实，被西医化疗后之虚象所迷惑，投以大剂补药，忌寒凉如畏虎。其实，"至虚有盛候、大实有羸状"，只要辨证准确，寒因寒用，就能有良效。

如陈志雄教授治疗岭南恶性血液病化疗后脏腑亏损之反复发热，运用大剂量激素、抗生素仍高热不退者，敢于"甘温除大热"，投以大剂量黄芪、红参，并以附子、肉桂引火归原，但反佐知母、黄柏等以滋阴降火，往往药到病除。针对化疗后之食欲不振、呕吐腹泻等症，陈志雄教授往往以附子理中汤、大建中汤等以温脾土，屡屡切中肯綮。对于寒热错杂的POEMS综合征，陈志雄教授给予地黄饮子以调和阴阳，并根据岭南脾虚、湿困、风毒等特点用药，颇有心得。

陈志雄教授以"火、湿、风"理论立论，创立诊治岭南血证辨治体系。他重视三因互参，强调脾肾双补，善于平调寒热。其学术经验对于指导岭南血证之临床实践，具有现实意义。他结合岭南人的体质特点，揭示了岭南血液病的发生、传变规律，并独创性地提出辨治思路，确实是一大创见。

（三）强调岭南血证辨证思维的整体观，多种辨证体系灵活取舍

陈志雄教授为临床大家，对于各种体系及辨证方法能灵活取舍，切中肯綮，结合岭南血证的特点灵活运用，效如桴鼓。

很多医家认为，岭南用药应"投寒凉、忌辛温""多清利、少补益"。陈志雄教授认为，在中医诊治疾病的过程中，整体观和辨证论治是指导中医临床论治的准则，也是中医理论的精华。整体观和病证结合是血证辨证思维的两个基本原则。

人体是一个有机整体，其阴阳、气血、津液、脏腑、经络之间相互依存、相互联系、相互影响、相互制约。《灵枢·本脏》指出："视其外应，以知其内脏，则知所病矣。"《丹溪心法·能合色脉可以万全》认为："欲知其内者，当以观乎外，诊于外者，斯以知其内，盖有诸内者形诸外。"通过诊察患者五官、形体和色脉等外在变化，就可以清楚患者体内气血的盛衰、脏腑的虚实和阴阳的消长，从而为辨证论治提供依据。

陈志雄教授认为，血证辨证的整体观不仅体现在临床资料的全面把握，更体现在辨证思路范围的全面覆盖，即在中医辨证时，不仅要将疾病的情况概括为表、里、寒、热、虚、实、阴、阳八个纲领，以分析病位的深浅和病证的性质，还要对患者机体邪正的盛衰和证候的类别以及疾病的总体属性、预后做出判断。

因此，单纯八纲辨证远远不够[4]。由于血证的复杂性，对于白血病、淋巴瘤、重型再生障碍性贫血、骨髓增生异常综合征等顽固恶性疾病，除了进行八纲辨证外，还要结合经络辨证、脏腑辨证、六经辨证、卫气营血辨证与三焦辨证等理论进行全面的辨析，为进一步论治疾病提供完整的临床依据。

陈志雄教授认为，血液流布全身，单纯以脏腑辨证，拘于一城一池，就有所偏颇。如急性白血病，多从温病卫气营血理论进行诊治；如淋巴瘤之发热，很多应该从"内伤发热"体系进行论治，选用三焦辨证。

（四）强调"病名为纲、病机贯通"的岭南血证体系，提出中医的"精准医疗"

陈志雄教授认为，病名不举则诊治无纲，法则不立。病机不明，则遣方用药很难获效。现代很多中医无法将疾病发生、发展、变化过程加以概括，无法说明病机，故用药往往不精准。辨病，是对疾病整个过程的纵向认识，具有总体把握的纲领性意义；辨病机，则是对疾病发展过程中某一阶段的横断面认识。辨病与辨病机结合，则纲举目张，有助于全面、准确地认识疾病，治疗疾病。

病证结合中的"病"和"病机"，不仅是张仲景所提倡的"六经病"和"方证"，更是现代医学所证明的疾病和中医证候的结合。所谓病，是指有特定病因、发病形式、病机、发展规律和转归的一个完整过程。但中医对病的命名有不同形式，有以疾病命名的，如感冒、中风、麻疹；有以症状命名的，且较多，如胃痛、心悸、腹泻、紫癜、齿衄、便血等。就淋巴瘤而论，命名不一，有血证、虚劳、恶核、流注等。显然，这些病名与其他相关血液病名类同，严格上讲失去其意义。如淋巴瘤应该辨为"失荣"还是"恶核"？这就需要先对其病机进行梳理，将疾病发生、发展、变化过程加以概括，得出其病机为脾肾亏虚、痰瘀互结，所以其病名应为"恶核"，那么其治则"健脾补肾，化痰活血"就确立了，就可以从浩瀚的方剂中选择用药了。

血证在临床表现和疾病实质上变化万端，单就贫血而论，其病因病机可谓复杂多变：有缺铁性贫血之饮食失调，有地中海贫血之先天不足，有再生障碍性贫血之脾肾亏虚，也有蚕豆病之湿热内阻，更有白血病之邪毒内蕴[5]。即使同为缺铁性贫血，也有饮食不调、脾胃虚弱之分；而同为饮食不调所致的巨幼细胞性贫血，叶酸缺乏者以蔬菜食物缺乏为因，维生素 B_{12} 缺乏者则以嗜酒素食为因。如果单以贫血之虚劳为病来辨证，往往无法精确辨析其病因病机。故把病证结合起来，能够更加精确地对疾病进行辨证，提出更为可靠的论治依据，为正确实施治疗奠定基础。

另外，通过辨病与辨病机相结合，应用既能针对中医证候又能对西医病理变化产生特异性治疗作用的中药组方配伍，使辨证论治与现代医学、中药现代药理研究有机结合，可以达到多方位、多机制、相互协同的治疗效果。病证结合的辨证思维体现了辨证论治的整体性和灵活性，融合了中西医的理论基础和治疗特点，从理论层面上体现了中西医结合的最高境界。

通过对精准医学的基本了解，陈志雄教授认为，西方现代医学经历200 余年，从以经验及直觉为基础的个体化治疗，走向奉行随机对照的循证医学，在大量临床事实面前显露出诸多弊端的现实下，转向寻找驱动因子的精准个体化治疗，这体现了否定之否定的科学发展原理。也正是这个精准医学的提出，恰恰体现说明了中医学的真相。中医学的基本核心理论和思辨方法正是精准医学所提出的四方要素，即精准、准时、共享、个体化。

（五）重视经典与各家学说在岭南血证诊治中的应用

陈志雄教授经常强调，做中医，一定要反复诵读四大经典，结合各家学说，使自己的辨证体系及治疗手段逐渐丰满。陈志雄教授在临床上多用经典理法方药治疗岭南血证，如娴熟运用桂枝、白虎、柴胡法治疗顽固性恶性血液病之发热，也旁通唐容川、张锡纯等大家思想。

（1）推崇唐容川止血四法。唐容川创造性地提出治血的四大法则：止血，消瘀，宁血，补虚。其中止血为第一要法，消瘀为第二要法。唐容川认识到瘀血不仅会造成出血，更是阻碍新血生成的因素，故有消瘀止血之法则。为防止再动血之忧，以宁血为第三法。宁血首要宁气。阴血不足，阳无所依附，日久则阳也随之削弱。故视其虚而补之，为治血收功之第四法。

陈志雄教授认为此治血四法乃通治血证之大纲，为治疗出血性疾病提供了指导性理论依据。他认为[6-7]，在出血性疾病出血不明显或出血的临床表现刚消失之时，应用凉血止血兼活血化瘀的方法，可以使血止而不留瘀。在疾病的恢复期，则应祛瘀血以促生新血。在虚证患者中，不能用大补温燥之品，以免血复潮动，也不能用大补滋腻之品，以免阻碍脾气统摄运行；此时主要治疗方法是平补脾肾，同时继续使用凉血止血的药物，以使血液归于宁静。

（2）赞同张锡纯的脾阴论。张锡纯重视脾胃在血证中的作用，其《医学衷中参西录》云："血生于心火而下藏于肝，气生于肾水而上主于肺，其间运上下者脾也。"他认为治气治血均须治脾，以执中央而运四旁。他提出"治脾须分阴阳，李东垣后重脾胃者，但知宜补脾阳，而不知滋养脾阴。脾阳不足水谷不化，脾阴不足水谷仍不化……补脾阳法前人已备言之，独于补脾阴前人少发明者，予特标出，俾知一阴一阳未可偏废"，指出李东垣治病，以气为主，专主脾胃，然用药偏于刚燥，不知脾不制水固宜燥，脾不升津则宜滋。陈志雄教授善于运用山药、代赭石、来复汤等，正是来源于学习张锡纯的思想。

"问渠那得清如许，为有源头活水来。"陈志雄教授良好的临床疗效，来源于他广泛阅读各类中医经典及各家学说，所以临床如有神助，信手拈来。他的学术思想确实能启迪后学，为南山之石也。

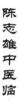

二　临床经验研究

陈志雄教授从事血证专科临床数十年，悉心钻研，博采众长，在特发性血小板减少性紫癜、多发性骨髓瘤、白血病、各类贫血、骨髓增生异常综合征等疾病的诊治方面积累了丰富而独到的临床经验。

（一）用"凉血祛风补肾"理论指导岭南人群特发性血小板减少性紫癜的治疗[8]

特发性血小板减少性紫癜（ITP）系血小板遭免疫性破坏，外周血血小板减少的出血性疾病。岭南人群发病，大多为难治性ITP。难治性ITP多由急性ITP失治、误治转为慢性，迁延不愈所致。临床上ITP发作每与风邪密切相关，急性ITP或慢性ITP急性发作前，患者多有外感风邪史。风邪袭表后，常兼他邪入里化热，动血耗血，伤及气阴，损及真阳，此为ITP发病的一般病机及病情演变特点。

对于ITP慢性难治者，其病机除具以上共性外，陈志雄教授还根据多年临证经验及中医学伏邪理论，提出了岭南"伏风"假说，认为该病多由内伤正虚，风邪乘虚侵袭，或急性期余邪未清，风邪蕴伏于肌肤经隧，日久难以清疏，郁而化火，耗气动血，或由外邪及情志引发，内外风火相合，扰血妄行，致使病情反复，缠绵难愈。而临床上难治性ITP的紫癜时轻时重，或隐或现，病症经久不愈，也正是伏风不定、稽留难除的表现。

陈志雄教授根据自己的经验，创立了祛风凉血补肾剂，由苍耳子、蝉蜕、防风、水牛角、牡丹皮、生地黄、赤芍、墨旱莲、补骨脂、三七、巴戟天等组成，充分体现了陈志雄教授祛风凉血补肾治疗ITP的学术思想。

陈志雄教授曾做过研究[9]，与学生曾英坚收治了15例难治性ITP患者，病程最短者 5 年，最长者达 17.2 年，平均 8.6 年，均为反复发作多次，经皮质激素治疗或脾切除或一般免疫抑制治疗或大剂量激素、丙种球蛋白冲击治疗无效者。15 例中，男 6 例，女 9 例，年龄最大者 61 岁，最小者 19 岁，平均年龄 40.6 岁。脾切除术后复发、再服用大量激素无效者 5 例，血小板最低为 $8 \times 10^9/L$，最高为 $28 \times 10^9/L$，平均为 $17 \times 10^9/L$，见皮肤反复出现瘀点瘀斑。完全停用西药、间断输血小板者 3 例，血小板分别为 $6 \times 10^9/L$、$13 \times 10^9/L$、$26 \times 10^9/L$，偶发皮肤瘀点瘀斑。尚在服用大剂量激素泼尼松、达那唑、免疫抑制剂，病情无明显改善者 7 例，血小板最低为 $4 \times 10^9/L$，最高为 $19 \times 10^9/L$，平均为 $6 \times 10^9/L$，其中牙龈出血伴四肢散在瘀点瘀斑者 4 例，四肢散在瘀点瘀斑、无牙龈出血者 2 例，四肢瘀点瘀斑伴月经量多者 1 例。研究结果表明：凉血补肾法是治疗慢性 ITP 的有效方法，有效率为 75%，治疗慢性 ITP 加祛风药效果更明显，治愈率为 57.1%，显效率为 28.6%，有效率为 5.7%，总有效率为 91.4%，不良反应发生率为 2%。与对照组和西药组比较，差异具有统计学意义（$P < 0.05$）。对慢性 ITP 免疫相关指标的调节，祛风凉血补肾法组明显优于对照组和西药组，差异具有统计学意义（$P < 0.05$）。

祛风凉血补肾方中以祛风药疏风散邪，祛除外风和内伏之风，使邪去而正安，以清热凉血药使妄行之血液重循常道，以补肾药扶生人体耗斫之正气，又兼以祛瘀药祛除久病之留瘀，以助新生，诸药合用可扶正祛邪、平调阴阳。现代免疫学和药理学研究表明，祛风类中药有抗感染免疫、抗变态反应及其他方面的免疫调节功能，如防风有增强吞噬功能、抗炎、抗变态反应的作用，苍耳子具有明显的抑制吞噬细胞、抑制体液免疫功能，同时它对多方面的免疫功能均有明显的抑制作用，可视为免疫抑制剂，而蝉蜕可有效抑制单核吞噬细胞系统的吞噬功能，对免疫器官有抑制作用。总的来说，祛风药在方中起到的主要是免疫抑制作用。补肾药如补骨脂、巴戟天等温补肾阳中药可提高巨噬细胞及吞噬细胞的功能及百分率，促进体液免疫，提高细胞免疫功能，而女贞子等可有效增强单核巨噬细胞的吞噬能力，增加免疫器官的重量并增强其功能，可见补肾类中药能起到增强免疫的作用。而水牛角、牡丹皮、生地黄、赤芍等凉血药可有效降低毛细血管通透性，具有抗炎、抑制补体、抑制迟发型超敏反应的功效，三七、茜草类活血祛瘀药也有较强的抗炎、抗通透、促进骨髓造血及增强免疫的功效。陈志雄教授的研究通过疗效总结和免疫指标分析也证实了祛风凉血补肾法具有以上所述的免疫功效，如观察到 ITP 患者在发作期和急性期，机体的免疫功能往往处于亢进状态，此时重用具有免疫抑制作用的祛风药，佐以具有免疫增强作用的补肾药，在缓解恢复期则反之，均取得了很好的临床疗效，相关指标也证实机体失衡的免疫状态能较快得以调整和恢复。

此外，陈志雄教授还提出治疗岭南 ITP 的变通法则，为"一减、二守、三辨"。

"一减"就是对初诊尚在服用大量激素的人，无论有效无效都不可突然停药。在服用祛风凉血补肾中药 1 周后可开始减量，以每周减 2.5mg 为宜。1 个疗程后视病情可每周减 5mg。不可过急过快减量，否则症状易反复，血小板回升不稳定。

"二守"就是要敢于守法守方。因难治性 ITP 不可能服药后血小板就很快升高，所以不要因症状改善较慢、血小板回升不明显就反复更方。只要脉证相符，就要敢于守法守方，因为难治性 ITP 症状改善、血小板回升需要一定的时间。

"三辨"，即一辨伏火、二辨瘀、三辨湿阻。

一辨伏火：风寒或风热入里化火，或阴虚化火，或五志化火，火邪郁伏脉络，是影响难治性 ITP 疗效的主要因素之一。使用祛风药一是可使邪从表而解，给邪以出路，二是可达到发散郁火之目的，三是可行血中气滞，预防瘀血形成。但祛风药易助火动血，因此使用祛风药时，寒热同用、敛散兼顾是难治性ITP疗效的关键所在。祛风而不助火动血，发散而不耗气伤阴，这需要临床长期的观察和细心体会。

二辨瘀：瘀血在难治性ITP的发病过程中始终存在，或轻或重，或多或少，需要仔细辨别。因为此时的瘀血既是脾肾亏虚、血溢脉外的病理产物，又是一种新的致病因素，可加重出血或影响新血生成，这也是影响难治性ITP疗效的重要因素之一。因此要提高难治性ITP的疗效，瘀血不可不辨，而难治性ITP因血小板减少、血小板功能低下，本身就极易出血，所以难治性ITP瘀血的治疗尤为棘手。临床多在益气养血的基础上活血，在滋阴补肾的基础上化瘀，忌用三棱、莪术、土鳖虫、水蛭等破血之品。

三辨湿阻：岭南气候多雨潮湿，再加上难治性ITP患者长期服用大剂量激素，临床上满月脸、头晕、困倦、胸脘痞闷、恶心、口干不欲饮、大便先硬后溏、小便黄、舌胖边有齿痕、苔白腻或白腻微黄等阴虚湿阻或湿郁化热之表现也很常见，如不详加辨证，也会影响难治性ITP的疗效。陈志雄教授临床常选玄参养血和营、防渗利诸药之伤阴，使阴复而无助湿之嫌。针对湿热瘀阻，他常选用绵茵陈、薏苡仁、栀子、白茅根等药起清热化湿、凉血化瘀的作用，对长期大量服用激素属阴虚湿热留恋者，用之每收验效。

（二）以"补肾解毒"理论指导治疗岭南人群多发性骨髓瘤[10]

多发性骨髓瘤是原发于造血系统的恶性肿瘤，虽然其总体生存率得到了改善，但其带来的骨痛、肾衰仍然影响患者的无事件生存率。目前，临床上治疗多发性骨髓瘤的主要手段仍然是化疗。但化疗过程中出现的多药耐药现象，使患者的缓解率及无病生存率大大下降，最终出现复发[11-12]。

随着新药及造血干细胞移植的引入，虽然构建了"诱导—巩固—维持"的治疗方法，使患者的疗效有了很大的提高，但到目前为止，多发性骨髓瘤仍然是不可治愈的疾病。多药耐药是影响难治性/复发性多发性骨髓瘤疗效的最重要因素。因此，运用中医药减低化疗副作用，为化疗增效，改善患者生存质量，提高无事件生存率，是提高多发性骨髓瘤疗效的最好方法之一，所以研究减毒增效的药物和方法在多发性骨髓瘤的研究领域中受到广泛的重视[13-14]。

陈志雄教授认为多发性骨髓瘤属于中医"骨痹"范畴，《灵枢·刺节真邪》载："虚邪之中人也，……其入深，内搏于骨，则为骨痹。""虚邪之入于身也深，寒与热相搏，久留而内著，……内伤骨为骨蚀。"

历代医家描述骨痹之病因病机，未能涵盖骨髓瘤发病之凶险，脏腑之深在，病情之迁延，变化之迅速。陈志雄教授认为，岭南多发性骨髓瘤患者长期肾虚，不能忽视"毒邪"致病。

毒的含义在中医学中非常丰富，自《黄帝内经》以来，中医学对毒邪在发病中的作用已有不少认识。至近代温病学，关于毒邪致病已有较为系统的阐述，尤其是认为内生之毒是导致内伤杂病顽恶难治的关键。"毒"字，在许慎的《说文解字》中释为"害人之草，往往而生"，引申为厚也，恶也，害也。据《辞源》所载，毒的本义有三：恶也，害也，痛也。可见，古人将苦恶有害之物称为毒。

《素问·生气通天论》曰："大风苛毒，弗之能害。"《素问·刺法论》又有"五疫之至，皆相染易……，正气存内，邪不可干，避其毒气"的记载。

毒邪分为外感毒邪与内生毒邪。外感毒邪以温病理论论述最多，如《诸病源候论·毒疮候》有"此由风气相搏，变成热毒"的记载，温病学中亦有六淫过甚可转化成毒及外邪内侵蕴久成毒的思想。《诸病源候论》

陈志雄中医临床与传承

云："诸恶疮皆由风湿毒所生也。"陈平伯《外感温病篇》曰："风温证，身大热，口大渴，目赤唇肿，气粗烦躁，舌绛齿板，痰咳，甚则神昏谵语，下利黄水者，风温热毒，深入阳明营分，最为危候，……间有生者。"薛生白《湿热病篇》曰："湿热证，上下失血或汗血，毒邪深入营分，走窜欲泄，宜大剂犀角……金银花等味。"

内生之毒是由于机体阴阳失和、气血运行不畅及脏腑功能失调导致机体生理代谢产物不能及时排出或病理产物蕴积体内而化生的。长期七情内伤、饮食不节、劳逸失度可为内毒产生的诱因。内毒常在内伤杂病的基础上产生，多由诸邪蓄积、胶结壅滞而致。

毒邪有兼夹性，正如吴鞠通《温病条辨》中的"诸温挟毒""毒附湿而为灾"之谓，毒邪往往依附于体内的病理产物痰湿、瘀血、积滞、水邪等，形成痰毒、火毒、瘀毒、痰饮等各种毒邪。毒邪有多发性，临床表现多样，可累及多部位、多脏腑，如系统性红斑狼疮中的热毒、瘀毒致病，可导致心、肾、脾等多脏器实质损害。毒邪兼夹其他病邪，可侵犯不同的脏腑、经络，导致多种疾病的发生。毒挟痰瘀，留着机体，日渐增大，可形成癌肿，如留着骨节，日久关节变形，妨于活动，则可形成尪痹等。毒邪有暴烈性、变化性、损络性。其发病急骤，败坏形体，损伤正气，变化多端。毒邪形成于络，更善窜络脉，滞气浊血，进而伤及脏腑，成为引发疾病的重要原因。同时诸邪蕴积，酿化生毒，损伤络脉，败坏脏腑，也可使病情突变或进展恶化，变得更加难以治愈。

多发性骨髓瘤发病凶险，变化多端，全身弥漫，可致骨质破坏，严重者会发生病理性骨折，符合毒邪的"暴烈性"；骨髓瘤的髓外病变可以表现为结聚成块，疼痛难忍，甚至侵袭脏腑，体现了毒邪的"变化性""兼夹性"，而毒邪瘀阻络脉正是骨髓瘤患病位深、病情重、病势缠绵难解的体现。

因此，岭南多发性骨髓瘤人群的病机为"肾虚毒盛"。陈志雄教授根据多年临床实践，形成了补肾解毒方，组成为：半枝莲 15g，白花蛇舌草 30g，山慈菇 15g，熟地黄 20g，怀山药 30g，山萸肉 15g，续断 15g，骨碎补 20g，补骨脂 15g，莪术 15g。

在陈志雄教授的指导下，笔者的博士论文对补肾解毒方治疗多发性骨髓瘤的效果进行了研究。选取 2015 年 1 月至 2016 年 12 月广州中医药大学第一附属医院血液科住院及门诊符合多发性骨髓瘤诊断标准的初诊患者 60 例，按照随机原则分为实验组 30 例和对照组 30 例，实验组给予补肾解毒方配合常规化疗，对照组给予西医单纯化疗，两组治疗疗程均为 4 周，连续治疗 3 个疗程以上后评价疗效。评价指标为有效率（CR、VG-PR、PR、NR）、生存质量评分、证候积分、调节性 T 细胞水平。

研究结果显示，实验组与对照组相比有较高的有效率，差异有统计学意义，而入组的大部分患者获得了 PR 以上的疗效，说明补肾解毒方配合化疗的有效率优于单纯化疗（$P < 0.05$）。实验组与对照组相比，治疗后的生存质量评分提高，与对照组相比有显著性差异（$P < 0.05$），说明补肾解毒方能提高骨髓瘤化疗患者的生存质量。对于证候积分评价，实验组与对照组治疗前后及组间比较均无显著性差异（$P > 0.05$）。可能的原因是证候分型后，样本数量不足，因此有待进一步扩大样本后进行研究。在证候分型各亚组的分析中，可以发现补肾解毒方对 IgG 型骨髓瘤效果最好（$P < 0.05$）；在危险分层疗效分析中，实验组高危患者与对照组高危患者相比有显著性差异（$P < 0.05$），说明对于高危型骨髓瘤，加入补肾解毒方比单纯化疗可有更好的疗效。

不仅如此，本研究还发现，补肾解毒方能下调调节性 T 细胞水平，实验组治疗前后比较有显著性差异（$P < 0.05$），说明补肾解毒方有调节多发性骨髓瘤患者免疫的作用。

以上数据足以说明陈志雄教授以"补肾解毒"理论指导岭南人群多发性骨髓瘤的治疗是有效的。

（三）以建中汤类方指导岭南血液病治疗

很多医家认为，岭南气候炎热，当地人体质多热，不宜运用伤寒方。也有很多医家认为附、桂、麻等辛温之品多发散，容易耗血动血，在血液病论治中不适宜运用。

陈志雄教授擅长运用经方治疗血液系统疾病，他用经典精研方义，法随证立。他在临床上尤其擅长运用建中汤类方，往往能取得良效。建中汤类方首见于张仲景的《伤寒杂病论》，是指以温补脾胃阳气为主，适用于中焦虚寒诸证的一类方剂，包括小建中汤、黄芪建中汤、大建中汤等方。其中小建中汤证属脾之阴阳两虚偏于阳虚证，黄芪建中汤证属脾之阴阳两虚偏于气虚证，大建中汤证属中焦虚寒甚者，虚的程度和寒的程度都较重，其温阳益气、散寒止痛作用更强。

1. 小建中汤治疗血液病发热

血液系统疾病之发热原因错综复杂，有白血病、淋巴瘤等疾病引起的肿瘤性发热，有化疗后粒细胞缺乏引起的感染性发热，也有造血干细胞移植后产生的免疫源性发热，现代医学往往难以找出确切病因，患者往往会出现长达数十天的发热。

陈志雄教授指出，关于小建中汤治疗血液病之发热，应抓住《金匮要略》条文[15]，如《金匮要略·血痹虚劳病脉证并治》第13条："虚劳里急，悸衄，腹中疼，梦失精，四肢酸疼，手足烦热，咽干口燥，小建中汤主之。"本条经文首先阐明了患者"虚劳"的基础状态，先有血证之"衄"，可以为鼻衄、齿衄、肌衄等，继而有全身多系统之症状，如"四肢酸疼""腹中疼""咽干口燥"，皆与血液病发热之全身多系统症状相似。

在血证论治中，历代名医不离"火、气、瘀"三端，现代医家也多遵循温病学派之卫气营血辨证，动辄投犀角地黄、清瘟败毒之流，往往不奏效。血液病患者常有贫血之虚劳，也有血小板减少引起的血证，这类患者往往经历了化疗与免疫抑制剂治疗，通常脾胃或脾肾亏虚，有内伤的基础，而不是单纯的外感。本条经文所言之病状是因阴阳两虚而失调，致寒热错杂。其病因在脾胃，脾胃虚、气血不足，枢机升降失常，如偏于热，则为衄血，手足烦热，咽干口燥，如偏于寒，则为里急腹痛，心营不足而心悸。阳虚阴不内守，则遗精，气血两亏不能营养四肢，则四肢酸疼。由于血液病发热的病机为气血亏虚、阴阳失调，因此不可简单地"寒者热之，热者寒之"，而应和其阴阳，用甘温之剂，恢复脾胃健运功能，则气血生，升降常，寒热调和。喻昌谓"欲求阴阳之和者，必于中气，求中气之立者，必以建中也"。因脾虚内伤所致的发热，也可用"甘温除热"。因此，对于血液病发热的治疗应该抓住脾胃虚弱之病机，建中气则气血调和，发热自退。

2. 小建中汤治疗血液病贫血

《伤寒论》第102条云："伤寒二三日，心中悸而烦者，小建中汤主之。"陈志雄教授指出，血液病患者多数兼有贫血症状，现代医学认为贫血患者由于血红蛋白含量下降，导致机体缺氧，往往出现"悸而烦"的症状。临床上，很多医家妄投归脾、八珍、十全大补等方剂，往往症状不能改善，而且贫血指标亦未见提高。中医诊病，讲究抓"病机"。陈志雄教授指出，本证要注意"悸而烦"的鉴别诊断。通过鉴别类方，就能明了贫血"悸而烦"的病机。如桂枝附子汤证之心下悸，炙甘草汤证之心动悸，桂枝甘草龙骨牡蛎汤证之烦躁，栀子豉汤之胸中烦热懊恼，在临床上病机与小建中之"悸而烦"完全不一样，探其幽微，还是以小建中汤更为切中肯綮。

3. 大建中汤治疗血液病合并肠道损害

血液病合并肠道损害，如血液病化疗后肠道感染（如肠结核）、骨髓增生异常综合征（MDS）合并肠道损害（如克罗恩病、溃疡性结肠炎）等，腹痛剧烈，现代医学运用激素治疗，可引起肠梗阻、肠穿孔等并发症，危及生命。所以，该类疾病一直是现代血液病治疗中的难题。陈志雄教授认为，血液病患者长期运用化疗药物、抗生素、免疫抑制剂，阳气严重损伤，因此其腹痛属于实寒证的居多。

《金匮要略·腹满寒疝宿食病脉证并治》关于大建中汤有如下条文："心胸中大寒痛，呕不能饮食，腹中寒，上冲皮起，出见有头足，上下痛而不可触近，大建中汤主之。大建中汤方：蜀椒二合（炒去汗），干姜四两，人参二两。上三味，以水四升，煮取二升，去滓，内胶饴一升，微火煎取一升半，分温再服；如一炊顷，可饮粥二升，后更服，当一日食糜，温覆之。"

大建中汤主要用于中焦阳气不足，阴寒上乘之腹痛，症见疼痛剧烈，部位广泛，因剧痛而拒按，不可触近，与血液病之腹痛症状相似。本条文中，腹痛上下游走不定，寒气上冲，故呕不能食，可知阴寒较甚，故为实证，所以痛而不移，满而不减，或减不足言，按之反剧。

陈志雄教授指出，岭南血液病诸证，大多有虚劳基础，应用建中汤类方有良效。在临床上，要抓住主要病机，如里急是腹中拘急，诸不足是气血阴阳俱虚，腹痛为阴寒内胜。还可随症加减，如：中焦虚寒见气虚明显者，加黄芪则补气力更强；痰多胸闷、脘腹不舒者，可加二陈汤；泛酸呃气者，可加乌贼骨、佛手、茜草、生牡蛎、瓦楞子等；纳呆脘胀者，可加陈皮、春砂仁、鸡内金、麦芽；虚寒甚、腹泻便烂、手足冷者，可加附桂理中汤；证兼血虚者，可加当归，如《千金翼方·卷六》之当归建中汤，以加强补血之力。

（四）攻补守恒法治疗岭南人群老年恶性血液病

老年恶性血液病，是指年满 60 周岁以上人群所罹患的急性早幼粒细胞白血病、急慢性髓性白血病、急慢性淋巴细胞性白血病、多发性骨髓瘤、骨髓增生异常综合征、恶性淋巴瘤等疾病。

陈志雄教授认为，老年恶性血液病为邪毒入侵机体，致正气受损，邪毒多属阳热炽盛，易伤人阴精，故在临床上多见阴液亏虚的表现。阴阳互根，无阴则阳无所化，故邪毒伤阴严重时，可致阳气化生不足而成阳虚，终成阴阳两虚之证。因此老年恶性血液病多表现为邪毒渐盛、正气渐虚之势，经过积极化疗及清热解毒的中西医结合治疗，多可达到临床缓解，但是邪毒并未尽去，随着化疗的进行，攻伐日长，正气必受伤害。但对于岭南人群，脾肾亏虚为根本，因此临床诊治老年白血病时，要重视扶助正气。

正气虚弱是邪毒侵袭的内在原因，而内侵之邪毒则是老年恶性血液病缓解后复发的根源。邪毒可以在体内潜伏，消耗侵犯五脏六腑、四肢百骸、气血津液、阴阳精髓，并随机复发。陈志雄教授认为，伏邪是老年恶性血液病缓解后复发的根源，是微小残留病变的病理基础，清除伏邪，可以减少复发，提高治愈率。然而由于老年人存在生理退化状况，因此在罹患恶性血液病后，在各种恶性血液细胞的侵袭下，整体生理机能会受到更大的破坏。故陈志雄教授临证时非常重视扶正法，强调对老年人群应注意攻守平衡。总体而言，患者正虚毒伏，当以扶正祛毒为治疗原则，辨证论治应贯穿诊疗始终。在疾病早期，以祛毒为主，以扶正为辅；在疾病中期，扶正与祛毒并重；在疾病后期，当清补平补，祛毒也不能过度刚烈凶猛。大量的临床实践证明，适当地运用中医药辨证论治，常可提高疗效，提高生存质量，延长无病生存期。中医"留人治病"的姑息疗法思路应得到重视。

与北方人相比，岭南人群体质禀赋不足，体表不固，脾胃虚弱。因此在治疗老年恶性血液病时，扶正固本应放在首位，即使在化疗阶段，也要补脾肾、补气益血，可辨证选用左归汤、右归汤、四逆汤、理中汤、八珍汤、十全大补汤、补气益血汤、大补阴丸、一贯煎等方药。"留人治病"是基本原则，祛邪解毒不能过耗正气。邪毒内蕴不除必然耗伤正气，但老年患者的生理机能减退，不任过度攻伐，因此在扶正的前提下，需辨别邪毒、风寒、湿热、食积等属性，有针对性地配伍祛邪方药，适当选用六神丸、亚砷酸、清毒片、白花蛇舌草、黄药子、山慈菇、胡黄连、龙葵等解毒方药，使祛邪不伤正，扶正不碍邪，攻补兼施。

重病久病，老年患者的脾胃功能进一步减弱，因此需补土固源，滋养先天。在治疗中，大多数的补益药物有碍脾胃运化，而攻邪药物大多伤脾。因此在以个体化为原则的辨证施治中，运用固本祛邪、攻补兼施的方药时，要注意加强培补脾土、疏肝和胃、升清降浊、消食开胃，尽可能地保护脾胃的消化吸收功能。

三　结　语

岭南血证是困扰岭南人群健康的尖锐问题，其病情复杂，变化急剧，治疗费用昂贵。而自东晋葛洪以来，关注岭南血证的医家寥若晨星。中医学作为我国之瑰宝，总是在前人的基础上，不断继承并创新，焕发出生机与活力。古有河间、丹溪、东垣、完素，不落窠臼，敢于提出新的理论，遂有"医之门户分于金元"之说，后有明清"血证三家"缪希雍、王清任、唐容川精诚不倦，孜孜以求，推动血证诊治发展。世易时移，如何在岭南血证诊治方面提出理论，构建体系，付诸实践，陈志雄教授可谓开先河、独树一帜者。

陈志雄教授独创性地提出"火、风、湿"理论阐述岭南血证，并创立"参三因、补脾肾、调寒热"的岭南血证临床理论实践体系，以此为纲，指导岭南血证诊治。在此体系下，他提出"祛风凉血补肾"法治疗血小板减少性紫癜，提出"补肾解毒"法治疗多发性骨髓瘤，熟练应用经典及各家学说治疗岭南血证，并关注攻守平衡法治疗老年性白血病，可谓岭南血证集大成者。

陈志雄教授德艺双馨，注重对学生素质的培养，提出"仁医者先修德"的教育理念。他认为"行医德为先"，只有医德高尚者，才能达到医术高超的境界，才能受人敬佩，才算是合格的医生。在实际工作中，他言传身教，时时设身处地为患者着想。

陈志雄教授重视复合型人才的培养，在讲授岭南血证过程中，他经常旁征博引，引经据典，用他的话说，他就是"杂家"。他主张学生多读书，包括中医药学、自然科学、人文科学、现代医学、药学等方面的书。他认为这样的学生基础宽广，知识扩散，联想丰富，两个以上学科知识与思维逻辑方法的融合与碰撞也有利于学生把握中医药学及相关学科的动态趋势，形成跨专业、跨学科的结合力，有利于他们与相关领域的专家合作共事，培养追踪、开拓、占领本学科发展前沿的能力。这种类型的中医人才对中医药事业的未来发展是十分重要的。他还主张学生多修才艺，陈志雄教授本身就长于书法，精于音律。他认为，道德情操、人文素质、创新意识、科学精神与非智力因素是中医药人才价值取向的重要因素，中医药人才要理顺适应性、针对性与超前性的关系，提升个人的发展潜力和普遍适应性。

陈志雄教授也注重养生，他恬淡虚无，淡泊名利。他反对把治未病庸俗化，反对把治未病与养生画上等号。他认为治未病的含义有三，即未病先防、有征早治（欲病早治）、既病防变。他认为广义之未病包括健康未病态（尚属亚健康范畴）、潜病未病态、前病未病态、传变未病态，狭义之未病主要是研究后三者。大凡当前没有明显某种疾病，或某种疾病尚未出现可能发生的传变、发展之前，都可谓"未病"。因此，真正的养生，并不是单纯地治未病，也不是单纯地追求养生食品，而是真正地"淡泊入静"，陈志雄教授就是用日常自身的为人处世之道，给学生树立正确的养生观与价值观。

陈志雄教授博大精深的学术思想和丰富深刻的临床经验，并不能在本文有限的论述中得到全面的涵盖和阐述，仍需要进一步地系统化、理论化，给予升华和提高。

陈志雄教授不仅是笔者学术上的老师，也是笔者人生的引路人、生活中的知音。陈志雄教授有着中国知识分子的理性与尊严，有着文人的风骨与独立之精神。他不曲学阿世，而是幽居珠水之南，守先贤之懿范，托末契于后生，为师者之表率。

（蓝海）

参考文献

[1] 中国科学院《中国自然地理》编辑委员会. 中国自然地理：气候[M]. 北京：科学出版社，1984：109，111-116.

[2] 王怀隐. 太平圣惠方[M]. 北京：人民卫生出版社，1958.

[3] 黄礼明. 急性白血病阴液病变及其治疗探讨[J]. 中国医药学报，2004，19（6）：375-377.

[4] 黄礼明，丘和明. 试论卫气营血、三焦理论在急性白血病辨治中的应用[J]. 中医杂志，2004，45（5）：395-396.

[5] 黄礼明，胡莉文. 丘和明教授以青蒿鳖甲汤治疗血液病验案[J]. 新中医，2004，36

（7）：7-8.

［6］胡莉文，黄礼明，丘和明. 中医论治急性白血病出血探讨［J］. 中华中医药杂志，2005，20（8）：484-485.

［7］李振波. 清毒饮和养正片对环磷酰胺所致造血抑制小鼠粒系造血功能的影响［J］. 中国中医药科技，1995，6（4）：261-262.

［8］蓝海，刘安平，古学奎. 丘和明治疗原发性血小板减少性紫癜经验［J］. 中医杂志，2011，52（6）：462-463.

［9］张平中，于天启. 陈志雄教授治疗特发性血小板减少性紫癜经验介绍［J］. 新中医，2004，36（9）：18-19.

［10］侯健，傅卫军. 多发性骨髓瘤及其相关疾病［M］. 上海：上海科学技术出版社，2002：159-160.

［11］SINHA R，SAGAR L. Novel treatment approaches for patients with relapsed and refractory multiple myeloma［J］. Current Treatment Options in Oncology，2006，7（3）：246-257.

［12］LI Y H，HOU J，WANG D X，et al. Prognostic factors for the efficacy of thalidomide in the treatment of multiple myeloma：A clinical study of 110 patients in China［J］. Leuk & Lymphoma，2006，47（12）：2593-2600.

［13］KROPFF M，BISPING G，WENNING D，et al. Proteasome inhibition in multiple myeloma［J］. Eur J of Cancer，2006，42（11）：1623-1639.

［14］陈鹏，丘和明，宋爽. 补肾活血法辅助化疗治疗多发性骨髓瘤骨病16例疗效观察［J］. 新中医，2006，38（8）：24-26.

［15］连建伟. 金匮要略方论讲稿［M］. 北京：人民卫生出版社，2007：112-113.

陈志雄教授对化疗毒副反应的
治疗经验举要

· · ·

恶性肿瘤日益成为危害人类的一大疾病，而化疗是恶性肿瘤临床综合治疗的重要手段之一。化疗虽然可以杀伤患者体内残余肿瘤细胞，提高疗效，改善预后，但长期、反复的化疗所产生的毒副反应常使化疗被迫终止，化疗的严重并发症甚至会增加死亡率。因此在临床上积极探索治疗化疗毒副反应的方法具有重要意义。陈志雄教授临证30余年，对恶性肿瘤疾病的治疗深究机制，细心体察，灵活辨证，选方用药颇具心得。笔者有幸随师侍诊，受益匪浅，兹将陈志雄教授运用中医药防治化疗毒副反应的经验整理如下。

一 消化道的毒副反应

化疗药物的消化道反应，常见恶心、呕吐、腹泻、厌食、口腔溃疡或者胃肠道出血等，严重影响饮食摄入，易造成患者情绪低落，导致机体抵抗力进一步下降。采用全身化疗或局部化疗（导管介入）后，由于抗肿瘤药物的选择性差，大多数化疗药物是通过损伤 DNA 或干扰 DNA 的合成而起到杀伤细胞作用的，因而分裂繁殖旺盛的细胞如胃肠道上皮细胞等易受到损害。机体毒副反应的轻重程度，除与化疗药物的种类、剂量有关外，还与患者当时的证候、体质因素相关。体质状况较好，虚损之证尚不明确，或有实热、痰湿等症状者，反应程度较轻；多次化疗、虚损明显者，大多症状较重。因个体差异，毒副反应不尽相同，所以在化疗期间的中医治疗要据证辨治。

1．实证

（1）痰浊内阻型：多见于平素痰湿较盛的患者。症见心下胀闷，胸闷，呕吐，痰多，眩晕，不能进食，或闻食物气味即呕。要注意辨别湿重、寒痰和痰热证候：湿重者，口甘，不欲喝水，脘腹胀闷，大便黏腻不爽，舌苔白厚腻，脉弦滑或濡，治宜化湿和胃，以平胃散、二陈汤加减；若胃脘胀闷或痛，不耐寒凉，口吐清涎，小便清长，舌苔白腻，脉沉弦，证属寒湿内阻，宜祛寒化痰止呕，可用平胃散、良附丸、丁香柿蒂汤加减；若口干苦，小便黄，或大便秘结，舌质红，苔黄厚腻，脉弦滑数，为痰热内蕴，治宜清热化痰，降胃止呕，方选甘露消毒丹、藿朴夏苓汤等加减。该证型之辨证关键是湿、寒、热之孰重孰轻，可根据辨证选方，适当加用法半夏、柿蒂、竹茹、代赭石、川厚朴等降逆止呕药，服药时，可用鲜生姜汁 2～3 滴，滴于舌下，1～2min 后服药，根据患者呕吐轻重情况，可分次少量服用，以免一次饮药过多而致呕吐（以下证型服药皆可仿此）。

（2）肝胃不和型：以女性患者多见，多见于先期呕吐，症见胸胁烦闷，嗳气频繁，每因情志不舒时加剧，苔薄白，脉沉弦。治宜疏肝理气，降逆止呕，以半夏厚朴汤、小柴胡汤加减治疗。

2．虚证

（1）脾胃虚寒型：多见于年老体弱、多次化疗的患者，或平素脘腹恶寒喜暖，或者是行消化道肿瘤手术后者，可以是急性呕吐，也可以是延迟性呕吐，症见呃逆不止，胸脘痞闷，口和不渴，疲乏懒言，大便溏烂，舌淡苔白，脉沉迟。治宜温中益气、降逆止呕。以陈夏六君子丸、旋覆代赭降气汤、丁香柿蒂汤治疗。若脘腹痛，加木香、春砂仁、延胡索。

（2）胃阴不足型：多见于多次化疗，或化疗过程中出现呕吐，可以是急性呕吐，也可以是延迟性呕吐，或发热而伤津，症见时作干呕，口燥咽干，似饥而不欲饮食，胃中嘈杂或觉灼热不适，大便干结，舌红少津，脉细数。治宜滋养胃阴，降逆止呕。以麦门冬汤、玉女煎为主方加减。

（3）脾肾两虚型：在脾胃虚寒型的基础上，症见面色㿠白，畏寒，腰膝冷痛，小便清长，或夜尿频多，口淡，大便完谷不化，舌淡胖有齿印，舌苔水滑，脉沉微无力等，为脾肾阳虚之证，治宜温补脾肾，降胃止呕，方选真武汤、附桂理中汤加减。

临床上往往病情虚实夹杂，辨证时，陈志雄教授反复强调宜分清兼夹，辨明标本，组方时虚实兼顾。同时，方中可适当加入疏肝解郁之药，以调理情志。据临床观察，中医辨证治疗能够减少化疗的胃肠道反应，增加饮食摄入，稳定情绪，有助于顺利完成化疗药物的使用，且对停止化疗后身体抵抗力的恢复，脾胃功能、营养状况的改善，以及血象的恢复都能起到良好作用。

二 骨髓抑制

化疗药物尤其是烷化剂、抗代谢类的化疗药物，对骨髓抑制明显，可影响骨髓的正常造血，导致白细胞减少，甚至粒细胞缺乏、血小板下降、贫血等全血细胞减少，严重影响化疗疗程的计划用药，或因骨髓抑制、全血细胞下降而影响下一次化疗方案的实施，降低临床疗效。尽可能地减少骨髓抑制，尽快提升全血细胞，为下一次化疗创造必要的机体条件十分重要。根据临床表现，可将骨髓抑制归入中医的"血虚""虚劳"等范畴[1]。中医认为，"肾主骨，生髓"，肾藏精，精血同源。化疗药物可视为药毒，侵害机体后，可致气血俱虚，阴阳失和，脏腑亏损。一则化疗药直接伤及骨髓精气，导致髓亏、肾虚、精耗，本源受损，血生乏源；二则化疗毒邪可致脾胃运化受损，使气血生化无源，肾精失去后天之精充养。

在治疗上，要抓住肾精亏虚、髓枯源竭的主要病机，对于症状主要表现为肾精气不足，没有明显的阴虚火旺或肾阳亏虚者，以填补肾精、生髓补血为主，方选六味地黄丸、龟鹿二仙丹、十全大补汤加减治疗。陈志雄教授在20余年前便开始了该领域的研究，创制了养正片、活髓片，用于骨髓抑制的治疗，效果较显著（此二药已成为广州中医药大学第一附属医院的院内制剂）。方中以黄芪、黄精、鸡血藤、补骨脂、巴戟天、何首乌、枸杞子为主进行加减，用以补肾益精、填髓生血，且据现代药理研究，这些药物具有升提白细胞、血小板的作用。若兼见畏寒怕冷，腰膝酸软，小便清长，口淡，舌淡，脉沉迟弱，为肾阳虚损，可加用熟附子、肉桂、淫羊藿；若五心烦热，口干欲饮，但饮水不多，腰膝酸软，舌干红苔少或为镜面舌，脉弦细数，证属肾阴亏虚，宜加用黄柏、知母、生地黄、二至丸等以滋阴降火。临床上骨髓抑制的患者大多会出现脾胃虚弱的证候（如上所述），因此在辨证用药的基础上，要注意健脾和胃，又因滋阴补髓药易滋碍脾胃，故宜加用红参、白术、陈皮、鸡内金、麦芽等药，以健脾补气、和胃导滞。若夹湿，苔厚，小便短，可用石韦、绵茵陈、佩兰、薏苡仁化湿利尿。

三　神经系统毒副反应

具有明显神经毒性的化疗药有烷化剂、长春碱类、铂类、紫杉类、氟尿嘧啶类和硼替佐米等，周围神经毒性反应可持续存在多个化疗周期，中位缓解时间约为15个月，临床上亦有持续数年者[2]，患者常见感觉异常，肌肉痉挛，振动觉、精细触觉和肢体感觉敏感度下降，共济失调，手足麻木疼痛，自主神经病变，关节痛和肌肉痛，腱反射消失。其他神经毒性包括惊厥、一过性脑病等。

神经系统毒副反应属中医的"血痹""颤震"等范畴。中医认为，药毒可致气血亏虚，肝肾精血虚损，无以养筋，经络痹阻，失荣不仁。辨证宜注意分清寒热虚实，但其证多兼夹错杂。如血虚寒凝者，多见肢体麻木、痹痛，畏寒恶风，四肢欠温，舌淡苔白，脉沉弦或迟缓，治宜养血祛寒通痹，可用当归四逆散加减，食疗可饮用当归生姜羊肉汤。气血营卫不调者，症见乏力，易感冒，时自汗，手足麻木不仁，舌淡，苔薄白，脉缓，方用黄芪桂枝五物汤加味；气血亏虚，肾虚风湿稽留者，可见四肢、腰背痹痛，遇寒加重，舌淡，脉沉细，方选独活寄生汤加减。在临床上，陈志雄教授常在上述辨证基础上，加用搜风通络解毒之虫类药，如蜈蚣、乌梢蛇、地龙、露蜂房等，以加强通痹活络之功效。

（解国品　于天启，指导老师：陈志雄）

参考文献

［1］李佩文. 中西医结合临床肿瘤学［M］. 北京：中国中医药出版社，1996：244.

［2］谢嵩. 抗肿瘤药物不良反应调查与分析［D］. 济南：山东大学，2008：17-19.

陈志雄教授建中思路在血液病患者化疗中的应用

　　陈志雄教授擅长运用建中汤类方治疗血液系统疾病。建中汤类方首见于张仲景的《伤寒杂病论》。《伤寒杂病论》中多个篇章记载了仲景学说关于血液虚劳病辨治的论述，建中汤类方往往以温补脾胃阳气为主，适用于中焦虚寒诸证。多次听陈志雄教授讲述，血液病患者因为气血亏虚，阴阳失调，所以不可简单地"寒者热之，热者寒之"，要注重和其阴阳，唯有用甘温之剂恢复其脾胃之健运功能，才能使气血复生，气机升降复常。

　　陈志雄教授指出，血液病患者多兼有贫血症状或血虚证候，血虚则无以载气，气血两虚的情况在化疗期间表现得更加明显。化疗药物毒性明显，常见胃肠道反应，如恶心呕吐、腹胀便秘等，以及出血、贫血、感染加重、乏力纳差、精神萎靡、抑郁等。严重的毒副反应往往导致患者不能耐受而中断治疗，严重影响化疗的进行或化疗后的恢复，影响化疗计划的实施，甚至导致抗肿瘤治疗终止。积极应用中医药预防、干预处理血液病患者化疗的胃肠道系列不良反应及合并症，将为化疗的顺利进行提供保障，方用建中汤类方中的黄芪建中汤。黄芪可以补身体元气，提高身体机能，故能治虚劳里急诸不足，适用于虚损不足的血液化疗患者等。据文献报道，黄芪建中汤被广泛应用于各种胃肠道疾病，收效较优。黄芪建中汤适用于脾之阴阳两虚偏于气虚证，用其治疗化疗相关的恶心呕吐、便秘、癌因性疲乏等证候效果明显，具体探析如下。

1. 治疗恶心呕吐

化疗所致恶心呕吐一般发生在给药期间，停药后缓解，也有延迟性恶心呕吐，在化疗后超过24h出现恶心呕吐或化疗后持续数天恶心呕吐，甚至出现在下一次化疗开始之前，条件反射的预期性恶心呕吐往往使化疗患者出现焦虑、抑郁等。患者自身年龄大及有心脑血管疾病等基础疾病加上焦虑、体力不佳等情况都会导致恶心呕吐的发生率增高。

呕吐可导致患者的水电解质平衡紊乱、便秘、腹胀，容易使患者产生悲观失望情绪、失去治疗信心等。改善化疗过程中的呕吐等不良反应最终可改善化疗癌症患者的存活情况，并且与恶性疾病的生存率、存活时间明显相关。

化疗药物属于中医毒物范畴，药毒所伤，致化疗后出现恶心呕吐等，其关键病机是药毒损伤脾胃，内生积滞，气机阻塞，升降失常，临床可伴有口苦口黏、口中有异味、腹胀、大便不调等。如遇脾胃虚寒或虚实夹杂的情况，可予黄芪建中汤合半夏厚朴、二陈汤加减。治疗原则为和胃止痛、健脾温中。黄芪建中汤由黄芪、桂枝、甘草、生姜、大枣、白芍及饴糖组成，诸药联用可发挥和胃止痛、健脾温中的功效。黄芪补气固表，性温升阳，专于气分而达表。现代药理研究证明黄芪具有增强机体免疫功能的作用，同时具有良好的抗菌、利尿、降压、抗应激作用。桂枝具有散寒止痛、通阳化气、平冲降气、温经通脉、发表解肌之功效，白芍有平肝止痛、养血调经之功效，大枣可补中益气、养身安神，甘草可解毒缓急止痛、调和诸药。伴腹部胀满者，去大枣、饴糖，加茯苓；气短胸中满闷者，加生姜；呕吐明显者，加半夏。

血液病患者化疗后多数兼有贫血症状，现代医学认为贫血患者由于血红蛋白含量下降，导致胃肠机能下降，机体缺氧，往往出现"悸而烦"的症状。临床上，很多医家常规投用归脾汤、八珍汤、十全大补汤等方剂，往往症状不能改善，而且贫血指标难见提高。陈志雄教授认为黄芪建中汤适合血虚患者，如化疗后虚损不复患者。

大量临床及实验研究发现黄芪建中汤能够保护胃黏膜，促进胃动力，逆转胃黏膜组织学改变，调节免疫功能。研究显示，与常规疗法相比，黄芪建中汤加减治疗脾胃虚寒型胃溃疡能够提高临床总有效率及治愈率，降低复发率。理论和实验均证明，黄芪建中汤确可应用于治疗化疗相关的胃肠道证候。

2. 治疗便秘

便秘是指大便次数减少，一般每周少于 3 次，伴排便困难、粪便干结。便秘是化疗常见的副反应之一，肿瘤患者便秘的发生率高达 50% ～ 78%，在接受细胞毒性药物化疗的患者中，大概有 5% 表现为重度便秘。严重便秘患者往往会出现腹胀和阵发性的腹痛，粪便干结可造成肛裂和痔疮，肠道粪块堆积可影响化疗药物的吸收，导致化疗剂量减量，降低其治疗效果，不及时缓解的话，甚至会发展为危及生命的肠梗阻等并发症。

粪便的形成及排出与脾胃有密切的关系。脾胃为后天之本，气血生化之源，胃主受纳，主通降，水谷受纳于胃，胃将食糜推入小肠，经小肠泌别清浊后进入大肠形成粪便，大肠主传化，是胃降浊功能的延伸。大肠的传导功能有赖于气的升降功能，脾胃为气机升降之枢纽，因此粪便的形成和排出有赖于脾胃的升清降浊功能。现代人平素饮食习惯的改变、生活节奏的加快，以及学习、工作、生活压力的增加等因素也会影响脾胃功能，使气机升降失常，最终导致大肠传化功能失常，形成便秘。血液肿瘤患者常见虚寒型便秘，表现为大便干结，便意不明显或没有便意，临厕量少难出，可伴有胃脘嘈杂，多见舌体偏胖大，苔白腻或偏厚腻，脉细无力。证属中阳不振，气虚，积滞湿气困阻。治疗宜温中补虚，行气化湿。可用黄芪建中汤和枳术汤加减。枳术汤同样出自《金匮要略》，用于治疗气滞多于脾虚，其迫气通滞力胜，联合黄芪建中汤能治"虚劳里急，诸不足"之中阳虚损，阴阳气血俱虚。血液肿瘤患者脾胃阳虚、气血不足而致气滞水停大肠，大肠传导不畅，故排便困难。胃脘嘈杂、脉细无力等均为"诸不足"之候，大便难排无便意、苔白厚黏腻为合并气滞水湿困浊不去，故用黄芪建中汤温阳补虚健脾。药物研究认为黄芪具有益气消滞、润肠通便的作用，联合党参、茯苓可健脾益气；生姜可改为干姜以加强温中散寒、回阳通脉，促进全身阳气的升发。枳术汤中枳实、厚朴可行脾胃之气，使清阳得升、浊阴得降，起行气导滞祛湿的作用。在临床运用中，可适当加大生白术用量，研究表明生白术能够促进动物的胃肠运动，且随着剂量的加大，作用逐渐增强。白芍增加用量也有滋阴养血、润肠通便之功。枳术汤联合黄芪建中汤可共同改善大肠的传导排泄失职，通补兼施，相辅相成，达到纠正脾胃与大肠失调的效果。

3. 治疗癌因性疲乏

化疗导致的相关问题还有癌因性疲乏，其定义是一种痛苦的、持续的、主观的乏力感或疲惫感，与活动不成比例，与癌症或癌症治疗相关。反复出现疲乏且伴随下列 8 项中 5 项及以上的患者可定义为癌因性疲乏：①肢体沉重或全身无力；②注意力无法集中；③睡眠周期障碍，睡眠质量差；④睡眠后精力难以恢复；⑤情绪易于失控、低落，兴趣降低；⑥身体自由活动较难；⑦出现短期记忆力减退；⑧不能完成原先能胜任的日常活动。70% 以上的恶性肿瘤患者会出现疲劳。癌因性疲乏常见症状如上，可归于中医"虚劳"范畴。虚劳可以是多种慢性虚弱证候的总称，因脏腑亏虚、气血阴阳虚衰、久虚不复而成。治疗以补益为主。血液肿瘤病的癌因性疲乏多因髓毒内蕴机体日久，邪毒深陷骨、髓、精血，损伤正气元阳，脾肾亏损，因实致虚，因病伐元而成虚损；另外因脾为后天之本，主生化气血，肾为先天之本，主贮藏精髓，而化疗为杀伤性治疗，往往会明显导致脾胃受伐，健运失司，气血损耗，生化乏源，五脏虚损，病久耗竭，肾元不足，脾肾虚损，阳气不足以温煦，水湿不化，反之更耗伤阳气，使脾肾阳虚，五脏六腑失去温养，致出现疲劳乏力、下利清谷、五更泄泻、畏寒肢冷等虚弱症状。《病机沙篆·虚劳》提出："血之源头在乎肾，气之源头在乎脾，而人资之以为始者也。"

黄芪建中汤出自《金匮要略》，主治虚劳里急，诸不足。"虚劳"即虚损，"里急"为中焦虚寒所致腹中拘急，"诸不足"乃阴阳诸脉俱不足，气血俱虚，又以中气不足为主。方中黄芪益气健脾，饴糖温中补虚、缓急止痛，二者共为君药；臣以桂枝温阳散寒，鼓舞脾阳，白芍养营阴，缓急止痛；佐以生姜温胃散寒，大枣补脾益气，炙甘草益气和中，调和诸药。诸药合用，甘与辛和而生阳，酸得甘助而化阴，阴阳相生，建立中焦脾胃之气，培补气血生化之源，是治疗癌因性疲乏之诸虚劳损的关键。临证如伴有食少纳呆、腹部胀满，则去大枣加茯苓、薏苡仁以健脾渗湿；气机不畅、胸膈痞闷者，加陈皮、半夏以理气化痰；中焦寒邪偏甚者，以干姜代生姜，加强温中散寒之力，助半夏降逆止呕；乏力短气明显者，加人参以补中益气生津。

结论：黄芪建中汤在血液病患者化疗期间的应用，能改善相关恶性呕吐、便秘等胃肠道不良反应，以及癌因性疲乏等，临床价值高。

（戴媺）

陈志雄教授运用"火郁发之"理论治疗紫癜的经验

"火郁发之"语出《素问·六元正纪大论》："帝曰，郁之甚者，治之奈何？岐伯曰，木郁达之，火郁发之，土郁夺之，金郁泄之，水郁折之。"《丹溪心法》谓："郁者，结聚而不得发越也，当升者不得升，当降者不得降，当变化不得变化也，此为传化失常。"张介宾《类经》云："发，发越也，故当因其势而解之，散之，升之，扬之，如开其窗，如揭其被，皆谓之发，非独止于汗也。"故郁者，壅滞而不通之义也。火郁者乃指火热之气壅而结滞不通，气机不畅，气血运行阻滞，郁久化火，出现火郁证也。火乃热之渐，气有余便是火。发之就是顺应火的炎上升发之性，运用发散、通透、宣降等方法使郁火散开或透发于外，或升降畅达于中，或司职温煦气化，以达气机条畅，阴平阳秘。

"火郁发之"乃治疗火郁证的基本大法。历代医家，以《黄帝内经》《难经》为基础，临证变通，多有感悟，针对各类火热郁证以及引起火热郁证的病因，确立了一系列"火郁发之"的治法、方药，广泛用于治疗内、外、妇、儿等各科外感六淫之火郁证和脏腑气机失调之火郁证，如张仲景《伤寒论》中以桂枝汤、麻黄汤类治疗太阳表郁证、营阴郁滞、卫阳郁遏，以小柴胡汤疏肝解郁，预防郁久化火。李东垣《脾胃论》中以补中益气汤甘温除大热，用升麻、柴胡升发透达脾土郁遏之阴火。《丹溪心法》云"火郁发之，当看何法"，创制越鞠丸治六郁。叶天士创清营汤，透热转气。杨栗山制升降散，升清降浊、调畅气机、宣散郁热。吴鞠通创三仁汤，宣畅三焦气机，防治气机壅滞化火等。陈志雄教授运用《黄帝内经》"火郁发之"理论治疗难治性特发性血小板减少性紫癜（ITP）收到了较好的效果，十余年来系统观察治疗难治性 ITP 46 例，有效率达 93.5%，且减、停西药后病情稳定不复发。

一　陈志雄教授对难治性 ITP 病因病机的认识

陈志雄教授认为，难治性 ITP 是以广泛皮肤、黏膜或内脏出血，外周血小板减少，骨髓巨核细胞发育成熟障碍为主要特征的自身免疫性疾病。难治性 ITP 临床瘀点瘀斑时作时止，反复发作，日久不愈。患者多有感冒病史，或感冒后瘀点瘀斑复发或加重，症状变化快，符合"风为百病之长，善行数变"的特点。因此陈志雄教授首次提出难治性 ITP 的病因与风邪相关。风邪袭表郁而不发，引动内风，风与五志之火相扇，血热妄行，灼伤脉络，血不循经，溢出脉外，形成紫癜。治则以"火郁发之"为治疗大法，首创祛风法发散郁火，取得较好疗效。

二　陈志雄教授治疗难治性 ITP 的用药特点

陈志雄教授临证根据火郁的具体情况，适当选择不同的祛风药物，从而明显提高了治疗效果。对于难治性 ITP，临床不仅要辨病、辨证，还要善抓病机，只要有火热内郁的病机存在，就可以灵活运用火郁发之的基本治疗大法，选用苍耳子、葛根、荆芥、防风、蝉蜕、薄荷等一两味祛风药，通过发散、通透、宣降使郁火得散、气机条畅，达到祛邪康复、阴平阳秘的目的。火郁在气分者，常用的祛风药有苍耳子、葛根、蝉蜕、荆芥、防风、紫苏叶等，此类祛风药可通过行气开郁、调畅气机、通达腠理而发散郁火。火郁在营分者，以凉血止血、透热转气为法，凉血止血选清营汤，透热转气选金银花、防风、芦根、淡竹叶等轻清宣透之品，即"火郁发之"之意。火郁在血分者，清热凉血选犀角地黄汤，透散郁火选郁金、荆芥炭以行气解双郁。肝气郁结、气滞化火者以薄荷、栀子散肝郁，清肝火。脾虚中气下陷、气壅郁热者，以葛根、升麻升提中气，调畅气机。痰湿内蕴化热偏于上焦者，选择桔梗、杏仁、防风以宣降肺气、布散痰湿，偏于中焦者选择升麻、枳实、生薏苡仁以升清阳、降胃浊、运化水湿，偏于下焦者选择桂枝、泽泻、黄柏以温阳化气、清热利湿。因血瘀而致火郁者，选择紫草、生地黄、三七以凉血化瘀。因食滞而致火郁者，选择山楂、神曲、蒲公英以消积化滞清热。

三　陈志雄教授治疗难治性ITP辨证加减用药

陈志雄教授运用"火郁发之"理论治疗难治性ITP重视三个方面的矛盾。

一是苦辛甘寒之清热药与辛温发散之祛风药的配伍。苦辛甘寒之清热药配伍适当的辛温发散之祛风药属寒温同用，清火药得祛风药使清中有散，顺应火热之邪的炎上之性以升散透达，目的在于通过宣发郁热，透邪外出，同时又可预防清火药过于寒凉、冰遏郁火之弊。祛风药合清火药使散中有清，既发散郁火又无辛温助火之虞，堪称"火郁发之"之妙用也。

二是活血药与化瘀药的配伍。出血、瘀血在难治性ITP的发病过程中始终存在，或轻或重，或多或少。而难治性ITP本身就有血小板减少、血小板功能低下的问题，所以极易出血，其出血、瘀血的治疗也尤为棘手。活血化瘀有加重出血之虞，化瘀止血又有留瘀之弊。陈志雄教授临床多在益气养血的基础上活血，在滋阴补肾的基础上化瘀，忌用三棱、莪术、土鳖虫、水蛭等破血之品，常选择生地黄、牡丹皮、三七、仙鹤草等活血而不动血、止血而不留瘀之品。

三是滋阴药与利湿药的配伍。滋阴与利湿也是一对矛盾，滋阴有助湿之虞，利湿又有伤阴之弊。陈志雄教授临床常选玄参滋阴养血和营，以防渗利诸药之伤阴，且使阴复而又无助湿之嫌；利湿药常选用绵茵陈、薏苡仁、芦根、白茅根等药以利湿清热，其中芦根、白茅根既清热又养阴，可防利湿诸药之伤阴，尤其是长期大量服用激素属阴虚湿热留恋者，用之每收效验。

四　验案分析

患者庄×，女，39 岁，2009 年 3 月 16 日初诊。

主诉：反复四肢瘀点瘀斑 6 月余。

病史：患者 6 个月前感冒，3 天后发现四肢出现瘀点瘀斑，在某医院确诊为 ITP，予丙种球蛋白、泼尼松龙冲击后，瘀点瘀斑消。改服泼尼松片维持（20mg，每日 3 次），血小板恢复至正常。以后在激素减量过程中又反复出现瘀点瘀斑，感冒时瘀点瘀斑增多。虽经多家医院中西医综合治疗，但病情反复不愈，间断输注机采血小板，血小板一直在（10～40）× 10^9/L 之间波动。

刻下症见四肢有瘀点瘀斑，双下肢明显，颜面有痤疮，急躁易怒，胃脘满闷，偶有刺痛，纳呆，小便黄，大便 2 天 1 次，偏干。舌尖红，苔薄黄，脉弦细略数。现仍服泼尼松片，20mg，每日 3 次。查血小板 22 × 10^9/L，血小板相关抗体（PAIgG）146ng/10^7血小板，骨髓涂片示"符合免疫性血小板减少性紫癜骨髓象"。此为阴虚火妄，湿热内蕴，损伤脉络，血溢脉外。法当凉血止血、宣散火郁、滋阴清火，自拟丹栀生板汤：

水牛角 45g（先煎），牡丹皮 10g，栀子炭 15g，三七 10g（先煎），仙鹤草 30g，苍耳子 10g，葛根 30g，乌梅 10g，虎杖 20g，熟地黄 15g，墨旱莲 30g，神曲 10g，甘草 5g。每日 1 剂，水煎服，每剂煎两次，每次煎成 150mL，温服。水牛角、三七先煎 30min。禁食辛辣油腻、虾、蟹。在治疗过程中泼尼松片逐渐减量，每周减 2.5mg。调治 4 个月余，泼尼松片减至 5mg，每天 1 次，不再输注血小板，查血小板稳定在 60×10^9/L 以上。

诊治分析：难治性 ITP 确切的病因及发病机制至今仍未阐明。西医主要是使用肾上腺皮质激素、免疫抑制剂、血小板激动剂治疗或行脾切除，有效率为 60%～80%，但库欣综合征、胃肠出血、肝损害、痤疮、闭经等副反应明显，部分患者难以耐受，而且减停激素后复发率高，长期缓解率仅为 10%～20%。脾切除的有效率在 70% 左右，术后 3～7 天血小板可达 100×10^9/L 以上，但 50% 的患者于术后 6 个月内复发，目前中西医尚无理想的治疗方法，复发、难治、激素抵抗及副反应一直是困扰临床的疑难问题。

本例患者感冒后外邪不解，入里化热，灼伤脉络，又因长期服用大剂量激素助阳伤阴导致阴虚火旺，内外相引，火热窜络，血热妄行，血不循经而外溢，故见四肢瘀点瘀斑，急躁易怒，小便黄，大便干。大剂量激素损伤脾胃，水湿不化，郁而化热，湿热内蕴则见颜面痤疮、纳呆、胃脘满闷。久病入络，经脉不畅则偶见胃脘刺痛。舌尖红苔薄黄、脉弦细略数为阴虚火旺、湿热内蕴之象。自拟方中水牛角、牡丹皮、栀子炭清热凉血，三七、仙鹤草化瘀止血，苍耳子发散表郁、透火外散，葛根升发中阳、调畅中焦、宣散湿热，乌梅收敛防苍耳子、葛根升发太过，虎杖既清湿热、化瘀血又能通便，熟地黄、墨旱莲滋肾阴、清虚热，神曲健脾和胃，甘草既补中又调和诸药。全方共收凉血止血、宣散火郁、滋阴清火之效。

经验发挥：用祛风法发散火郁治疗难治性 ITP 是陈志雄教授首先提出

来的，也是其几十年临床经验的总结。经过长期临床观察和体会，我们发现祛风药不但能使邪从表而解，给邪以出路，而且能达到发散郁火之目的，还有行血中气滞、预防瘀血形成的作用。但祛风药易助火动血，因此使用祛风药时，要寒热同用、敛散兼顾，这是难治性ITP取得疗效的关键所在。祛风而不助火动血，发散而不耗气伤阴，这需要临床长期的观察和细心体会。现代药理研究也表明祛风解表药具有抗炎、抗病毒、抗变态反应、抑制免疫亢进等作用。

（于天启）

陈志雄教授治疗恶性肿瘤化疗后毒副反应经验介绍

化疗是目前治疗恶性肿瘤的重要手段，但在治疗的同时，常引起多种并发症及毒副反应，如骨髓抑制、消化道反应等，使不少患者难以继续坚持治疗。广东省名中医陈志雄教授在运用中医药治疗恶性肿瘤化疗后的毒副反应方面经验独到，效果显著，深受患者认可，现将其经验加以整理如下。

1. 分期辨证，据证选药

陈志雄教授认为，化疗药物损伤人体正常组织细胞所造成的一系列毒副反应，是肿瘤患者难以坚持治疗的重要因素。而通过中医药的辨证论治，不仅可以减轻化疗的毒副反应，还可以提高患者自身的免疫力，增强临床疗效，在提高治愈率和好转率的同时也改善了患者的生活质量。

陈志雄教授提出，化疗的过程是"正邪相争"的过程，应根据化疗不同阶段的病机特点进行辨证论治，并结合临床症状的差异，对药物进行适当加减。

在每次化疗用药期间，患者常出现严重的消化道反应，如恶心、呕吐、腹泻、厌食等症状，此阶段的中医药治疗应侧重减轻化疗所引起的消化道症状，根据患者具体的临床表现，辨清虚实寒热，据证选方。实证可分为三型。如患者出现脘腹胀满、头晕目眩、身重困倦、纳呆欲呕、口淡不渴、舌苔白厚腻、脉弦滑等症状，则为寒湿中阻证，治宜温化寒湿、和胃降逆，方以二陈汤合平胃散加减。如患者出现胃脘灼痛、口干口苦、渴不欲饮、小便色黄、大便黏滞、舌红苔黄腻、脉滑数等症状，则为湿热中阻证，治宜清热化湿、理气和胃，方以泻心汤或藿朴夏苓汤加减。如患者出现胃脘胀痛、心烦易怒、嗳气吐酸、善太息、大便不畅、舌淡苔薄白、脉弦等症状，则为肝胃不和证，治宜疏肝理气、降逆和胃，方以柴胡疏肝散或半夏厚朴汤加减。虚证可分为二型。如患者出现胃脘隐痛、喜温喜按、泛吐清水、神疲纳呆、少气懒言、大便溏薄、舌淡苔白、脉细弱等症状，则为脾胃虚寒证，治宜温中健脾、理气和胃，方以陈夏六君汤或补中益气汤加减。如患者出现胃脘嘈杂、饥不欲食、口燥咽干、五心烦热、口渴思饮、大便秘结、舌红苔少、脉细数等症状，则为胃阴亏耗证，治宜养阴益胃、和中止痛，方以益胃汤或麦门冬汤加减。

在化疗周期结束后，由于化疗药物对骨髓抑制作用明显，影响了骨髓的正常造血功能，可导致粒细胞、红细胞、血小板三系血细胞减少，从而出现羸瘦、气短、头晕、心悸、畏寒、易感冒、脉虚无力等症状，属中医"虚劳"范畴，其病机在于气血阴阳亏虚，病位在五脏，尤以脾肾亏损为主。此时的治疗重点在于固护脾肾之精。根据临床症状，可分为三型。若患者表现为少气懒言、神疲乏力、自汗纳差、心悸失眠、面色不华、舌淡苔白、脉细弱等症状，则为气血不足证，治宜补中益气、健脾养血，方以陈夏六君汤合四物汤加减。若患者表现为眩晕耳鸣、急躁易怒、目涩口干、潮热盗汗、舌红少津、脉沉细涩等症状，则为肝肾阴虚证，治宜滋阴补肾、养血柔肝，方以补肝汤合六味地黄汤加减。若患者表现为面黄纳呆、畏寒肢冷、懒言乏力、小便清长、大便溏薄或下利清谷、舌质淡胖边有齿痕、脉沉细弱等症状，则为脾肾阳虚证，治宜温中健脾、补肾温阳，方以附子理中汤合金匮肾气汤加减。陈志雄教授指出，此阶段的治疗重点在于使化疗等毒副反应尽快减少，恢复骨髓的正常造血功能，为下一次化疗创造机会。

在辨证论治的基础上，根据恶性肿瘤的不同类型选用有效的解毒抗癌中药，是陈志雄教授临床的一大特色。如鼻咽癌选用苍耳子、辛夷花、白芷、龙葵等，肺癌选用龙葵、石上柏、穿破石、山慈菇等，肝癌选用夏枯草、半枝莲、郁金、黄药子、石上柏、菝葜等，胃癌及肠癌选用白花蛇舌草、山慈菇、石上柏、菝葜等。

如患者化疗期间出现肢体麻木、肌肉痉挛、共济失调、关节疼痛等症状，则为神经系统的毒副反应，属中医学"痹病"范畴，对于此类患者，陈志雄教授在辨证的基础上，多加用搜风通络的虫类药，如白花蛇、乌梢蛇、全蝎、地龙、露蜂房等，以助通痹活络的功效。

2. 脾肾主精，固护脾肾是减轻化疗毒副反应的关键

脾为后天之本，气血生化之源，脾主运化，气血津液均为脾运化而成。肾为先天之本，肾藏精，主骨生髓，精血同源。脾与肾的关系主要体现在先后天相互资生方面。生理上，脾运化水谷之精，充盈于肾，并促肾精壮旺；而肾精中的肾阳，又温煦脾阳，以助脾之运化。病理上，二者也相互影响：肾阳亏虚，不能温煦脾阳，或脾虚日久，无力运化，累及肾阳，皆可引起脾肾两虚。

陈志雄教授认为，化疗药物可视为药毒，其一方面可"攻邪"，杀灭癌细胞，另一方面也"伤正"，可直接伤及骨髓精气，导致肾精亏耗，髓海空虚，伤及脾胃，使运化失职，气血生化无源，无力滋养肾精。基于上述病机，健脾益肾、填精补髓是陈志雄教授治疗化疗药物引起消化道反应和骨髓抑制的根本治法。对于出现精神萎靡、纳差乏力、形体消瘦、面色晦暗、畏寒肢冷、便溏、舌淡胖苔白、脉沉细等脾肾阳虚表现者，陈志雄教授喜以红参、黄芪、黄精、补骨脂四药共用，红参配黄芪以健脾益气，黄精配补骨脂以益肾填精。如有呃逆呕吐，则加用竹茹、柿蒂、法半夏、代赭石以降逆止呕；如畏寒明显，则重用补骨脂，加用巴戟天、菟丝子、

枸杞子、肉苁蓉等以加强温补肾阳；如有不寐，则加用酸枣仁、首乌藤、合欢花、五味子等以宁心安神；如出现颜面肢体浮肿、尿少便溏等阳虚水泛表现，则加用熟附子、干姜、白术、茯苓、白芍等以温阳利水消肿；如有面色黧黑、肌肤甲错、唇紫舌暗、瘀斑瘀点等血瘀表现，则加用三七、丹参、桃仁、莪术等以活血化瘀。

3. 注重情志调理及生活调理

中医有"百病皆生于气"之说，《素问·上古天真论》云："恬淡虚无，真气从之，精神内守，病安从来？"癌症患者通常精神压力大，神志变化会影响机体内环境，加重疾病的进展。对于化疗，肿瘤患者往往对其毒副反应有恐惧心理，加上身体的不适症状，形成身心相互影响的恶性循环。陈志雄教授在诊治患者的过程中，非常重视患者的心理调节，时常通过病例讲解引导患者树立信心，稳定情绪，使患者的精神压力大为减轻，此时配合药物治疗，多能起到最佳的效果。

同时，对于化疗患者，陈志雄教授也非常注重饮食和起居调理。在临床上，陈志雄教授常根据患者的不同体质给出个性化方案，指导患者根据寒热虚实、四季气候、地域环境等调节膳食结构，嘱咐患者养成良好的生活习惯，适时起居，保持个人卫生，预防并发感染。

4. 病案举例

病例一：刘×，女性，45岁，因确诊"乳腺浸润性导管癌"行手术切除并已接受化疗4次，毒副反应明显。首诊症见精神疲倦，面色晦暗，形体消瘦，肤色萎黄，纳差，小便清数，大便无力，时有便溏，舌质淡暗苔薄白，脉沉细弱。辨证为精气亏耗，脾肾两虚。治宜健脾益气，补肾温阳。处方：黄芪30g，黄精30g，红参15g（另炖兑服），补骨脂15g，白术15g，茯苓15g，炙甘草10g，鸡内金10g，佛手15g，郁金15g，香附

10g，白花蛇舌草 30g，半枝莲 30g，陈皮 10g，法半夏 10g，紫苏梗 10g。每日 1 剂，水煎服，复煎。

一周后复诊，患者精神好转，面色较前有光泽，胃纳改善，大便较前好转，便溏次数少，舌质偏暗苔薄白，脉沉细涩。患者症状较前改善，治疗有效，治法不变，用药稍做调整，处方：黄芪 30g，黄精 30g，红参 15g（另炖兑服），补骨脂 15g，干姜 10g，白术 15g，炙甘草 10g，巴戟天 15g，三七片 10g（先煎），丹参 20g，香附 10g，白花蛇舌草 30g，何首乌 20g，山慈菇 15g，陈皮 10g，法半夏 15g，厚朴 10g。每日 1 剂，水煎服，复煎。

二周后再诊，患者诸上症状消失，纳眠可，二便正常，舌质淡偏暗苔薄白，脉细，较前有力。效不更方，处方：黄芪 30g，红参 15g（另炖兑服），白术 15g，炙甘草 15g，干姜 10g，熟附子 10g（先煎），郁金 15g，巴戟天 20g，补骨脂 15g，白花蛇舌草 30g，半枝莲 30g，桃仁 15g，丹参 20g。此后患者在陈志雄教授门诊就诊近 8 个月，精神状态明显改善，化疗毒副反应基本得到控制。

病例二：孙×，男性，55 岁，因"右肺中叶肺癌并淋巴结转移"行右中下肺切除术，在接受第一次化疗后前来就诊。患者精神尚可，症见恶风，干咳无痰，偶有胸闷，无气促，纳眠可，二便可，舌质淡暗苔薄白，脉弦细，重按无力。辨证为热毒伤阴，气阴两虚。治宜益气养阴，润肺止咳。处方：黄芪 30g，红参 15g（另炖兑服），白术 15g，防风 10g，百合 15g，炙甘草 5g，北沙参 15g，灵芝 15g，白花蛇舌草 30g，黄药子 15g，紫菀 15g，百部 15g，陈皮 10g，丹参 20g，当归 10g。每日 1 剂，水煎服，复煎。

二周后复诊，患者已行第二次化疗，现精神欠佳，干咳无痰，纳差，恶心呕吐，口干多饮，失眠，二便尚可，舌质暗红苔少，脉弦细弱。此为热毒伤阴已累及中焦，致肺胃阴虚，治宜润肺养胃，降逆止呕。处方：北沙参 15g，麦冬 15g，百合 15g，百部 15g，紫菀 15g，甘草 10g，生地黄 20g，法半夏 15g，竹茹 10g，柿蒂 15g，黄芪 30g，鸡内金 10g，黄精 30g，酸枣仁 15g，夜交藤 30g。每日 1 剂，水煎服，复煎。

1 个月后复诊，患者已行第三次化疗，精神尚可，干咳无痰，乏力气短，无恶心呕吐，纳眠尚可，二便调，舌质淡暗苔少，脉沉细。辨证为肺脾两虚，气阴亏耗。治宜健脾润肺，益气养阴。处方：黄精 30g，黄芪 30g，红参 15g（另炖兑服），白术 15g，茯苓 15g，炙甘草 10g，麦冬 15g，北沙参 15g，百合 15g，紫菀 15g，仙鹤草 30g，枇杷叶 15g，五味子 10g，鸡内金 10g，神曲 10g，酸枣仁 15g。每日 1 剂，水煎服，复煎。此后患者坚持每月在陈志雄教授门诊治疗，并完成了 4 次化疗，临床症状得到明显改善。

陈志雄教授的治疗思路是将辨证与辨病、扶正与祛邪、药物治疗与情志调理有机地结合起来，衷中参西，遵循辨证论治又注重兼证，灵活变化，注重个体化治疗，注重提高患者的生存质量。其治疗化疗毒副反应的学术经验，值得在临床上加以推广应用。

（李树强）

陈志雄教授治疗骨髓增生异常综合征经验探析

陈志雄教授是全国著名的中医血液病专家，中医理论精深，临床经验丰富，应用中医药治疗难治性血液病疗效卓著，现就陈志雄教授治疗骨髓增生异常综合征（MDS）的经验介绍如下。

一　病因病机探析

现代医学认为，MDS 是一组起源于造血干细胞的高度异质性髓系肿瘤，以一系或多系血细胞病态造血和无效造血、难治性血细胞减少、高风险向急性髓系白血病（AML）转化为特征，临床主要表现为贫血、出血、感染，部分患者可出现肝、脾及淋巴结的肿大。本病 80% 以上的患者为老年人，诊断时的中位年龄为 70 ~ 75 岁。随着社会的老龄化，本病的发病率呈明显上升趋势。

陈志雄教授认为，依据临床表现，可将本病归于中医学"虚劳"或"髓毒劳"范畴。其病位主要在骨髓、血液，涉及肝、脾、肾三脏。病因为毒邪伤髓，精血不生。病性属于正虚邪实、虚实夹杂证。《黄帝内经》云"正气存内，邪不可干""邪之所凑，其气必虚"。陈志雄教授认为，MDS 的发病多因先天禀赋薄弱，体质不健，或后天失于调理，正气衰弱，或年老体衰，精气不足，终致机体正气亏虚。在机体正气亏虚的基础上，又复感邪毒致病。邪毒包括外来的六淫之毒、饮食之毒、药物之毒，以及机体内生的火热之毒、痰湿之毒、瘀血之毒等。毒邪入内，由血及髓，伤精败血，损及肝、脾、肾三脏，导致精气血阴阳不生，邪毒内蕴，遂成虚劳或髓毒劳之病。

由此可见，MDS是一种因虚致病，又因病致虚，正虚邪实、虚实夹杂的病证。在疾病的不同阶段或不同分型中，始终存在着正气与邪毒的消长变化，以及精气血阴阳的盛衰变化。具体来讲，疾病初期，正虚邪微，精血暗耗，邪毒不盛，患者表现为虚劳证候，以精气血阴阳亏虚为主，正如《医宗金鉴》所云："虚者，阴阳、气血、荣卫、精神、骨髓、津液不足是也。"此期多见于MDS伴单系发育异常（SLD）、多系发育异常（MLD）、环状铁粒幼红细胞增多（RS）和单纯5q⁻综合征；疾病中期，正虚邪实，邪气日进，正气渐耗，患者表现为髓毒劳证候，以精气血阴阳亏虚、邪毒内盛为主，此期多见于MDS伴原始细胞过多（EB型）；疾病后期，邪盛正微，毒邪炽盛，正不胜邪，患者表现为血癌证候，以热毒内炽、伤阴动血为主，此期见于MDS转化的AML（MDS-tAML），预后不良。

二　临证治疗探析

陈志雄教授认为，MDS兼有再生障碍性贫血之骨髓造血功能衰竭和急性髓系白血病之恶性克隆性疾病的特征，临床分型复杂，疾病异质性强，加上患者多为老年群体，体质虚弱，免疫力低下，有多种合并症和共病，因此其治疗应遵循"扶正祛邪"和《黄帝内经》"甚者独行，兼者并行"的原则，根据患者的年龄大小、体质强弱、临床分型、疾病危险分度、兼夹病症，结合患者临床虚劳、血证、积聚、发热和舌脉等证候表现综合考虑，予以个体化辨证施治，才能提高疗效。

具体临证治疗中，陈志雄教授将 MDS 的证型主要分为三型：①气血亏虚毒瘀型，症见面色苍白或萎黄，唇甲色淡，头晕目眩，少气懒言，神疲乏力，自汗，或见心悸，舌质淡，苔白，脉细无力。治以补气养血、解毒化瘀。拟方：黄芪，当归，党参，白术，熟地黄，补骨脂，枸杞子，陈皮，莪术，三七（先煎），石上柏，白花蛇舌草。②肝肾阴虚毒瘀型，症见面色苍白或萎黄，唇甲色淡，头晕目眩，倦怠乏力，心悸气短，胁下癥积，五心烦热，低热盗汗，腰酸膝软，少寐多梦，或皮肤紫癜，齿鼻衄血，月经量多，舌红略黯，苔微黄，或少苔，脉弦细或沉细略数。治以滋补肝肾，益气养血，解毒化瘀。拟方：生地黄，北沙参，麦冬，枸杞子，当归，熟地黄，知母，龟板（先煎），三七（先煎），莪术，石上柏，白花蛇舌草，茜草，黄芪。③脾肾阳虚毒瘀型，症见面色苍白或萎黄，唇甲色淡，头晕目眩，神疲乏力，胁下癥积，腰膝酸软，形寒肢冷，小便清长，大便稀薄，或男子遗精早泄，或女子月事推迟，舌淡胖，常伴齿痕，苔薄白或白滑，脉沉细无力。治以温补脾肾，益气养血，解毒化瘀。拟方：熟附子（先煎），干姜，肉桂（后下），红参（另炖兑服），白术，炙甘草，补骨脂，黄芪，当归，枸杞子，石上柏，白花蛇舌草，莪术，三七（先煎）。

　　临床辨证加减：若兼胃脘痞满，口腻纳差，舌苔厚浊，痰湿中阻，加用法半夏、陈皮、川厚朴、槟榔、茯苓等以健脾化湿祛痰；如瘀血内阻重，见面色晦暗或黧黑，肌肤甲错，胁下癥积，舌暗红或有瘀斑，脉涩等，多加用莪术、全蝎、鳖甲、三七等以活血化瘀、软坚散结；如热毒炽盛，见高热不退，骨节疼痛，衄血紫癜，舌红脉数等，多以水牛角、生地黄、牡丹皮、玄参、生石膏、黄芩、金银花等清热解毒、凉血止血。对于原始细胞过多型 MDS，多加用白花蛇舌草、石上柏、白英、山慈菇等以控制恶性克隆，阻止疾病恶化进展；中性粒细胞减少者，多加地榆、茜草、虎杖、鸡血藤等以升高粒细胞，预防感染；血小板低下者，多加巴戟天、黄精、墨旱莲、仙鹤草、茜草以升高血小板，预防出血。

三 临证验案举隅

患者林×，女，50岁。确诊MDS-RA 3个月，于2013年1月22日来诊。症见面色少华，头晕目眩，倦怠乏力，脚软，四肢欠温，健忘失眠，舌淡苔薄，脉细。

辨病：虚劳。

辨证：脾肾两虚，气血亏虚。

治法：温补脾肾，益气养血。

处方：熟附子10g（先煎），独活15g，桑寄生15g，秦艽15g，细辛3g，杜仲15g，桂枝10g，党参15g，茯苓15g，当归10g，熟地黄30g，川芎15g，白芍15g，何首乌15g，川牛膝15g，炙甘草10g。14剂，每日1剂，水煎服。

二诊：症见倦怠乏力好转，脚软改善，面色少华，头晕，腰酸，健忘失眠，皮肤有出血点，舌淡苔薄，脉细。

处方：独活15g，桑寄生15g，秦艽15g，杜仲15g，桂枝10g，党参15g，茯苓15g，当归10g，熟地黄30g，川芎15g，白芍15g，何首乌15g，川牛膝15g，墨旱莲15g，白茅根15g，三七10g（先煎），炙甘草10g。14剂，每日1剂，水煎服。

三诊：症见面色少华，头晕，腰酸，健忘失眠，夜间汗出，皮肤有出血点，大便稍硬，舌淡苔薄黄，脉细数。

处方：桑寄生15g，杜仲15g，党参15g，茯苓15g，当归10g，熟地黄30g，川芎15g，白芍15g，何首乌15g，墨旱莲15g，女贞子15g，枸杞子 15g，地骨皮 15g，川牛膝 15g，白茅根 15g，三七 10g（先煎），肉苁蓉 30g，炙甘草 10g。14 剂，每日 1 剂，水煎服。

四诊：症见面色少华，头晕乏力，活动后心慌，腰酸，健忘失眠，夜间汗出，皮肤有出血点，大便稍硬，舌淡苔薄，脉细数。

处方：炙黄芪 30g，太子参 30g，桑寄生 15g，杜仲 15g，川续断 15g，党参 15g，茯苓 15g，当归 10g，熟地黄 30g，川芎 15g，白芍 15g，何首乌 15g，墨旱莲 15g，女贞子 15g，枸杞子 15g，阿胶 10g（烊化），地骨皮 15g，仙鹤草 30g，白茅根 15g，三七 10g（先煎），肉苁蓉 30g，炙甘草 10g。14 剂，每日 1 剂，水煎服。

五诊：症见面色少华、头晕乏力、活动后心慌好转，无腰酸，健忘，眠安，夜间已无汗出，皮肤出血点消退，大便正常，舌淡苔薄，脉细。

处方：炙黄芪 30g，太子参 30g，桑寄生 15g，川续断 15g，党参 15g，茯苓 15g，当归 10g，熟地黄 30g，川芎 15g，白芍 15g，何首乌 15g，墨旱莲 15g，女贞子 15g，枸杞子 15g，阿胶 10g（烊化），仙鹤草 30g，肉苁蓉 15g，炙甘草 10g。28 剂，每日 1 剂，水煎服。

继续治疗近半年，患者面色红润，精神好转，体力逐渐恢复，眠安，皮肤无出血点，大小便如常，舌淡红苔薄白，脉弦细。

按语：依据相对低危 MDS 患者骨髓造血功能多低下或衰竭、难治性血细胞减少、骨髓恶性克隆增殖不甚突出等临床特点，可将相对低危 MDS 辨病归于"虚劳"范畴。《医门法律》云："虚劳之证，金匮叙于血痹之下，可见劳则必劳其精血也。"肝虚则阴血匮乏，脾虚则气血不足，肾虚则精血亏损。肝脾肾三脏交亏、阴血不足、邪毒不盛是相对低危 MDS 的基本病机。基于上述认识，陈志雄教授对该病例采用补益脾肾、益气养血的治疗方法。初诊时患者脾肾阳虚、气血亏弱，表现为一派阳气虚寒之象，故治以补益脾肾、温阳益气养血之法；经过治疗，患者表现为肝肾不足、阴虚内热、血亏气弱之证，陈志雄教授随证变法，采用补益肝肾、益气养血兼退虚热之治法；后期患者阳虚和阴虚均不明显，采用平补阴阳、益气养血之治法，终获良效。陈志雄教授强调，对于 MDS 应详细辨证，坚持较长时间的治疗，特别在最初的 3 个月内不能获效时，切不可频繁更方，而一旦有效，应效不更方，主方和主药不要轻易变动，坚持治疗，才能达到理想效果。

（代喜平）

陈志雄教授治疗特发性血小板减少性紫癜的中药用药规律研究

陈志雄教授长期致力于中医血证研究，经过数十年的临床实践，对特发性血小板减少性紫癜（ITP，又称原发免疫性血小板减少症）的中医诊治积累了丰富的临床经验。笔者应用中医传承辅助平台（V2.5）对陈志雄教授治疗 ITP 的病例处方进行了回顾性研究，以探寻其组方用药规律，总结其治疗 ITP 的核心思路和用药特点。

一 资料与方法

（一）研究方法

应用中医传承辅助平台（V2.5），以其整合嵌套的数据挖掘技术，客观分析陈志雄教授治疗 ITP 的中药用药规律。

（二）研究资料

研究对象为陈志雄教授于 2013 年 1 月 1 日至 2016 年 12 月 31 日在广州中医药大学第一附属医院名医门诊诊治的 ITP 病例。

1. 诊断标准

参照《成人原发免疫性血小板减少症诊断与治疗中国专家共识（2016 年版）》[1]。

特发性血小板减少性紫癜的诊断是临床排除性诊断。其诊断要点如下：①至少2次血常规检查提示血小板计数减少，血细胞形态未见异常；②脾脏一般不增大；③骨髓检查巨核细胞数增多或正常，有成熟障碍；④须排除其他继发性血小板减少症，如自身免疫性疾病、甲状腺疾病、淋巴系统增殖性疾病、骨髓增生异常（再生障碍性贫血和骨髓增生异常综合征）、恶性血液病、慢性肝病、脾功能亢进、常见变异型免疫缺陷病（CVID），以及感染等所致的继发性血小板减少、血小板消耗性减少、药物诱导的血小板减少、同种免疫性血小板减少、妊娠血小板减少、假性血小板减少、先天性血小板减少等。

2. 纳入标准

符合上述诊断标准的病例，且陈志雄教授予中药汤剂治疗，治疗后复诊或随访提示病情稳定或好转者。

3. 排除标准

不符合上述诊断标准的病例，或陈志雄教授未予中药汤剂治疗者，或失访病例，或合并有其他严重疾病者，或孕产妇。

（三）数据库建立

收集符合要求的中药处方，由专人将中药处方逐一录入中医传承辅助平台软件（V2.5）。

（四）数据库复核

为确保所录入的中药处方信息无误，由另一专人负责复核，如发现有误，应修改为与陈志雄教授的真实处方相一致。

（五）统计分析

应用中医传承辅助平台软件整合嵌套的统计报表系统和方剂数据分析系统进行统计分析。

二　统计结果

共收集到 ITP 病例处方数 767 例次，涉及 103 名患者。

（一）药物频次分析

1. 单味药物频次分析

运用频数分析法得出处方所用药物种数、所用药物频数及频数从高到低的药物排序。共涉及 227 味中药，限于篇幅，仅列出高频率出现的前 30 味中药，见表 8。

表 8　高频率出现的前 30 味中药

排序	中药	频数
1	巴戟天	678
2	生地黄	575
3	水牛角	389
4	牡丹皮	353
5	知母	304
6	白术	303
7	党参	302
8	茯苓	283

排序	中药	频数
9	甘草	275
10	仙鹤草	259
11	苍耳子	254
12	赤芍	251
13	佛手	247
14	蝉蜕	247
15	茜草	238
16	防风	231
17	制何首乌	213
18	黄芪	203
19	熟地黄	182
20	炙甘草	160
21	菟丝子	137
22	黄芩	110
23	玄参	107
24	麦冬	104
25	薏苡仁	99
26	女贞子	98
27	白扁豆	93
28	陈皮	91
29	柴胡	82
30	山药	80

2．药物四气分析

运用频数分析法得出使用寒、凉、温、热、平不同药性药物的频数高低，见表9。

表9 药物四气频数

排序	四气	频数
1	温	3788
2	寒	2477
3	平	2260
4	凉	1658
5	热	58

3．药物五味分析

运用频数分析法得出使用酸、涩、苦、甘、淡、辛、咸不同药味药物的频数高低，见表10。

表10 药物五味频数

排序	五味	频数
1	甘	6283
2	苦	5243
3	辛	3023
4	涩	741
5	酸	645
6	淡	434
7	咸	264

4．药物归经分析

运用频数分析法得出使用不同归经药物的频数高低，见表11。

表 11　药物归经频数

排序	归经	频数
1	肝经	5742
2	肺经	4278
3	肾经	3990
4	脾经	3702
5	心经	3100
6	胃经	2810
7	大肠经	553
8	膀胱经	489
9	胆经	368
10	小肠经	273
11	心包经	30
12	三焦经	17

陈志雄中医临床与传承

（二）证型分布分析

运用频数分析法得出处方不同证型的频数高低，限于篇幅，仅列出高频率出现的前 8 个证型，见表 12。

表 12　证型频数

排序	证型	频数
1	阴虚血热证	165
2	气阴不足证	144
3	脾虚证	106
4	脾虚湿蕴证	81
5	脾肾不足证	58

续上表

排序	证型	频数
6	风邪外袭证	46
7	气血不足证	24
8	湿热内蕴证	24

（三）组方规律分析

固有组方规律分析是基于关联规则 apriori 算法进行分析的，设定支持度≥25%和置信度≥0.95 的条件下，得出高频药物组合（药对）以及相应的具体频数（置信度），并以网络图直观展示高频药物组合（药对）之间的联系，从而揭示组方配伍规律。

1. 用药模式

在支持度≥25%的条件下，得出总体高频药物组合共 44 个，限于篇幅，仅列出高频率出现的前 10 个药物组合，见表 13。

表 13 高频率出现的前 10 个药物组合

排序	药物组合	频数
1	巴戟天，生地黄	525
2	水牛角，生地黄	379
3	巴戟天，水牛角	356
4	生地黄，牡丹皮	350
5	巴戟天，水牛角，生地黄	347
6	巴戟天，牡丹皮	326
7	巴戟天，生地黄，牡丹皮	323
8	水牛角，牡丹皮	292

续上表

排序	药物组合	频数
9	水牛角，生地黄，牡丹皮	289
10	巴戟天，白术	288

注：支持度≥25%。

2. 规则分析

在支持度≥25%、置信度≥0.95的条件下，得出总体药物规则共18个，限于篇幅，仅列出置信度最高的前10个药物规则，见表14。

表14 置信度最高的前10个药物规则

排序	药物规则	置信度
1	赤芍，牡丹皮→生地黄	0.995 122
2	水牛角，赤芍，牡丹皮→生地黄	0.994 792
3	牡丹皮→生地黄	0.991 501
4	巴戟天，牡丹皮→生地黄	0.990 798
5	水牛角，牡丹皮→生地黄	0.989 726
6	巴戟天，水牛角，牡丹皮→生地黄	0.988 848
7	茜草→巴戟天	0.987 395
8	水牛角，赤芍→生地黄	0.986 175
9	水牛角，知母→生地黄	0.985 075
10	巴戟天，水牛角→生地黄	0.974 719

注：支持度≥25%，置信度≥0.95。

3. 组合网络

在支持度≥25%的条件下，核心组方包含18味高频药物，其组合网络见图2。

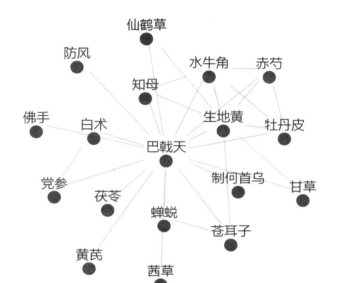

图2　高频药物组合网络（支持度≥25%）

三　结论与讨论

核心组方的18味高频药物可分解为5组。

（1）补肾药：巴戟天。

（2）凉血散瘀止血药：水牛角、生地黄、赤芍、牡丹皮、知母、仙鹤草、茜草。

（3）健脾理气药：党参、白术、茯苓、甘草、佛手。

（4）祛风散邪达表药：苍耳子、蝉蜕、防风。

（5）补益气血药：黄芪、制何首乌。

其中凉血散瘀止血药队伍中包含了犀角地黄汤，健脾理气药队伍中包含了四君子汤。

核心组方的各组药物的相应作用：补肾药补益先天之本，健脾药补益后天之本，理气药帮助运化以防止寒凉滋腻药物碍胃，补气药益气固表摄血，补血药补益收复离经之血，凉血散瘀止血药针对紫斑之标，祛风散邪达表药既积极抗邪以稳定病情又引药走表以利于治标。

核心组方考虑周全，可同时兼顾标本寒热表里，反映了陈志雄教授治疗 ITP 的核心用药思路。

治疗 ITP 应用凉血散瘀止血药、健脾益气摄血药符合临床主流用药思路[2]，相比而言，陈志雄教授用药思路的独特之处在于对补肾药物以及祛风散邪达表药物的应用，其用药思路具有辨病辨证结合、中西合参选药的特点。

陈志雄教授治疗 ITP 重视补肾。肾为先天之本，藏五脏六腑之精，精能生髓，精髓可以化而为血[3-4]。"血即精之属也，但精藏于肾，所蕴不多，而血富于冲，所至皆是"（《景岳全书·血证》），"夫血者，水谷之精微，得命门真火蒸化"（《读医随笔·气血精神论》）。故有血之源头在肾之说，有鉴于此，陈志雄教授治疗 ITP 常规应用补肾药物，以补肾益精生髓，助血小板新生。补肾药物首选巴戟天，巴戟天甘辛微温，质润不燥，主入肾、肝经，可补肾阳、益精血，陈志雄教授经验常用量为 30g。

中医自古以来重视辨证用药，辨证论治是中医的一大特点，陈志雄教授治疗 ITP 用药亦是以辨证论治为基础的。然而随着医学的发展，现代中医对疾病的认识逐步深入，对疾病的表征与本因有时候需要分别分析。以 ITP 为例，从患者外在的表征看，传统辨证多为阴虚血热或脾虚不摄，主流治疗思路则对应为凉血散瘀止血或健脾益气摄血，然而治疗效果未必理想，这个时候需要更深入地去思考该病的本因，既然现代医学已提示 ITP 与血小板的生成不足或破坏过多有关，而中医认为肾为先天之本，肾藏精，精能生髓，精髓可以化血，因此为了促进血小板的生成应考虑补肾之法。故陈志雄教授治疗 ITP 时，尽管辨证多为阴虚血热、气阴不足、脾虚湿蕴等，但几乎均合用巴戟天以补肾益精、生髓化血，从而促进血小板之生成，本研究中使用频数最高的药物就是巴戟天，在总体处方 767 例中达678 次，即超过 88% 的诊次均选用了巴戟天。已有动物实验研究表明，巴戟天水提液能提高血虚型小鼠的造血机能并提高其免疫力[5]，另外，巴戟天对骨髓抑制小鼠模型的骨髓干细胞起积极调控作用[6]。而细胞实验研究表明，巴戟天能促进造血干/祖细胞增殖，并且能诱导定向分化，具有类似生长因子和协同生长因子的作用[7]。已知骨髓间充质干细胞具有支持造血的作用，研究表明巴戟天亦能促进骨髓间充质干细胞增殖，可能与其促进细胞白血病抑制因子（LIF）、GM-CSF mRNA 及 LIF 蛋白表达有关[8]。对于 ITP 的大多数患者，凉血散瘀止血药或健脾益气摄血药可视为辨证用药，补肾药巴戟天可视为辨病固定用药。陈志雄教授数十年的临床经验表明，辨证用药与辨病用药相结合临床疗效更理想。

陈志雄教授治疗 ITP 重视祛风散邪达表，常用苍耳子 10g、蝉蜕 10g、防风 10g。苍耳子、蝉蜕、防风属于解表药，通常认为解表药用于外感表证，实际上这一类药物不仅仅用于外感表证。这些药物以祛风作用见长，临床上具有风性特点的病证，如表现为变化无常、忽隐忽现、游走不定、遇风加重的，均可考虑应用，而 ITP 患者之紫斑即有此特点。陈志雄教授临床观察发现，ITP 患者一旦发生外感，则会病情加重，因此有必要积极祛风抗邪以稳定病情[9]。

陈志雄教授的经验用药常选苍耳子、蝉蜕、防风，有中西合参之用意。从中医角度分析，ITP 患者之紫斑具有风性特点，表现为忽隐忽现、遇风（外感）加重，这些药具有祛风散邪达表的作用，用之可积极祛风抗邪以稳定病情。从西医角度分析，ITP 与自身免疫异常有关[10]，现代医学采用免疫抑制剂治疗，而中药里面可能起调节免疫作用的药物首选祛风解表药[11-12]，现代药理研究也表明，防风[13]、苍耳子[14]均具有抗炎作用，蝉蜕[15]具有免疫抑制和抗过敏作用，ITP患者选用这些药物可发挥调节自身免疫的作用，有利于控制血小板的减少。因此，无论是传统中药理论还是现代药理研究，均支持应用这些祛风散邪达表药。陈志雄教授数十年的临床经验提示我们，在辨证论治的基础上，一些中药的选用考虑中西合参，或能更精确到位，取得更好的临床疗效。

（郭珊珊　于天启，指导老师：陈志雄）

参考文献

［1］中华医学会血液学分会止血与血栓学组. 成人原发免疫性血小板减少症诊断与治疗中国专家共识（2016年版）［J］. 中华血液学杂志，2016，37（2）：89-93.

［2］苏懿，马明远. 当代医家中医药治疗特发性血小板减少性紫癜的规律探讨［J］. 北方药学，2016，13（6）：148-150.

［3］郑在根，郑洪新. 肾主血的理论探讨［J］. 中华中医药杂志，2014（11）：3553-3554.

［4］张继阳，吕静. 肾与血关系的理论探讨［J］. 中医临床研究，2015，7（18）：10-11.

［5］周建辉，阮耀，李克卉，等. 巴戟天水提液对血虚型小鼠造血功能的影响［J］. 国医论坛，2012，27（6）：47-48.

［6］路艳. 补肾法对骨髓抑制模型骨髓干细胞的调控机理研究［D］. 广州：广州中医药大学，2012.

［7］尹永英. 巴戟天对脐血CD34$^+$细胞体外扩增的影响［J］. 现代预防医学，2006，33（8）：1351-1352.

［8］黄进. 补肾益精法对骨髓间充质干细胞增殖的影响及机理研究［D］. 广州：广州中医药大学，2010.

［9］曾英坚，于天启，陈志雄. 陈志雄教授运用祛风法治疗难治性血小板减少性紫癜经验介绍［J］. 新中医，2008，40（4）：11.

［10］KISTANGURI G，MCCRAE K R. Immune Thrombocytopenia［J］. Hematol Oncol Clin North Am，2013，27（3）：495-520.

[11] 冯劲立，马霄行，周崇俊，等. 三种解表方法对小鼠免疫功能影响的实验研究[J].
世界中西医结合杂志，2007，2（5）：268-270.

[12] 江南，张强，张天雨，等. 中药祛风湿作用的本质是抑制自身免疫[J]. 云南中医
学院学报，2015，38（1）：48-51.

[13] 冯文林，伍海涛. 防风治疗肠道疾病的作用机制研究[J]. 时珍国医国药，2016，27
（2）：425-426.

[14] 李蒙，沈佳瑜，李昕弦，等. 苍耳子炮制前后的抗炎、镇痛作用比较[J]. 中国医
院药学杂志，2017，37（3）：232-234.

[15] 张驰，杨届. 蝉蜕的药理作用及临床应用研究进展[J]. 湖南中医杂志，2014，30
（11）：194-195.

跟陈志雄教授学习心得

从 2000 年硕士研究生入学算起，迄今跟随导师陈志雄教授学习中医血液病的临床诊疗工作已经 20 多年了。无论是做人、为医还是治学，陈志雄教授始终是我人生的典范和标杆，是我至今在临床工作中潜心治病救人的动力。

一　厚德载物

时代的发展使患者对医院服务水平和医疗质量的期望值越来越高，要求医生具有精湛的医疗技术和高尚的医德。唐代医家孙思邈所著的《大医精诚》对从医者的要求是："博极医源，精勤不倦……先发大慈恻隐之心，誓愿普救含灵之苦……省病诊疾，至意深心……不得炫己毁人，谋取财物。"然而，现实中这样的医生不多，能几十年如一日按《大医精诚》所说从医者少之又少，但我的导师，广州中医药大学第一附属医院的陈志雄教授就是这样的一个人。陈志雄教授自 1982 年从广州中医学院毕业后就长期从事血液病的中西医结合临床工作，为广东省岭南地区血液系统疾病的中医辨证论治系统工程做了大量卓有成效的工作，主持参与省部级科研课题 12 项，获得省部级科技奖 4 次，被授予"中国中西医结合优秀中青年科技工作者"称号，是我国中西医结合治疗血液病的知名专家，2001 年获国务院政府特殊津贴，2003 年入选全国优秀中医临床人才研修项目培养对象。先后主编和参与编写《实用中西医结合血液病学》《中医内科学（硕士研究生版）》《常见血液病中医诊疗范例》《现代中医临证经验辑粹——血液系统疾病》等书，研发了治疗急性白血病的清毒饮片、养正片，治疗中医血证的紫地合剂口服液，治疗特发性血小板减少性紫癜的紫癜灵片等系列中医特色中药制剂，其中紫地合剂的开发和应用获国家教委科技进步三等奖。

《此事难知》中有一句话："盖医之为道，所以续斯人之命，而与天地生生之德不可一朝泯也。"是说医生的天职是延续生命和健康的，有为万物请命的职责。陈志雄教授也常对我们学生说："没有人天生就具有高尚的品德，它是要在生命过程中不断去追求而获得的。"因为有了这种人生信念和追求，从医40多年来，他凭着精湛的医术挽回了一个个生命垂危的患者，延长了一个个西医医院已放弃治疗的血液肿瘤患者的生命，延续了希望。他用高尚的医德、细心的服务感动了广大患者及家属，每次开出药方后，他都要仔细交代怎么煎药、特殊药物的煎煮方法、注意服药后的反应及特殊药物的加减等事项，耐心而且周到。他视患者如亲人，不分高低贵贱，都一视同仁。不论白天黑夜，他想的总是患者，甚至患者父母或子女做不到的他都能做到，无须赞誉而赞誉无数。

这些年来，无论工作多繁忙，但凡有患者求诊，陈志雄教授都从不推托，他总是耐心听取患者诉说，认真诊察舌脉，不会表现出一丝不耐烦，即便是走上领导岗位后亦是如此。他常常说："做医生要凭良心啊！"他以"精诚"为座右铭，以"厚德"贯于行动，润万物而无声，让每一位学生沐浴其中，从中感受到医德之辉，在潜移默化中提升着从医为人的心境。

中医不是主流医学，生存环境堪忧。中医的继承与发展的关键在于传授者，传授者的学识、态度、责任心及传授方法至关重要。陈志雄教授认为中医真正的传承应该走"从学校教育到师徒学习，再从师徒学习到广泛交流总结，再回归学校"的途径，这样更有利于中医的发展创新。师徒关系讲究尊师重教，只有敬重师父，跟师随诊抄方才能学到师父的真本事，才能真正学到精髓，然后再回到科学研究方法上进行总结归纳，找出规律，这样才利于传承。

陈志雄教授每年培养 1～2 名硕士研究生和博士研究生，至今已经桃李满天下，但他逢年过节仍定期去看望自己的导师，实为我们的表率。陈志雄教授对每位学生的学习、生活起居都非常关心，他常说："我既然做了别人的导师，就要对学生负责任，不然就不要招了，……一年招十多个学生，学生是谁都认不出，更别说负责任了。"对学生发表的论文他都要反复细看 1～2 遍，对用词错误、语意不通及研究思路问题都仔细标出，甚至标点符号的错误都会找出来，态度认真严谨，是学生心目中的好老师、好师父。

二　血液病辨证论治经验

40 多年来，陈志雄教授诊治的血液病患者不计其数，尤以再生障碍性贫血、特发性血小板减少性紫癜、骨髓增生异常综合征及血液肿瘤化疗后的中医治疗为多。早期他诊治疾病皆遵循标准的辨证论治原则，其处方中规中矩，讲究理法方药的统一，所开方药皆有出处；后来他在辨病的前提下，采用辨证辨"经方"的方法，更多地从"方证合一"的角度论治，多获良效。

（一）特发性血小板减少性紫癜的辨治经验

1. 斑辨部位、色辨阴阳

陈志雄教授认为，肺主一身之皮毛，心主身之血脉，脾主身之肌肉，肝藏血，久病入肾、入络，机体各部均为十二经所过，因此紫斑与五脏、经络循行分布密切相关，在脏多责之肝、脾、肾，在经则须视其部位而定，故辨斑出的部位对临床具有指导意义。

紫斑出于下肢者，无论新久、虚实均可见。久病体虚者，紫斑多见于下肢内侧，散在分布，斑色暗淡，斑点大如稻米；新病实证者，紫斑多于下肢内外侧并见，以外侧为主，斑色鲜红，如针尖、粟米大小，密集分布。下肢外侧为足三阳经所循行，太阳膀胱经为人体之藩篱、卫外之屏障，阳明胃经为后天之本、多气多血之经，少阳胆经为阴阳转变之枢户，故外邪致病、新起者多致此三阳经之气血燔灼、血络受损、血出脉外，此时正气可抗邪，病轻浅易治；下肢内侧为足三阴经所循行，病邪多伤阴分，入脏损及气血阴精，病多反复。如紫斑单见于下肢，则病尚有转阳之机，属可治之列。足三阴经从足走腹，若紫斑初起于足部而渐至腹部者，则为病进，反之则为病退。紫斑成块散见于四肢皮肤松散处，色暗淡、黑者，多为素体气血亏虚、脉络失于固摄所致。若紫斑初起即见于胸腹，色淡红，时隐时现，乃病在脏且多有痰、瘀、湿邪深伏，机体无力抗邪外出；若病初起时胸腹及四肢均见紫斑，且密集如云、色暗无泽，则病属危重，有内陷之凶险。若斑出上下肢，轻碰即现，或成血肿，色暗红者，多为禀赋不足，脉道不坚。身体壮实者，斑常见于双下肢小腿外侧，色红或紫，可有触痛或热感。身体虚弱者，斑多出胸腹，色淡且不互相融合，斑平塌陷。需要注意的是，特发性血小板减少性紫癜罕有紫斑见于头面者，若首发即现头面，当明辨是否为温热病之斑疹，温热病之斑疹多伴有高热、烦躁不安、神昏谵语、颈项强直、脉来急数或沉细难寻等凶候，可作鉴别。

对于发斑，陈志雄教授认为应遵从古代医家看法，临证有"阴斑""阳斑"之分，细辨斑色阴阳、善恶，可判断病情的缓急、虚实、顺逆，而知疾病预后，早做防治。

阳斑以青少年多见，常因外感热病、热入营血、迫血外溢而发，望之斑点成片，或红或紫，斑有光泽，无晦暗之色，平铺于皮下或稍高出皮肤。阳斑之中，凡发斑稀少，色红而润泽，斑起先由胸腹、后及四肢，同时伴热退神清者为顺，是正气未衰，能祛邪外出，为病轻；若发斑稠密，色深红紫黑，隐含晦暗之色，斑发先由四肢、后及胸腹，壮热神昏，则为逆证，是正不胜邪、邪毒内陷之危重症。阴斑是因内伤血热、血脉瘀滞或气虚不能摄血而发，斑点大小不一，色淡红或紫暗，隐隐稀少，发无定处，出没无常，但不见于头面、背部，常反反复复，兼见诸虚症状。

以斑之色泽而言，又有善恶之分。色明润含蓄者为善，色晦暗暴露者为恶。善色表示脏腑并未大伤，神气仍旺，预后多良好；恶色常说明五脏重伤，精气大亏而神衰，预后多不良。斑色鲜红润者，多是病初起正气旺，邪尚在肌表，易治；斑紫黑色光亮者，多为热病、急症，但其人气血尚充，正气有抗邪之力；斑色暗黑隐隐，周边见赤红者，说明邪伏于血分，尚可透邪而出；斑黑色暗淡少光泽者，为邪毒内侵，预后欠佳。然而，善色与恶色并非一成不变，随着疾病的发展和治疗措施的实施，它们是可以相互转变的，通过病色的变化可以判断病情的趋势。由善色转恶色，说明病情加重；由恶色转善色，则说明病有转愈之机。

2. 重视"火""气""瘀"，认为久病多夹"湿"、夹"风"

陈志雄教授认为，凡血证，病因病机首重张景岳"动者多由火，火盛则迫血妄行；损者多由气，气伤则血无以存"之说，特发性血小板减少性紫癜的辨治亦离不开"火"与"气"。在疾病过程中，无论新病久病，均有火的因素存在。火有实火、虚火之分。火邪致病除生风动血外，最易耗气伤阴，治疗中要明辨有无气伤，于凉血泻火中要有所兼顾。虚火多因久病后，气血阴精亏损，因虚生火，此时治疗以补虚为主，降火次之。气伤则血脉失于固摄、推动，且血无以生，进一步导致阴血亏虚，诸脏失养，所以临证有气虚不摄、阴虚内热的不同。然气伤的原因较多，如火热之邪可耗气，寒湿之邪可伤阳气，痰瘀之邪可致气阻，更有诸脏受损而致气虚者，气不足则阴不生，并损及阳，所以治疗紫癜亦有"阳中求阴、阴中求阳"之说。而血出之处即是血瘀之所，脉道不通，血循不畅，更易成瘀，使新血不生。因此，"瘀"与"火"一样，贯穿整个疾病过程，并且相互有助长之势，如火热蒸腾而水道不通，则脉管约束必然无力而血外泄，所以用祛瘀散血之法亦寓治火之意。

临床上多数患者都是反复求医诊治，病情缠绵难愈，属难治性血小板减少性紫癜。此时失治、误治及药毒损害已致患者体质虚弱，气血精亏，病邪深伏，正气无力鼓邪外出。陈志雄教授认为，此时从"风"、从"湿"论治常能收到良效。风邪为诸病之长，最易侵袭人体，从肌腠、口鼻而入，患者常因虚感邪，病邪郁伏于内，遇相加之风邪而发，风邪既是致病因素，也是疾病加重的诱因。如风与火相加，则更易燥化津液精血，使病情发展迅速而呈危急重症；若风与痰相加，则风痰阻络，气血不畅；若风与湿为患，除有气血交阻外，还会使肌肤失于濡养而不仁。再者，患者气血阴阳亏虚，诸虚亦可生风，如阴虚致风、血虚生风、气虚风动等，均可从风论治，用透风之法使脉道通畅，血有所归，则紫斑自会消散。多数患者经过激素治疗后，常见水钠潴留之浮肿、痤疮、失眠、多梦、烦躁易怒等副反应，如同痰湿内聚，随气上下，潴留肌肤，郁而发为湿热之证候，久则成湿热阴虚之证，缠绵难治。用免疫抑制剂如环胞素 A、长春新碱者，多见消化道损害等副反应，如恶心、呕吐、厌食，乃脾胃损伤，失于健运，湿浊内生，致使中焦气机升降失常。因此，药物治疗常易导致虚实夹杂的证候，而且利湿易伤阴，养阴易生湿，故用药每见矛盾，病程缠绵反复，治疗上唯健脾、养阴、化湿兼顾才能较好地改善临床症状。

3. 辨循卫气营血之势、明脏腑阴阳之偏颇

陈志雄教授认为，紫癜虽没有明显的温病症状，如壮热、神昏、口渴引饮、咽痛身痛等，但仍可循用卫气营血辨证进行论治，其与温病之病因病机及所病脏腑均有相似之处。叶天士谓："大言看法，卫之后，方言气，营之后，方言血。"本意是阐明病邪由表入里或伏邪由里出表的四个深浅不同层次，借此辨病邪之所在而确立治法和遣方用药，临证理应活看。

急性初起者多由温热之邪侵袭人体，卫气与温邪抗争于肌表，其病位多在肺卫、肌肤，常表现为发热、咽痛，或周身不适，口干，皮肤可见鲜红色斑点如针尖样，密集或散在分布于下肢内外侧，无瘙痒，不高出皮肤，舌质红，苔薄黄，脉浮数或滑数。治当疏风散邪、清热活血，方剂常用银翘散加水牛角、牡丹皮。如出现便秘、腹满腹胀等症，是热结阳明，可依叶天士"虽有脘中痞闷，宜从开泄，宣通气滞，以达归于肺，如近俗之杏、蔻、橘、桔等"之说，但仍需要辨别是否有湿热内结于中，可验之于舌，或黄甚，或如沉香色，或灰黄，可用下法，药用大黄、玄明粉等。急性期如表现为发热、汗出、口干引饮、心烦失眠、四肢胸腹密集暗红斑点、大便秘结或黑便、小便赤数、舌红绛、苔黄燥、脉洪实者，则为病进达气分，病在脾胃，有动营血之虞，病为实热证，治以清热泻火、凉血止血之法，可用犀角地黄汤、十灰散加减，佐甘寒清透之品如生石膏、淡竹叶等。

急性期失治、久治之后，病转慢性，余邪郁内，扰动营阴而见斑点隐隐、身或不热、疲乏的营分证候。陈志雄教授认为，紫癜之营分证较温病之营分证为轻，多无心神被扰、邪陷心包之危候，且热性症状表现不明显，但该病最大的特点就是余邪陷于营阴，营血日耗，正邪交结，病理重点在营阴，营阴是治疗转机的枢纽。该期的虚损证候多责之肝肾阴虚、脾

气不足，临床表现为紫斑反反复复，时隐时现，口微干，时有失眠多梦，纳呆，便溏不调，舌淡或红嫩，苔薄或少，脉细数或沉细。治以养阴益气凉血、疏风透邪之法，方用清营汤加减。就该病而言，经积极治疗后血分证候较少出现。如出现烦躁神昏、谵语、紫斑成片，伴齿衄、鼻衄或便下鲜血者，则为病入血分或脾气极虚、血失固摄的危重证候，多是颅内出血或内脏大出血，当以现代医学方法救治为主，如输注血小板、静脉滴注丙种球蛋白等，预后极差。

论治过程中，祛瘀凉血法可作为辨病治疗的方法，用于血小板减少性紫癜的各个分型，不必拘泥于卫气营血的治则，早期、足量应用凉血散瘀之剂，先安未受邪之地，可以扭转病势，阻截病邪深入。

4. 选药轻灵，结合辨病，善用风药

在治疗用药方面，陈志雄教授主张"治上焦如羽，非轻不举；治中焦如衡，非平不安；治下焦如权，非重不沉"之说。因该病不若温热病，其病位较浅，病情较轻，邪入未深，初当以轻灵清透之剂为主，如银翘散、桑菊饮、清络饮等；如病达气分，用药当以甘寒泻热为主，如玉女煎、化斑汤、犀角地黄汤等；病在营阴者则用药不宜轻清，也不宜重浊，过轻则难达病所，过重则易冰伏其邪，均不能愈病，故宜不轻不重，药用甘润清凉之剂，补偏救弊，调气阴之虚损，救肝脾肾之偏颇，如清营汤、茜根散、二至丸等可养阴清热止血，归脾汤可健脾益气、固摄止血；如病至真阴亏虚、邪陷心包，则可按血分辨治，宜用质重味厚之品，如青蒿鳖甲汤、三甲复脉汤等。但用药时亦要避免过于苦寒、滋腻，可适当随证佐以温运、行气、活血、透邪之品，使脾胃调和，化生有源，则气血阴阳更易调和，出血自愈。

结合该病的中西医病机，陈志雄教授认为风药具有透邪外出、行气血、振奋脾胃之气的作用，并具有较好的抗免疫、抗变态反应作用，且该

病为免疫性疾病，故临床配伍运用风药常能与主药起相辅相成作用。但是在选用风药的时候，应选辛润之剂，如薄荷、防风、蝉蜕、地肤子、蔓荆子、金银花、连翘、苍耳子等，以防辛散之品动血伤阴。如防风，《日华子本草》谓其能"通利五脏关脉，治五劳七伤"，具有抗炎、抗变态反应作用，能增强巨噬细胞的吞噬功能；苍耳子能抑制体液免疫，降低白介素-2 活性和白介素-2 受体阳性细胞数；蝉蜕能抑制单核巨噬细胞系统吞噬功能，诱生干扰素，抗变态反应；地肤子，《名医别录》谓其能"去皮肤中热气……使人润泽"，《滇南本草》云其能"洗皮肤之风"，《神农本草经》谓其能"补中、益精气"，现代研究认为地肤子能抑制单核巨噬细胞系统的吞噬功能、抑制迟发型超敏反应，并与骨髓造血功能有一定关系。

此外，陈志雄教授认为根据中药药理研究，临床可选择一些能够调节免疫、减少血小板破坏、促进血小板生成的中药用于本病，亦能取得较好的疗效。如清热凉血药中水牛角、生地黄、牡丹皮、赤芍、紫珠草等具有缩短出凝血时间、增加血小板数量、抑制血小板抗体形成的作用，养阴补血药中当归、女贞子、墨旱莲、黄精、龟甲、枸杞子等有刺激骨髓造血、增加血小板生成、提高淋巴细胞免疫功能的作用。

（二）老年急性髓细胞白血病诊治经验

老年急性髓细胞白血病是一组特殊类型的白血病，现代医学无标准治疗方案，预后多不佳。陈志雄教授在病房及门诊中诊治本病时以脏腑辨证、气血津液辨证、卫气营血辨证等法相结合，分期论治，并辨病用药，能更好地提高缓解率，减轻化疗毒副反应。

1. 脏元亏损为本，毒邪内扰为标

急性白血病属于中医"虚劳""血证""髓劳"等范畴，目前认为该

病病机是脏腑亏虚，热毒痰瘀内蕴，伏久而发，为虚实夹杂之证。老年急性髓细胞白血病起病多较缓慢，常见面白、乏力、纳差、低热、消瘦、皮肤瘀斑、骨痛等症状，乃因五脏虚损，后天不健，气血精微不生，肝肾失养，肾不能主骨生髓，导致骨髓细胞恶性增生，正常细胞生成受抑而成本病。老年人体质具有特殊性，《素问·上古天真论》谓"女子六七三阳脉衰于上，……丈夫七八肝气衰，……天癸竭，精少，肾脏衰，形体皆极"，《素问·阴阳应象大论》云"年四十而阴气自半也……年六十，阴萎，气大衰，九窍不利，下虚上实"，说明人在40岁之后诸阳脉渐虚，精气日益衰少，形体失于濡养，此为本虚，虚在于气血阴阳；如患者长期饮食不节、情志失调、感受湿毒温邪等，导致毒邪内聚，侵扰五脏及骨髓则成急劳、髓劳之证，此为标实，实在于湿热痰瘀之毒深藏；病位在五脏及骨髓，涉及任督冲带等，为本虚标实之证。由于化疗药物多为大毒、热毒之药，多次化疗后的老年患者常常因化疗而损失大量正常细胞，导致人体正气损伤，此时邪毒虽去但正伤已极，表现为面色淡白、神疲乏力、口干便结、舌红苔少、脉细等五脏气阴亏虚、机体失于濡养的一派本虚证候。通过临床观察可见，五脏气阴亏虚始终贯穿整个疾病过程，只是化疗前后正虚与邪实有所偏重而已。

2. 重视调理肺脾肾，用药以补气阴为主

扶正祛邪是急性白血病的治疗大法，但对于老年人首要的是调理脾胃，其次为补肺益肾。李东恒谓"存得一分胃气，便见一分生机"，足以见后天调养的重要性。《素问·脏气法时论》称"毒药攻邪，五谷为养，五果为助，五畜为益，五菜为充，气味合而服之，以补精益气"，说明用药物祛邪之后宜调饮食以补益精气，促进身体的恢复。脾主升清，喜燥恶湿；胃主和降，喜润恶燥。益脾当以甘淡渗湿为主，药用党参、怀山药、茯苓、泽泻、薏苡仁、白扁豆、莲子等；益胃当以甘润为主，药用石斛、

玉竹、麦冬等；降逆止呕当以理气而不伤阴为主，药用香橼、佛手、绿萼梅、柿蒂等。《灵枢·营卫生会》谓"中焦并出胃中，出上焦之后，此所受气者，……化其精微，上注于肺脉，乃化而为血"，指出肺是把脾胃精微物质转化为血液的关键。肺主治节，以阳为用事，易致气阴亏虚，因此补益肺之气阴、促进肺之吐故纳新乃是固本培元、补血生血的主要治疗方法，药用黄芪、西洋参、沙参、天冬、麦冬、百合、阿胶等，力求清润益肺而不滋腻碍胃。肾为先天之本，主骨生髓，是血细胞生成之所，肾阴火旺、骨髓消灼则造血异常，常导致白细胞过度增生，填补肾精、泻相火能促使骨髓造血恢复平衡，药用生地黄、熟地黄、山萸肉、黄精、枸杞子、补骨脂、肉苁蓉、骨碎补等，并可适当佐以血肉有情之品，如龟甲胶、鹿角胶、猪脊髓、龟甲、鳖甲等。

在整个治疗过程中宜扶正不忘祛邪，针对热、毒、痰、湿，酌情使用化痰湿、清热解毒之剂。虚劳常因虚致瘀，兼有血瘀作祟，所以张仲景作大黄䗪虫丸治虚劳血痹，张锡纯喜用三棱、莪术合补气之黄芪、人参治疗虚劳，皆为去瘀生新之义也。

3．分期辨治，合理选用抗肿瘤中药

老年急性髓细胞白血病患者如体亏元气大伤，可暂不给予化疗，以扶正固元为主、祛邪为辅，正所谓"留人治病"，尽可能延长患者生命并改善其生活质量。在化疗前后的不同阶段用药应有所侧重。未行化疗则以攻邪为主，扶正为辅，药用白花蛇舌草、大青叶、山豆根、山慈菇、重楼等；化疗时则以和胃降逆、开胃、通便为主，选用香砂六君子汤与麻子仁丸合佛手、香橼、柿蒂、鸡内金、神曲、桃仁等加减；化疗后则以扶正为主，宜大补气阴，以减轻化疗药的不良反应及骨髓抑制时间，增强机体免疫力，减少感染机会，可选用参麦散、保元汤、八珍汤等方加减；缓解期用药则以扶助正气、调节免疫为主，常用灵芝、冬虫夏草、木耳、螺旋

藻等。

　　大多数中药具有抗肿瘤或免疫调节作用，临床宜据邪实的不同辨证选用。中药药理证实具有抗白血病作用的常用中药有：清热解毒药中的白花蛇舌草、重楼、大青叶、黄芩、黄柏、山慈菇、马勃、山豆根等，活血祛瘀药中的红花、三七、鸡血藤、茜草、虎杖、大蓟、三棱、莪术、土鳖虫等，扶正药中的人参、黄芪、当归、阿胶、龙眼肉、地黄、何首乌、天冬、石斛、黄精、枸杞子、五味子、淫羊藿、巴戟天、肉苁蓉等，化痰湿药中的浙贝母、瓜蒌子、泽泻，泻下药中的大黄，软坚散结药中的鳖甲、黄药子、木鳖子等。

（杨宏光）

跟陈志雄教授学柴胡方临床运用有感

陈志雄教授业医四十余载，倾心学术，专注临床，善于博采众长，在中医药血证、脾胃病、皮肤病的研究领域卓有建树，同时对其他中医内科疑难杂症的诊治也有极其丰富的经验。笔者有幸跟随陈志雄教授临证学习，收获颇丰，特别对柴胡方的运用领会到陈志雄教授的一些学术思想，现总结如下。

首先，经典的小柴胡汤由柴胡、黄芩、生姜、半夏、人参、甘草、大枣组成，是张仲景《伤寒论》中治疗少阳伤寒的主方。少阳经络既不在表，又不在里，而在半表半里。少阳主胆与三焦，若气血虚弱，腠理疏松，伤寒病邪入侵，离于太阳居于少阳，致使少阳经络枢纽失利，病邪既不能外达也难以入内，稽留于少阳，正邪相搏，结于胁下，则可表现为寒热往来、胸胁苦满、心烦喜呕、默默不欲饮食、口苦、咽干、眩晕等。但临床见到的少阳证，并不都是如此典型，所以陈志雄教授认为一定要抓住主症，"但见一证便是，不必悉具"。但是由于临床上疾病的发生、发展错综复杂，所以陈志雄教授强调临证一定要审度病机，见微知著。他认为只要具有符合少阳病的病机、揭示少阳病本质的主症，即可运用小柴胡汤。

陈志雄教授认为小柴胡汤证其病机虽然是邪入少阳，枢机不利，但少阳包括胆与三焦，胆与肝相表里，又涉及脾胃的升降，三焦主决渎，上连及肺，又下通肾、膀胱，是水液代谢的通道，所以除少阳经病变外，小柴胡汤证又可连及肝、脾、胃、肺、肾、膀胱，因此肝炎、胃炎、肺炎、哮喘、肾盂肾炎等均可使用小柴胡汤。又从经络和官窍来看，眼睛、头身两侧、腮、两肋、会阴部、乳房、小腹以及四肢伸侧正中均与少阳经有着直接或间接的关系，这些部位的病变，如头痛、腮腺炎、带状疱疹、泌尿系感染、乳腺增生等亦可有小柴胡汤的适应证，都可运用此方，所以小柴胡汤可上达头目、中留胸腹、下主膀胱等诸疾。

《伤寒论》中以柴胡名方者，除了小柴胡汤外，还有大柴胡汤、柴胡桂枝汤、柴胡桂枝干姜汤、柴胡加龙骨牡蛎汤、柴胡加芒硝汤等，以上几方均以小柴胡汤为基础，陈志雄教授临床也经常灵活运用。

陈志雄教授总结分析柴胡方由如下四大类药物组成：①人参、大枣、炙甘草属甘温，可益气扶正，生阳御寒；②柴胡、黄芩属辛寒，可清散郁火；③半夏、生姜属辛温，可调理脾胃，降逆止呕；④芒硝、牡蛎属咸寒，可治相火。其中柴胡桂枝汤治疗胆肺疾患，柴胡桂枝干姜汤治疗肝脾疾病，柴胡加龙骨牡蛎汤治疗胆心疾病。

大柴胡汤由小柴胡汤和小承气汤合方而成，主治少阳、阳明同病，其功用为和解少阳，兼清里热，因此该方主要是针对"少阳病而热结在里"的病机。《伤寒论·辨太阳病脉证并治下》中说："伤寒十余日，热结在里，复往来寒热者，与大柴胡汤。"说明此方证不但具备小柴胡汤证，而且必有大便不通。陈志雄教授认为临床上的里热不局限于胃肠燥结，小便黄、发热、舌红均为里热表现。只要有里热的征象，就可以用大柴胡汤。从大柴胡汤的组成来看，大黄、枳实泻里热，使里热从内解。柴胡主少阳、疏肝理气为君药，可枢转少阳之机，使热从外解。小承气汤清泻里热，表里双解。这充分体现了和解及攻下两法的结合运用，所以临床多用于治疗胆囊炎、胆石症、急性胰腺炎、肠梗阻等胆道及消化道疾病。尤其在急腹症治疗方面屡用屡效，以腹痛、呕吐、大便干结、小便黄、发热、舌红苔黄、脉弦数为辨证要点。

《伤寒论》第146条曰："伤寒六七日，发热微恶寒，支节烦疼，微呕，心下支结，外证未去者，柴胡桂枝汤主之。"本证型属于太阳、少阳同病。陈志雄教授认为第146条是一个典型的太少并病的轻证，病涉太少经络不利，"支节烦疼"是外邪导致营卫不和与少阳病引起太阴阳气不足，寒邪乘虚入侵四肢关节而引发的。柴胡桂枝汤"以解表里之邪正见者也"。柴胡桂枝汤中柴胡发散少阳，桂枝开太阳，以调和营卫。陈志雄教授多用柴胡桂枝汤治疗感冒、肺系疾病、胆系疾病、女性更年期综合征、神经疼痛甚至肿瘤等。

柴胡桂枝干姜汤见于《伤寒论》第147条："伤寒五六日，已发汗而复下之，胸胁满微结，小便不利，渴而不呕，但头汗出，往来寒热，心烦者，此为未解也，柴胡桂枝干姜汤主之。"主治少阳病兼水饮内结者，其中重用柴胡，协同黄芩，力透少阳之邪热、解利少阳枢机，牡蛎散胸胁水气之结聚，瓜蒌根微寒，可生津润燥活血，桂枝、干姜温而兼通，可复三焦气化之权，炙甘草调和诸药。陈志雄教授在临床上多用柴胡桂枝干姜汤治疗外感病、肝胆病伴见四肢关节烦疼、慢性胃炎、痹病伴肝气郁结证、神经官能症等。陈志雄教授借鉴伤寒大师刘渡舟教授的学术观点，认为此方针对的病机为"胆热脾寒"，并认为"口苦便溏"为其主症，只要符合上述病机或有其主症，即能使用此方剂加以治疗。

柴胡加龙骨牡蛎汤由小柴胡汤剂量减半去甘草加龙骨、牡蛎、铅丹、黄芩、茯苓、桂枝组成，出自宋本《伤寒论·辨太阳病脉证并治中》："伤寒八九日，下之，胸满烦惊，小便不利，谵语，一身尽重，不可转侧者，柴胡加龙骨牡蛎汤主之。"该方证虚实互见，寒热错杂，故表现为烦躁易怒、惊惕，用柴胡加龙骨牡蛎汤取其和解少阳、泻热安神之意。方中柴胡与桂枝合，辛散而除半表之邪，柴胡与黄芩合，苦寒以清半里之热，柴胡与半夏、生姜合，苦辛以解半表半里之邪。龙骨、牡蛎重镇安神，大黄泄里清热、活血化瘀，党参、大枣扶正补气，使正气存，邪气祛。诸药合用为攻补兼施、寒温并用、升降两行、和解少阳之方。陈志雄教授认为本方证的病位在肝、胆、心，故多用于精神、神经系统疾病，如抑郁症、癫痫、更年期综合征、神经衰弱、神经官能症、心律失常、耳鸣等，此类疾病以肝气郁结为主要病机，内伤七情为其主要诱因，故临床疗效尚可。

柴胡加芒硝汤用于少阳兼阳明里实热证遭误治后，胆热犯胃，胃气已伤而燥结仍留，里实又不甚者。小柴胡汤加芒硝可以和解少阳，畅达枢机，泻热润燥。其组成是三分之一小柴胡汤剂量再加芒硝，本方与大柴胡汤同治少阳不和兼阳明里实证，但本方证实的程度不及大柴胡汤证，故攻下破结之力逊于后者。陈志雄教授认为临床表现为腹胀腹痛，胸胁胀痛，大便干结或不通，或兼有恶心、呕吐，口苦、口臭，咽干，日晡潮热，目黄、身黄，烦躁易怒，脉弦数，舌质红，苔薄黄或黄厚者可以选用此方治疗。临床多用于胰腺炎等疾病。

病案一：周×，男，51岁，因感冒发热1周余就诊于西医，应用抗生素治疗后效果不明显，每日午后恶寒发热明显，体温波动在37.5～38℃之间，就诊时除上述症状外，伴口苦咽干，胃脘满闷不适，纳呆食少，大便偏干，小便黄，舌淡红苔黄腻，脉数。查血常规、胸片、肝功能未见异常。追问病史，自诉近半年反复感冒。辨证属邪滞少阳，肺卫失于宣发。治宜和解表里，少阳阳明并治。投以小柴胡汤加减。1剂见效，5剂痊愈。

按：缘患者平素体虚，外邪侵袭，直达腠理，腠理者，少阳之分也。正邪相搏，故发热恶寒，口苦咽干，胃脘满闷不适，纳呆食少，是胃气上逆、胆经不降之表现，大便偏干、小便黄是因阳明经有热。投小柴胡汤泻少阳经之邪，通阳明之腑气，则经腑松畅，胃气调和，汗出表解。

病案二：唐×，36岁，平素喜食生冷之品，本次因胃痛不适3日来诊，自诉胃中冷痛，得温则舒，进食为甚，舌淡苔白，二便正常，脉沉弦。病属实寒性胃痛。治当温散寒结，理气止痛。方用柴胡桂枝干姜汤加减，每日1剂，水煎服，服用2剂后胃痛消失。

按：实寒胃痛，缘于素体寒盛于内，或外寒侵袭，或嗜生冷饮食，导致寒滞胃络、气机不畅而发病。临床表现以胃痛，遇寒而发或加重，得温痛减，舌淡苔白等为特征。治当温散寒结，理气止痛。方选柴胡桂枝干姜汤。方中柴胡调理气机，桂枝、干姜温里散寒，牡蛎散结，甘草调和缓急。胃脘疼痛、遇寒加重者，加重干姜用量；胃脘灼热重者，加重黄芩用量，并酌加蒲公英；便秘者，可酌用大黄、枳实；伴外感寒邪者，加入紫苏叶、生姜；泛酸者，予乌贼骨、左金丸，并酌加麦冬；若为生冷饮食所伤，加藿香、法半夏、神曲等。对于由寒结日久伤及阳气而出现的畏寒乏力、脉沉细无力者，可合用黄芪建中汤。

陈志雄教授总结柴胡方之所以有如此广泛的应用，就在于它既有和解少阳、疏利三焦、通达上下、宣通内外之功，又有疏肝利胆、调和脾胃、开郁散结之用。正如唐容川所言："此方乃达表和里，升清降浊之活剂。"所以如果能把它掌握透彻，活学活用，辨证论治，一定会在临床上取得好的疗效。

（黄智莉）

陈志雄教授使用"和法"治疗恶性血液病经验介绍

恶性血液病是一类血液系统恶性肿瘤性疾病的统称，包括各种类型的急慢性白血病、淋巴瘤、多发性骨髓瘤、骨髓增生异常综合征等，中医学中与之相对应的名称为白血病、恶核、骨髓瘤、髓毒劳[1-2]。近几年，随着环境污染的逐渐加剧，恶性血液病的发病率逐年攀升，成为威胁人类健康的重大问题。目前，化疗、骨髓移植仍然是恶性血液病的主要治疗手段，随着现代医学研究的发展进步，患者的缓解率及生存时间得到了明显的改善，但是恶性血液病本身以及治疗所带来的发热、出血、贫血、胃肠道反应等一系列情况却严重影响了患者的生活质量[3-4]，如何在延长恶性血液病患者生存时间的同时提高其生活质量，成了亟待解决的问题，而在这一领域中医药治疗逐渐展现了其优势。

陈志雄教授为广东省名中医，临证 30 余年，对血液病的治疗有着丰富的经验，陈志雄教授认为"阴平阳秘，精神乃治""内外调和，邪气不能害""阴阳乖戾，邪病乃起"，恶性血液病的发病多归因于气血、营卫、五脏等的诸多不和导致正虚邪侵、耗髓损血，因而倡导以"和法"来进行治疗，笔者有幸师从陈志雄教授，以下撷取点滴以飨同道。

1."和法"释义

"致中和"为中国传统文化的核心，自古以来，古人就追求中庸之道。儒家经典《中庸》言："中也者，天下之大本也；和也者，天下之达道也。致中和，天地位焉，万物育焉。"道出"中和"为天下畅达、万物生长之根本。医圣张仲景在《伤寒论》中指出"凡病，若发汗，若吐，若下，若亡血、亡津液，阴阳自和者，必自愈"，告知后人无论何种疾病，采取何种治疗方法，最终目的都是要达到"阴阳自和"，"阴阳自和"就能使疾病"自然而然"地痊愈。此种追求自和的方法就称为"和法"，为中医八大治法之一。和之义唯一，和之法却变换无穷，有和解少阳、调和肝脾、辛开苦降、调和营卫等，皆是从半表半里、半上半下入手，使人体机能恢复平衡，从而达到脏腑、阴阳、表里相合，使疾病向愈[5-8]。陈志雄教授认为恶性血液病在中医属正虚邪实之证，使用"和法"方药治疗，可以调节脏腑、阴阳、气血的偏盛偏衰，使其恢复到平衡状态，使临床症状得以改善，达到提高生活质量、带病长期生存的目的。

2. "和法"治疗恶性血液病经验介绍

（1）治疗恶性血液病之发热：恶性血液病常见发热，多因患者机体免疫力差，反复感染所致[9]，使用抗生素治疗往往效果不佳，而中医治疗常可取得较好效果。

陈志雄教授注重辨证论治，若患者恶风发热，周身疼痛，外感表证明显，则考虑为营卫不和之证。血液病患者营卫虚弱，易感外邪，因其阴血已损，又加之外感表证，径用汗法会加重气血的耗伤，而用调和营卫之法，扶正祛邪，充盈卫气，调和气血，则外邪自解。陈志雄教授常用桂枝汤加减，甘酸化阴和营卫，振奋阳气，祛邪外出。若出现寒热往来，则考虑患者正气虚弱，正邪相争于半表半里所致，此时当以"和法"的代表方剂小柴胡汤治之，方中柴胡质轻升散，既可解表散热，又可解半表半里之寒邪，专治寒热往来之症；另外柴胡透泄之功又可解肝胆郁热、清痰热、退虚热。现代药理研究表明，柴胡具有提高细胞免疫、体液免疫功能的作用[10-11]，还可诱导白血病细胞分化[12]，是治疗白血病高热的最佳药物，可加用适量太子参、麦冬等养阴。恶性血液病往往病情迁延，病程较长，故久病易致郁，使肝失调达，气郁化火，内热郁结，此种发热无规律，随情绪变化而恶化，患者一般有胸胁胀满闷痛，沉默不语或心烦易怒，治宜疏肝理气、散热解郁[13]，陈志雄教授常用四逆散、丹栀逍遥散加减。鉴于血液病患者大多气血虚弱，发散不宜太过，故解郁宜选轻清透达之品。若患者早晨或上午发热较多，大量活动或过度劳累后加重，伴气短懒言、乏力纳呆等症，则考虑为脾胃虚弱，或劳倦内伤，伤血夺气，脾胃升降失常，阳气下陷，导致郁热内生。此时治疗当以升阳健脾、解热和中之法[14]，陈志雄教授常用张锡纯的升陷汤或李东垣的补中益气汤加减治之。若患者于午后或夜间发热，兼见面色晦暗，舌有瘀斑，或见癥积肿块，又有瘀血客于肌腠，营卫受阻，似疟非疟，发寒发热，咳逆交作，骨蒸潮热，则考虑为气机不畅，血液运行不利，壅滞不通，瘀阻日久而致热，此种情况陈志雄教授认为应以小柴胡汤加白芍、当归、桃仁、牡丹皮治之。若见日晡潮热，昼日明了，暮则谵语，则可能瘀血在腑，宜选用小柴胡汤或桃核承气汤加桃仁、白芍、牡丹皮治之。若见骨蒸劳热、五心烦热，午后或夜间热甚，伴口干舌红、少苔、便秘等，应考虑阴虚津伤，治当滋阴敛阳，所谓"壮水之主，以制阳光"，可选用清骨散、青蒿鳖甲汤加减，加牡蛎、肉桂等，以滋阴镇阳。

（2）治疗恶性血液病之出血：陈志雄教授认为肝脾与出血的发生密切相关。肝者，主疏泄，乃藏血之脏；脾主运化，乃统血之脏。血藏于肝，统于脾，气血调达则血循脉中。而恶性血液病患者往往脾胃虚弱，脾失运化，胃失和降，故气血亏虚，精血不足，肝肾亏虚，机体处于因虚"失和"的状态，虚不摄血，加之脾气虚弱，血不循经，故常见出血，经过放化疗治疗后，五脏之虚加剧，出血往往会加重[15-16]。对于这类患者，陈志雄教授从补虚入手，尝试使用建中汤类方治疗取得较好疗效。他认为肝脾调和，气机舒畅，周身气血津液充沛，外邪不侵、内毒不聚，方可达

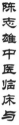

到阴阳调和、出血得止的疗效。

此外，毒邪内侵，深入营血，耗伤阴精，灼伤脉络，迫血妄行，或因气血亏虚而气不摄血，均可造成出血。对于热象显著、因热失衡的患者，陈志雄教授常使用犀角地黄汤或清营汤清热解毒、凉血止血，合当归补血汤、二至丸等滋阴补气养血，以扶正祛邪、平衡阴阳寒热等，促进机体功能恢复正常，出血停止。

（3）治疗化疗相关毒副作用：化疗药本是一种药毒，取其以毒攻毒之功来治疗肿瘤，然而同时它对全身正气、五脏六腑及气血津液均有着严重的毒副作用，尤其对脾胃的损伤最为直接和严重[17-19]。

陈志雄教授认为其病理病机主要包括三方面：①脾胃气机升降失司，脾失运化，故可见纳呆、恶心、呕吐、便秘、腹泻等；②胆气失和，毒邪内侵致胆气上逆或胆气失调，故出现口苦、恶心等症，亦可见失眠、心烦、心悸等胆气、心神不宁之症；③脾胃气虚，脾胃正气损伤，脾虚运化无力、气血生化不足，故可见纳呆、腹泻、面色无华、疲乏等。对于化疗毒副作用的处理，温之则热邪加剧，寒之则脾肾阳气有损，补之则邪气愈盛，攻之则正气有伤，陈志雄教授认为唯有以"和法"治之最佳，而运用该法的关键在于调理脾胃气机、调和胆气，恢复脾升胃降的正常生理状态及肝胆的正常疏泄功能。陈志雄教授调理脾胃气机常用半夏泻心汤、小柴胡汤、建中汤类方，调理胆腑气机常用黄连温胆汤以疏胆降逆。

（4）关于带瘤生存：恶性血液病难以治愈，大部分患者最终都会疾病复发，复发后再化疗效果极差，对于这部分患者陈志雄教授主张"以人为本，带瘤生存"。

陈志雄教授认为恶性肿瘤病机复杂，正虚邪实，虚实夹杂，变化多端，唯"和"能调。其治疗强调扶正祛邪，但祛邪不可伤正，补正不可滞邪，要补泻兼施、寒热并用、升降配合、调和各脏，调和肿瘤造成的器质性、功能性紊乱，使失衡的阴阳、气血恢复到平衡状态。且在恶性血液病治疗的整个过程中，应注意保护脾胃，因脾胃为人体后天之本，是人的生发中心，保护脾胃可使人体的正气之本得以固存，做到带瘤生存[20-21]。此亦为陈志雄教授"和"之观念的体现。

3. 典型病例

患者黎×，男，63岁，于2017年1月9日就诊。

主诉：确诊弥漫大B细胞淋巴瘤1年余，伴发热2个月余。

患者于1年多前因发热至外院就诊，行相关检查诊断为弥漫大B细胞淋巴瘤，于外院行RCHOP方案化疗，热退，之后每月规律化疗，近2个月再次出现反复发热，最高38.1℃，无畏寒、寒战，精神较差，无腹泻、腹痛，稍咳嗽咳痰，感口干口苦、头晕乏力，无天旋地转，纳差，眠差，小便调，体重未见明显变化。入院后查血常规、胸片、血培养等均未见异常，PET/CT提示多处淋巴结肿大，病情复发。体温37.9℃，脉搏94.0次/min，呼吸24次/min，血压100/70mmHg。双肺呼吸音清，心律齐，肝脾肋下未触及，舌淡苔薄白，脉沉细。

西医诊断：弥漫大B细胞淋巴瘤（Ⅲ期）。

中医诊断：恶核少阳证，脾肾两虚。

陈志雄教授处方：予小柴胡汤加减。北柴胡20g，黄芩片15g，法半夏15g，黑枣15g，炙甘草15g，醋莪术10g，丹参20g，制佛手15g，牡丹皮10g，生姜10g，红参20g。3剂，每日1剂，水煎至250mL，饭后温服。

患者于2017年1月13日复诊，体温稳定在37℃，精神状态好转，口干口苦、头晕乏力等症状均有所改善。

按：从脏腑辨证来看，本病属脾肾两虚，患者为63岁老年男性，近八八天癸竭之年，素体脾肾不足，发病日久，耗伤气血，加之化疗药攻伐正气，气虚不能正常布散津液，津液凝聚成痰，故见多处淋巴结肿大、咳嗽咳痰。痰瘀阻滞，郁久化热，故见发热。脾肾虚弱，气血生化乏源，故见头晕乏力、发热。脾失运化，故见纳差。血不养心，故见眠差。舌脉均为佐证。从六经辨证来看，本病属少阳证，正虚邪入交争于少阳，故见寒热往来。《伤寒论》云："少阳之为病，口苦，咽干，目眩也。"口干口苦、头晕乏力均为少阳之症，治疗当以和解少阳为法，予小柴胡汤加减。方中柴胡透解邪热，黄芩清泻邪热，半夏辛温散结化痰，红参、甘草、生姜补中益气扶正，佛手理气化痰并使补而不滞，丹参、黑枣养血安神。久病入络，痼病必瘀，故加牡丹皮、莪术活血破瘀。全方共奏和解少阳兼扶正祛邪之功。

4. 小结

陈志雄教授诊疗血液病数十年，有着丰富的临床经验及深厚的理论造诣。在治疗恶性血液病时，陈志雄教授注重辨证论治。对于恶性血液病之发热，陈志雄教授根据发热的病因、病机的不同，使用不同的方剂调和营卫、气血、阴阳，治疗后均取得良好效果；对于恶性血液病之出血，他主张调和肝脾，使气血津液充沛，则外邪不侵、内毒不聚；对于化疗的毒副作用，他主张调和脾胃气机，保护后天之本，使人体的正气之本得以固存，使患者能够带瘤生存。陈志雄教授将"和法"的治疗理念贯穿于整个恶性血液病的治疗过程，收到了良好的临床疗效。

（罗曼　陈志雄　古学奎）

参考文献

［1］于春芳，曾凝，梁鑫，等. 全程化疗药物标识在恶性血液病患者中的应用及效果评价［J］. 中华护理杂志，2016，51（9）：1072-1075.

［2］卢佳岑，张超一，冯帅. 导师运用中医经典辨治血液病经验总结［J］. 云南中医中药杂志，2018，2（29）：16-18.

［3］刘德斌，张奕加，朱雄鹏，等. 血液肿瘤患者的焦虑抑郁状况调查分析［J］. 福建医

药杂志，2013，35（3）：140-142.

［4］濮益琴. 13 户家庭聚集性恶性血液病患者的护理［J］. 护理学报，2012，19（1A）：
45-47.

［5］李玲，李达. "和法"方药在血液病治疗中的应用现状与展望［J］. 中华中医药杂志，
2012，9（27）：2378-2380.

［6］蓝海，古学奎，刘安平，等. 陈志雄教授用"和法"治疗 POEMS 综合征经验［J］.
新中医，2017，7（45）：209-210.

［7］李达，陈瑶. "和法"方药辨治血液病经验［J］. 中医杂志，2012，15（53）：
1329-1330.

［8］蓝海，鲁可，古学奎. 陈志雄运用建中汤类方剂治疗血液系统疾病经验介绍［J］. 新
中医，2018，50（10）：255-257.

［9］胡莉文，黄礼明，蓝海. 丘和明诊治恶性血液病学术思想初探［J］. 辽宁中医杂志，
2010，37（8）：1445-1448.

［10］张璐，王锦辉，王建华，等. 柴胡加龙骨牡蛎汤联合心理干预治疗肿瘤后抑郁的随
机对照研究［J］. 天津中医药大学学报，2016，35（5）：302-305.

［11］唐婷婷，施贝德，陈小会，等. 小柴胡汤辅助化疗对晚期肺癌患者炎性因子与免疫
功能的影响［J］. 中华中医药学刊，2016，2（7）：1759-1761.

［12］秦春华，李凤霞. 小柴胡汤辅助化疗治疗晚期乳腺癌的近期疗效观察及其对肿瘤标
志物的影响［J］. 中国医院药学杂志，2016，35（15）：1420-1421.

［13］贾新颜，甘欣锦，宗明，等. 补肾健脾止血中药对恶性血液病化疗后血小板减少的
干预作用［J］. 中国中医急症，2017，16（23）：256-257.

［14］蒋楠，代兴斌，魏学礼，等. 血液病之"毒"邪致病说［J］. 江苏中医药，2011，
43（6）：3-4.

［15］胡莉文，黄礼明，丘和明. 中医论治急性白血病出血探讨［J］. 中华中医药杂志，
2005，20（8）：484-486.

［16］朱小玉，张祥忠，钟雪云，等. 参芪扶正注射液对血液恶性肿瘤化疗患者造血功能
和免疫功能的影响［J］. 中国中西医结合杂志，2016，14（22）：278-279.

陈志雄教授使用『和法』治疗恶性血液病经验介绍

［17］王彦晖. 中医"和法"在防治恶性肿瘤化疗毒副作用中的应用［J］. 甘肃中医学院学报，2004，21（3）：9-11.

［18］刘海英. 中医扶正培本对初治急性白血病化疗患者扶正减毒作用的临床研究［J］. 中国卫生产业，2016，16（13）：345-346.

［19］解国品，于天启. 陈志雄教授对化疗毒副反应的治疗经验举要［J］. 广州中医药大学学报，2013，7（30）：593-595.

［20］李宜放，王晞星，刘丽坤. 中医"和法"论治肿瘤的思考［J］. 光明中医，2015，3（9）：1839-1841.

［21］王永敏，李艳红，李朋朋. 健脾养心汤结合耳针治疗心脾两虚恶性血液病失眠的临床观察［J］. 中华中医药杂志，2016，31（4）：1526-1528.